麻醉学问系列丛书

总主审　曾因明　邓小明
总主编　王英伟　王天龙　杨建军　王　锷

神经外科麻醉

主　审　薛张纲
主　编　王英伟

Neurosurgical Anesthesia

中国出版集团有限公司

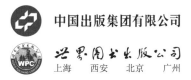

世界图书出版公司
上海　西安　北京　广州

图书在版编目(CIP)数据

神经外科麻醉 / 王英伟主编. —上海：上海世界
图书出版公司，2024.1(2024.8重印)
（麻醉学问系列丛书 / 王英伟总主编）
ISBN 978-7-5232-0546-4

Ⅰ. ①神… Ⅱ. ①王… Ⅲ. ①神经外科手术−麻醉学
−问题解答 Ⅳ. ①R651−44

中国国家版本馆 CIP 数据核字(2023)第 130242 号

书　　名　神经外科麻醉
　　　　　Shenjing Waike Mazui
主　　编　王英伟
责任编辑　陈寅莹
出版发行　上海世界图书出版公司
地　　址　上海市广中路 88 号 9 - 10 楼
邮　　编　200083
网　　址　http://www.wpcsh.com
经　　销　新华书店
印　　刷　杭州锦鸿数码印刷有限公司
开　　本　787mm×1092mm　1/16
印　　张　16.25
字　　数　300 千字
版　　次　2024 年 1 月第 1 版　2024 年 8 月第 2 次印刷
书　　号　ISBN 978-7-5232-0546-4/ R·705
定　　价　120.00 元

总主编简介

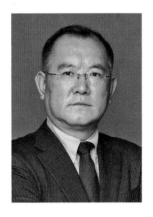

王英伟

复旦大学附属华山医院麻醉科主任,教授,博士研究生导师。

中华医学会麻醉学分会常委兼秘书长,中国医学装备协会麻醉学分会主任委员,中国神经科学学会理事兼麻醉与脑功能分会副主任委员,中国研究型医院学会麻醉学分会副主任委员,中国药理学会麻醉药理分会常务委员。

以通讯作者发表SCI论文60余篇。作为项目负责人获得国家863重点攻关课题、科技部重点专项课题,以及国家自然科学基金7项其中包括重点项目。主编《小儿麻醉学进展》《小儿麻醉学》《临床麻醉学病例解析》《神奇的麻醉世界》《麻醉学》精编速览(全国高等教育五年制临床医学专业教材)、《麻醉学》习题集(全国高等教育五年制临床医学专业教材)等专著。

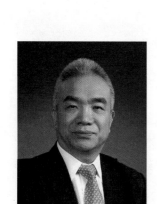

王天龙

首都医科大学宣武医院麻醉手术科主任医师,教授,博士研究生导师。

中华医学会麻醉学分会候任主任委员,中华医学会麻醉学分会老年人麻醉学组组长,国家老年麻醉联盟主席,中国医师协会毕业后教育麻醉专委会副主任委员,北京医学会麻醉学分会主任委员,中国研究型医院麻醉专业委员会副主任委员,欧洲麻醉与重症学会考试委员会委员。

擅长老年麻醉、心血管麻醉和神经外科麻醉,发表 SCI 论文 90 余篇,核心期刊论文 300 余篇。领衔执笔中国老年人麻醉与围术期管理专家共识/指导意见 9 部。主译《姚氏麻醉学》第 8 版,《摩根临床麻醉学》第 6 版中文版;主编国家卫健委专培教材《儿科麻醉学》等。

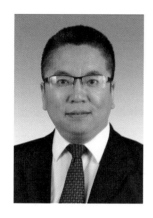

杨建军

　　郑州大学第一附属医院麻醉与围手术期及疼痛医学部主任,郑州大学神经科学研究院副院长,教授,博士研究生导师。

　　中华医学会麻醉学分会常务委员,中国精准医学学会常务理事,中国老年医学学会麻醉学分会副会长,中国神经科学学会麻醉与脑功能分会常务委员,中国神经科学学会感觉与运动分会常务委员,教育部高等学校临床医学类专业教学指导委员会麻醉学专业教学指导分委员会委员,河南省医学会麻醉学分会主任委员。

　　主持国家自然科学基金6项。发表SCI论文283篇,其中32篇IF＞10分。主编《麻醉相关知识导读》《疼痛药物治疗学》,主审《产科输血学》,参编、参译30余部。

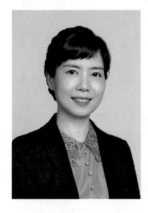

王 锷

一级主任医师，二级教授，博士生导师。

中南大学湘雅医院麻醉手术部主任，湖南省麻醉与围术期医学临床研究中心主任，国家重点研发计划项目首席科学家，中华医学会麻醉学分会常委，中国女医师协会麻醉学专委会副主委，中国睡眠研究会麻醉与镇痛分会副主委，中国心胸血管麻醉学会心血管麻醉分会副主委，中国超声工程协会麻醉专委会副主委，中国医师协会麻醉科医师分会委员，中国医疗器械协会麻醉与围术期医学分会常委，湖南省健康服务业协会麻醉与睡眠健康分会理事长，湖南省麻醉质控中心副主任。《中华麻醉学杂志》《临床麻醉学杂志》常务编委。

分册主编简介

王英伟

    复旦大学附属华山医院麻醉科主任,教授,博士研究生导师。

    中华医学会麻醉学分会常委兼秘书长,中国医学装备协会麻醉学分会主任委员,中国神经科学学会理事兼麻醉与脑功能分会副主任委员,中国研究型医院学会麻醉学分会副主任委员,中国药理学会麻醉药理分会常务委员。

    以通讯作者发表SCI论文60余篇。作为项目负责人获得国家863重点攻关课题、科技部重点专项课题,以及国家自然科学基金7项其中包括重点项目。主编《小儿麻醉学进展》《小儿麻醉学》《临床麻醉学病例解析》《神奇的麻醉世界》《麻醉学》精编速览(全国高等教育五年制临床医学专业教材)、《麻醉学》习题集(全国高等教育五年制临床医学专业教材)等专著。

麻醉学问系列丛书

总主审

▼

曾因明　邓小明

总主编

▼

王英伟　王天龙　杨建军　王　锷

总主编秘书

▼

黄燕若

分册主编

▼

麻醉解剖学	张励才	张　野
麻醉生理学	陈向东	张咏梅
麻醉药理学	王　强	郑吉建
麻醉设备学	朱　涛	李金宝
麻醉评估与技术	李　军	张加强
麻醉监测与判断	于泳浩	刘存明
神经外科麻醉	王英伟	
心胸外科麻醉	王　锷	
骨科麻醉	袁红斌	张良成
小儿麻醉	杜　溢	
老年麻醉	王天龙	
妇产科麻醉	张宗泽	
五官科麻醉	李文献	
普外泌尿麻醉	李　洪	
合并症患者麻醉	王东信	赵　璇
围术期并发症诊疗	戚思华	刘学胜
疼痛诊疗学	冯　艺	嵇富海
危重病医学	刘克玄	余剑波
麻醉治疗学	欧阳文	宋兴荣
麻醉学中外发展史	杨建军	杨立群
麻醉学与中医药	苏　帆	崔苏扬

编写人员

主　审

薛张纲(复旦大学附属中山医院)

主　编

王英伟(复旦大学附属华山医院)

副主编

邓　萌(复旦大学附属华山医院)

孙　杰(东南大学附属中大医院)

编　委

王英伟(复旦大学附属华山医院)

邓　萌(复旦大学附属华山医院)

田　婕(上海交通大学医学院附属仁济医院)

李凤仙(南方医科大学珠江医院)

黄立宁(河北医科大学第二医院)

缪慧慧(首都医科大学附属北京世纪坛医院)

孙　杰(东南大学附属中大医院)

时鹏才[山东第一医科大学第一附属医院(山东省千佛山医院)]

马艳辉(首都医科大学宣武医院)

曹学照(中国医科大学附属第一医院)

钟海星(空军军医大学第一附属医院)

钟　涛(中南大学湘雅医院)

参编人员(以姓名拼音为序)

何婉莹　贾怡童　李　哲　吴江丽　杨夏敏

主编秘书

王贝贝(复旦大学附属华山医院)

总　序

我投身麻醉学专业60余年,作为中国麻醉学科从起步、发展到壮大的见证者与奋斗者,欣喜地看到70余年来,特别是近40年来,我国麻醉学专业持续不断的长足进步。新理论、新观念、新技术、新设备、新药品不断涌现,麻醉学科工作领域不断拓展,人才队伍的学历结构和整体实力不断提升,我国麻醉学事业取得了历史性成就。更令人欣慰的是,我国麻醉学领域内的后辈新秀们正在继承创新,奋斗于二级临床学科的建设,致力于学科的升级与转型,为把我国的麻醉学事业推至新的更高的平台而不懈努力。

麻醉学科的可持续发展,人才是关键,教育是根本。时代需要大量优秀的麻醉学专业人才,优秀人才的培养离不开教育,而系列的专业知识载体是教育之本。"智能之士,不学不成,不问不知"。"学"与"问"是知识增长过程中两个相辅相成、反复升华、不可缺一的重要层面。我从事麻醉学教育事业逾半个世纪,对此深有体会。

欣悉由王英伟、王天龙、杨建军、王锷教授为总主编,荟集国内近百位著名中青年麻醉学专家为主编、副主编及编委的麻醉学问丛书,历经凝心聚力的撰著终于问世。本丛书将麻醉教学中的"学"与"问"整理成册是别具一格的,且集普及与提高为一体,填补了我国麻醉学专著中的空白。此丛书由21部分册组成,涉及麻醉解剖、麻醉生理、麻醉药理和临床麻醉学各专科麻醉,以及麻醉监测、治疗等领域,涵盖了麻醉学相关的基础理论及临床实践技能等丰富内容,以问与答的形式为广大麻醉从业者开阔思路、答疑解惑。这一丛书以临床工作中常见问题为切入点,编撰时讲究文字洗练,简明扼要,便于读者记忆和掌握相关知识点,减少思维冗杂与认知负荷。

　　值此丛书出版之际,我对总主编、主编和编委,以及所有为本丛书问世而辛勤付出的工作人员表示衷心的感谢!感谢你们为了麻醉学事业的发展、为了麻醉学教育的进步、为了麻醉学人才的培养所做出的不懈努力!"少年辛苦终身事,莫向光阴惰寸功",希望有更多出类拔萃、志存高远的后辈们选择麻醉学专业作为自己奋斗终生的事业,勤勉笃行、深耕不辍!而此丛书无疑是麻醉学领域传道授业解惑的经典工具书,若通读博览,必开卷有益!

（丛书总主审：曾因明）

徐州医科大学麻醉学院名誉院长、终身教授

中华医学教育终身成就专家获得者

2022 年 11 月 24 日

前　言

　　神经外科学是外科学各专科中最年轻、最复杂却是发展最快的一门学科。神经外科学的发展与麻醉学的发展是密不可分的。随着麻醉学的不断发展，新药物、新技术及新方法不断地出现，使得神经外科手术患者的术后神经功能的恢复和术后存活率都得到了极大的提升。

　　作为麻醉学问系列丛书的分册之一，本书着重介绍了神经外科麻醉学的基础知识和临床技术要点。我们首先就神经外科麻醉相关的生理学和药理学层面进行阐述，再对神经外科手术麻醉中常遇到的问题进行回答。这些知识不仅涉及了相关的解剖学、生理学、病理生理学、药理学等知识，还涵盖了相关的手术、临床麻醉问题。通过一问一答的形式，来回答神经外科手术麻醉的问题。我们想通过这样有趣的形式，使该书能够被麻醉专业本科生、研究生、住院医师、主治医师所喜爱。

　　同时我们知道，随着人类社会从信息时代迈入人工智能时代，医学教育和医疗实践也在经历着深刻变化。我们看到国外部分大学已为在校医学生开设医疗人工智能课程，而我国人工智能则尚处于起步阶段，其发展也迫在眉睫。我国政府高度重视高等医学院校发展人工智能教育，要求利用智能技术加快推动人才培养模式以及教学方法改革，构建包含智能学习、交互式学习的新型教育体系。基于此，我们的初衷还在于通过本书的出版，为即将迎来的人工智能时代奠定一定的理论基础。

　　南宋著名理学家朱熹曾言：为学之道，莫先于穷理；穷理之要，必在于读书。我们希望通过这种"一问一答"的形式,化繁为简,以此来调动大家读书的乐趣,产生获得知识的兴致。愿此书和其他分册为我国麻醉学教育事业的发展尽绵薄之力。

　　最后,感谢所有参与本书编写的副主编、编委、助理、编者,正是你们的辛勤努力,不断地提出问题和解决问题,方得此书出版!

目　录

第一章　脑生理和麻醉药物的影响 ………………………… 1

第二章　病理状态下的脑功能变化 ………………… 22

第三章　神经外科麻醉的一般性问题 ……………… 46

第四章　幕上脑肿瘤手术的麻醉问题 ……………… 73

第五章　脑血管疾病手术的麻醉问题 ……………… 89

第六章　创伤性脑损伤术的麻醉问题 ……………… 112

第七章　后颅窝手术的麻醉问题 …………………… 137

第八章　神经外科介入手术的麻醉管理 …………… 158

第九章　小儿神经外科手术的麻醉问题 …………… 175

第十章　颅外神经外科手术的麻醉问题 …………… 198

第十一章　神经外科特殊手术及危重的
　　　　　麻醉问题 ………………………………… 218

第一章

脑生理和麻醉药物的影响

1. 大脑动脉血液供应包括哪几条动脉？

大脑动脉血液供应包括供应大脑前部的左右颈总动脉和供应大脑后部的左右椎动脉。两侧椎动脉相连形成基底动脉。颈内动脉和基底动脉相连形成血管环即Willis环，从而使得左右前后的动脉之间形成了侧支循环。

2. 颈内动脉和基底动脉相连形成的 Willis 环发出哪几对动脉？

从 Willis 环发出 3 对动脉：大脑前动脉、大脑中动脉和大脑后动脉。

3. 静息状态下，脑的平均氧耗量是多少？全脑氧耗量占全身氧耗的多少？

静息时，每 100 克脑组织，每分钟平均氧耗量为 3.5 mL，全脑氧耗量为 50 mL/min，占全身氧耗的 20%。

4. 影响颅内压的主要因素有哪些？

影响颅内压（intracranial pressure，ICP）的因素包括动脉血 CO_2 分压、动脉血 O_2 分压、平均动脉压等。动脉血 CO_2 分压对颅内压的影响主要来自其对脑血流的影响，临床上常使用过度通气来减少脑血流量，从而降低颅内压。动脉血 O_2 分压低于 50 mmHg 时，颅内压和脑血流量之间呈正相关。平均动脉压在 60～150 mmHg 范围内变动时，脑血流量靠其自身调节作用而保持不变，但超过这个范围，颅内压将随血压的升高或降低而升高或降低。中心静脉压升高可逆行增加脑静脉压，从而升高颅内压。

5. 颅内压升高会引起哪些生理功能紊乱？

颅内压（ICP）升高引起的生理功能紊乱包括库欣反应、脑水肿、脑疝、胃肠道功能紊乱、脑血流自动调节功能受损、脑干出血和枕叶皮层梗死等。

6. 脑血流量自动调节的机制有哪些学说?

动脉压在一定范围内升高或降低时,由于大脑具有自动调节机制,脑血流量(cerebral blood flow,CBF)得以维持稳定。脑血流的自动调节是一个非常复杂的过程,其调控机制至今尚未完全阐明,目前主要包括肌源性学说、代谢学说、神经源性假说、内皮细胞源学说。

7. 哪些因素会对脑血流量产生化学性调节?

脑血流的化学调节是指机体内外环境中各种化学因素对脑血流量的调节作用。这些因素主要包括氧、二氧化碳、脑脊液的酸碱状态、氢离子、钾离子和代谢产物腺苷等。

8. 动脉血二氧化碳分压变化引起脑血流量的改变,其机制是什么?

动脉血二氧化碳分压($PaCO_2$)是影响脑血流的重要因素,其机制主要是通过影响脑脊液 pH 影响脑血流量:pH 降低可使脑血管扩张从而增加脑血流量,pH 增高则使脑血管收缩从而减少脑血流量。

9. 脑血流量如何随着 $PaCO_2$ 变化而改变?

$PaCO_2$ 在生理范围内变化时对脑血流的影响最为显著。$PaCO_2$ 在 $25\sim75\ mmHg$ 变化时,脑血流量与 $PaCO_2$ 呈线性关系,脑血流量随 $PaCO_2$ 增加而增加。$PaCO_2$ 每增加 $1\ mmHg$,脑血流量增加 $4\%[2\ mL/(100\ g \cdot min)]$。$PaCO_2$ 在 $75\ mmHg$ 以上时,脑血流量增加很少,主要是由于脑血管扩张已接近最大程度,脑血流自动调节能力丧失。

10. 动脉血氧分压变化对脑血流量有什么影响?

动脉血氧分压(PaO_2)可影响脑血流量,从而维持脑组织合适的氧张力,以供脑代谢所需。PaO_2 高于 $50\ mmHg$ 时,脑血流量不受影响。PaO_2 低于 $50\ mmHg$ 时,脑血管开始扩张,脑血流量增加。

11. 低氧时脑血管扩张的机制是什么?

低氧时脑血管扩张的机制可能与外周或轴索化学感受器启动的神经源性作用

和局部体液因素有关,神经源性 NO 也部分参与脑对低氧的充血反应。低氧时 ATP 依赖的 K^+ 通道开放,引起血管平滑肌超极化,导致血管扩张。

12. 什么是脑血流量的肌源性调节(自身调节)? 其可能的机制包括哪些?

自身调节是指平均动脉压(mean arterial pressure,MAP)在一定范围内波动时,脑循环具有调节其血管阻力而维持 CBF 不变的能力。自身调节的确切机制及其与血流-代谢偶联的重叠关系仍不清楚。根据肌源性假说,脑灌注压(CPP)的变化直接引起血管平滑肌张力的改变,这一过程是被动的。此外,自身调节还受血管舒张和血管收缩水平的影响(如 $PaCO_2$ 或麻醉条件)。

13. 什么是脑血流量的神经源性调节? 其可能的机制包括哪些?

脑血管有广泛的神经支配,神经分布的密度随血管管径的减小而减少。神经源性调节主要体现在较大的脑动脉上。神经支配包括颅内外的胆碱能、肾上腺素能、5-羟色胺能和 VIP 能系统。对 CBF 自身调节和缺血损害的研究表明了神经源性调节在功能上的重要性,如失血性休克时交感神经张力增强,引起脑血管收缩,使脑血流量自身调节曲线平台下限右移,CBF 减少;而去除交感神经后,CBF 增加。目前神经源性调节的机制和对脑血流的影响仍不清楚。

14. 何谓正常人脑血流量的肌源性调节(自身调节)范围?

正常人自身调节的范围是平均动脉压(MAP)$60 \sim 150$ mmHg,低限是 MAP 50 mmHg。超出自身调节的范围时,CBF 是压力依赖性的,与 CPP 呈线性关系。

15. 脑血管的神经支配包括哪些?

脑血管的神经支配包括颅内外的胆碱能(副交感和非副交感)、肾上腺素能(交感和非交感)、5-羟色胺能和 VIP 能系统。

16. 血液黏度最重要的决定因素是什么? 血液黏度的改变对脑血流量有何影响?

血液黏度最重要的决定因素是血细胞比容。健康人的血细胞比容在正常范围内($33\% \sim 45\%$)变化时,对 CBF 的影响很小。超过这一范围,CBF 的变化则非常显著。贫血时血液黏度下降,脑血管阻力下降,血液携氧能力下降致代偿性反应,从而使 CBF 增加。

17. 降压药对脑血流量有何影响？

大多数降压药能引起脑血管扩张，脑血流量可增加或维持在降压前的正常水平。

18. α₁ 受体激动剂会降低脑血流量吗？

中枢神经系统正常者，α_1 受体激动剂（去氧肾上腺素和去甲肾上腺素）不会降低脑血流量；而在脑损伤患者中，α_1 受体激动剂可能会降低脑灌注。

19. α₂ 受体激动剂会降低脑血流量吗？

右美托咪定能够降低 CBF，剂量依赖性地降低大脑中动脉血流速度，最高可达 25％，主要是通过抑制脑代谢率（cerebral metabolic rate，CMR）所致。右美托咪定会降低动脉血压，因此对于脑灌注主要依赖侧支循环的患者需慎用，尤其在麻醉恢复阶段。

20. 小剂量 β 受体激动剂会增加脑血流量吗？

小剂量 β 受体激动剂对脑血管无直接作用。

21. 大剂量 β 受体激动剂会增加脑血流量吗？

大剂量 β 受体激动剂伴有生理性应激时，会导致脑代谢率与 CBF 增加约 20％，这是由 β_1 受体发挥作用所致。

22. 血脑屏障受损时，会影响 β 受体激动剂对脑血流量的作用吗？

血脑屏障受损可增强 β 受体激动剂的作用，从而促进 CBF 和脑代谢的增加。

23. β 受体阻滞剂对脑血流量有影响吗？

β 受体阻滞剂可以降低 CBF 和脑代谢率，也有研究表明对两者无影响。给予 β 肾上腺素能阻滞剂时，体内儿茶酚胺的水平或（和）血脑屏障的状态会影响这些药物的作用。除了继发于灌注压变化而产生的不良作用外，β 受体阻滞剂对有颅内病变的患者可能产生不利影响。

24. 多巴胺对脑血流量有影响吗？

多巴胺对 CBF 和脑代谢率的作用还未确定。小剂量多巴胺对正常脑血管的主要作用是血管的轻度扩张和脑代谢率的轻度改变,多巴胺使大脑个别区域(如脉络丛和基底神经节)脑代谢率增加,但不影响整个皮质血流。

25. 血管紧张素转化酶抑制剂和血管紧张素受体拮抗剂对脑血流量有影响吗?

因自身调节机制的作用,血管紧张素转化酶抑制剂和血管紧张素受体拮抗剂可降低动脉压,但是不影响静息时的 CBF。

26. 监测脑代谢的主要方法有哪些?

脑代谢监测的主要方法有颈内静脉氧饱和度、近红外光谱仪和脑组织氧分压等。

27. 脑血流量的定义是什么? 受哪些因素调节?

脑血流量(CBF)是指单位时间内血液通过脑血管某横截面积的流量。CBF 受化学性因素、肌源性因素、流变性因素和神经源性因素调节。化学因素如脑代谢率、$PaCO_2$、血管活性药物等,肌源性因素如平均动脉压,流变性因素如血液黏稠度,神经源性因素如颅外交感和副交感通路等。

28. 脑代谢率与脑血流量的关系是什么?

脑血流量与局部脑代谢紧密相关。当某一特定区域脑代谢率增加,相应引起 CBF 增加;脑代谢率受抑则会引起 CBF 减少。

29. 在神经外科手术中,脑代谢率受到哪些因素的影响?

在神经外科手术中,脑代谢率(CMR)受多种因素影响,包括神经系统的功能状态、麻醉药物和温度。

30. 癫痫发作时脑代谢率有何变化?

睡眠时 CMR 下降,任何原因引起感官刺激、脑力活动和觉醒都使其增加。癫痫发作时 CMR 极度增加。

31. 局部脑损害或昏迷时脑代谢率有何变化?

局部脑损害或昏迷时 CMR 显著降低。

32. 麻醉药物抑制脑电图(EEG)和脑代谢率,当达到 EEG 等电位线时,进一步增加麻醉药物血浆浓度是否会进一步抑制 CMR?

麻醉药包括巴比妥类、异氟烷、七氟烷、地氟烷、丙泊酚和依托咪酯,随血浆浓度的增加,对脑电图(EEG)和 CMR 的抑制逐渐增强。但是达到 EEG 等电位线时,麻醉药物血浆浓度进一步增加不会进一步抑制 CMR。静脉麻醉药不改变与维持细胞稳态有关的 CMR。

33. 低温对大脑有哪些影响?

温度每下降 1℃,CMR 下降 6%～7%。除麻醉药外,低温也能引起 EEG 的完全抑制(但与麻醉药物不同的是,当达到 EEG 等电位线时,温度进一步下降,CMR 仍会继续下降)。

34. 高温对大脑有哪些影响?

在 37～42℃时,脑血流量(CBF)和脑代谢率(CMR)增加。但高于 42℃时,脑的氧耗量急剧下降,提示高热引起的毒性反应导致蛋白质(酶)变性。

35. 适合应用于神经外科手术的静脉麻醉药物有哪些?

大多数静脉麻醉药物均可应用于神经外科麻醉过程中,包括巴比妥类、丙泊酚、依托咪酯、麻醉性镇痛药、苯二氮䓬类、氟马西尼、利多卡因、氯胺酮及肌松拮抗药等。

36. 神经外科手术常用的静脉麻醉药包括哪几类?

神经外科手术常用的静脉麻醉药包括巴比妥类镇静药、苯二氮䓬类镇静药、丁酰苯类镇静药、丙泊酚、麻醉性镇痛药等。

37. 静脉麻醉药物对神经系统的主要影响是什么?

静脉麻醉药对中枢系统的脑血流、颅内压、脑代谢以及脑血管的自动调节功能均产生影响。

38. 静脉麻醉药对脑血流有什么影响?

除氯胺酮外,其他静脉麻醉药可使脑代谢和脑血流平行性下降。但氯胺酮会使脑代谢和脑血流增加。

39. 静脉麻醉药物对脑代谢有什么影响？不同静脉药物对脑代谢的影响是否相同？

静脉麻醉药物都会导致脑代谢和脑血流下降。巴比妥类使脑代谢降低达30%~50%；丙泊酚对脑代谢的作用与巴比妥类相似，脑代谢降低可达50%左右；依托咪酯和巴比妥类作用也相似，脑代谢降低达34%~45%；氯胺酮可导致脑代谢增加。静脉镇痛药对脑代谢的影响很小。

40. 静脉麻醉药会影响脑血流自动调节功能吗？

在正常生理状态下，静脉麻醉药对脑血流自动调节功能基本不产生影响。

41. 颅内压增高时哪些静脉药不适合使用？

由于氯胺酮对脑代谢和脑血流均有增加的作用，因此不适合用于颅内压增高的患者。与其他麻醉药物联合使用时也应谨慎。

42. 不同的静脉镇静药物对脑血管的影响一样吗？

大多数静脉镇静药物引起脑血流的下调都是由于脑代谢降低引起的，而脑代谢下降可使脑血管的收缩。巴比妥类药物、利多卡因、丙泊酚可使脑血管收缩，吗啡则通过释放组胺而引发血管扩张。

43. 不同的麻醉镇痛类药物是否都能应用于神经外科手术？

麻醉镇痛药对正常的神经系统的影响很小，均能较安全地用于神经外科的麻醉手术。

44. 术后常规使用麻醉拮抗药物会对脑血流和脑代谢有影响吗？

麻醉拮抗药物氟马西尼会引发颅内压升高，因此对于颅内顺应性差的患者应谨慎使用。

45. 利多卡因能应用于神经外科手术吗？

利多卡因可引起剂量依赖性的脑代谢和脑血流的下降，利多卡因单次使用可预防和治疗急性颅内压升高，预防气管插管及吸痰引起的颅内压升高。但大剂量使用有可能诱发惊厥，因此应避免导致惊厥发作的血浆浓度阈值（大于5~10 μg/mL）。单次给予1.5~2 mg/kg是恰当的。

46. 颅脑肿瘤手术可以使用哪些静脉麻醉药物来改善脑血流？

颅脑肿瘤手术可以使用静脉麻醉药物如巴比妥类，该类药物具有脑保护、降低脑代谢、改善脑血流分布等作用。丙泊酚也具有一定脑保护作用，可降低脑肿瘤患者硬膜下压力，降低动静脉氧差。丙泊酚麻醉下低碳酸血症引起的脑血流下降的幅度会减小。

47. 脑外科急症颅内增高时可以选择哪些静脉麻醉药物？

脑外科急症颅内压时应该选择起效快速且对颅内压影响小的药物。静脉麻醉药物除氯胺酮外均可降低脑血流、减少脑容量，有利于降低颅内压，常用的药物有丙泊酚和咪达唑仑。

48. 吸入麻醉药对脑代谢率有什么影响？

吸入麻醉药引起剂量相关的脑代谢率下降。

49. 吸入麻醉药对脑血流量有什么影响？

吸入麻醉药对脑血流量的下降呈剂量相关。0.5 MAC 时脑代谢率抑制引起的脑血流量下降占优势。1.0 MAC 时脑血流量不变，超过 1.0 MAC 血管扩张占优势，即使脑代谢率明显下降，脑血流量也明显增加。

50. 吸入麻醉药对脑电图有什么影响？

在吸入麻醉药物达到临床浓度（1.5～2 MAC）时出现 EEG 的明显抑制。

51. 吸入麻醉药对大脑各部分脑血流量和脑代谢率的影响有何不同？

氟烷对大脑各部分影响较一致，全脑 CBF 增加，CMR 下降；异氟烷对皮层下和后脑的 CBF 增加比新皮层显著，对新皮层的 CMR 降低作用比皮层下显著；七氟烷小剂量引起皮层和小脑 CBF 下降，大剂量引起皮层 CBF 下降和小脑 CBF 增加。

52. 吸入麻醉药对脑血流量的影响随时间变化有何变化？

挥发性麻醉药对 CBF 的影响随时间的变化而变化。一般为 CBF 先升高，随后明显下降，2.5～5 小时之后恢复至比较稳定的接近麻醉前的水平。

53. 吸入麻醉药如何作用于脑血管？其临床意义是什么？

　　吸入麻醉药会增加脑血流量(CBF)与脑血容量(CBV)，进而引起颅内压(ICP)增加。对于颅内顺应性正常的患者，挥发性麻醉药对脑血流动力学影响轻微。但对颅内顺应性异常的患者，挥发性麻醉药会增加 CBV 和 ICP。

54. 吸入麻醉药与静脉麻醉药对脑血流量的影响有何相同之处？有何不同之处？

　　大部分静脉药物可降低 CBF，但氯胺酮会增加 CBF。低浓度吸入麻醉药物与静脉药物作用相似，引起 CBF 降低，高浓度吸入麻醉药物则与静脉药物相反，引起 CBF 显著增加。

55. 常用的挥发性药物中，扩张脑血管效能从大到小依次为哪些？

　　常用的挥发性麻醉药中，扩张脑血管效能从大到小依次为氟烷≫恩氟烷＞地氟烷≈异氟烷＞七氟烷。

56. 常用的挥发性药物中，对脑代谢率影响从大到小依次为哪些？

　　常用的挥发性药物对脑代谢率(CMR)影响作用的差异暂无定论。

57. 吸入麻醉药对脑血流量和脑代谢率的影响是否与吸入浓度相关？如果相关，是何种关系？

　　吸入麻醉药对 CBF 和 CMR 的影响均呈浓度相关。浓度越高，CMR 下降越明显。对脑血流量的影响比较复杂，0.5 MAC 时脑代谢率抑制引起的脑血流量下降占优势；1.0 MAC 时脑血流量不变；超过 1.0 MAC 时血管扩张占优势，CBF 明显增加。

58. 吸入麻醉药对颅内压的影响是怎样的？其机制是什么？

　　吸入麻醉药会显著增加 ICP，其机制为通过增加脑血流量和脑血容量从而导致颅内压的增加。

59. 在神经外科手术中，何种情况下应谨慎使用吸入麻醉药，优先使用静脉麻醉药？

　　由于吸入麻醉药对颅内顺应性正常的患者脑血流动力学影响轻微，对颅内顺应性异常的患者,会增加其脑血容量和颅内压。因此,在患者出现大面积或迅速扩散的脑损害或其他显著的脑生理功能紊乱时,应谨慎使用吸入麻醉药,优先选用静脉麻醉药。

60. 氧化亚氮对脑血流量、脑代谢率和颅内压的影响是怎样的? 其机制如何?

氧化亚氮(N_2O)引起 CBF、CMR 和 ICP 增加。部分原因是 N_2O 兴奋交感神经,其作用的程度与是否合用其他麻醉药物有关。

61. 氧化亚氮与静脉麻醉药物合用时对脑血流量、脑代谢率和颅内压的影响是怎样的?

氧化亚氮与静脉麻醉药物合用时,其增加 CBF 和 ICP 的效应显著下降,对 CMR 影响还不清楚。

62. 氧化亚氮与吸入麻醉药物合用时对脑血流量、脑代谢率和颅内压的影响是怎样的?

在吸入麻醉药达到或超过 1 MAC 时,如果合用 N_2O,则 CBF 显著增加,CMR 和 ICP 也增加。

63. 神经外科手术患者何种情况下应避免使用氧化亚氮? 为什么?

由于 N_2O 能迅速进入密闭的气体间隙,因此当颅内存在密闭气体间隙或发现血管内存在气体时,应避免使用 N_2O。

64. 非去极化肌松药对脑血管有何影响? 原因是什么?

非去极化肌松药通过释放组胺,直接引起脑血管扩张。

65. 阿曲库铵的代谢产物是什么? 对脑电活动有何影响?

阿曲库铵的代谢产物是 N-甲基罂粟碱,可能诱发癫痫。因此,大剂量阿曲库铵可使脑电图(EEG)呈现觉醒模式。

66. 罗库溴铵的拮抗剂舒更葡糖钠能否可用于颅内压升高的患者?

舒更葡糖钠不会引起颅内压增加,可以安全用于颅内压升高的患者。

67. 琥珀胆碱对颅内压可能有什么影响？如何预防？

琥珀胆碱对 ICP 的作用可能是由于肌梭传入冲动引起的觉醒现象。给药时应注意控制二氧化碳分压、血压和麻醉深度，或者尽量减少琥珀胆碱引起的肌颤，以降低其危害。

68. 脑脊液的生成部位及其作用是什么？

脑脊液由脉络丛产生，从脑间质组织经室管膜扩散入脑室系统，对中枢神经系统有缓冲和排泄作用。

69. 依托咪酯对脑脊液分泌和吸收速率有什么影响？

依托咪酯抑制脑脊液的分泌，同时增快其吸收速率。

70. 恩氟烷对脑脊液分泌和吸收速率有什么影响？

恩氟烷增加脑脊液的分泌，同时降低其吸收速率。

71. 地氟烷对脑脊液分泌和吸收速率有什么影响？

地氟烷增加脑脊液的分泌，不影响其吸收。

72. 为什么大分子和大部分离子不能够通过血脑屏障？

在大脑中除脉络丛、垂体区和极后区等部位外，由于脑血管内皮细胞之间是紧密连接的，因而大分子和大多数离子不能通过血脑屏障。

73. 右美托咪定对血脑屏障通透性有什么影响？

右美托咪定通过激动中枢 α_2 肾上腺素受体直接抑制中枢炎性反应，减轻脑创伤或脑卒中后血脑屏障的通透性，进而保护血脑屏障的功能。

74. 异氟烷对血脑屏障完整性有什么影响？

动物实验表明，1% 异氟烷会导致丘脑部位血脑屏障完整性受损，出现白蛋白渗漏；更高剂量的异氟烷（3%）加重丘脑和皮质部位的白蛋白渗漏，这种对血脑屏障的破坏与甘露醇作用相当。

75. 哪些患者围术期使用恩氟烷容易诱发癫痫？

有癫痫倾向或阻塞性脑血管疾病的患者,特别在使用高浓度恩氟烷和伴有低碳酸血症时,容易诱发癫痫样放电,这类患者应避免使用恩氟烷。

76. 七氟烷能否用于无癫痫史的患者？癫痫患者是否可用？

无癫痫病史的儿童在使用高浓度七氟烷诱导时可诱发癫痫;有报道成人在吸入 2 MAC 七氟烷时,出现脑电图爆发性抑制并伴有癫痫样放电;另有报道无癫痫病史的患者在苏醒期有发生强直阵挛性的癫痫活动。癫痫患者应慎用七氟烷。

77. 氯胺酮对脑电图有什么影响？

氯胺酮能诱发癫痫倾向患者癫痫发作。氯胺酮麻醉时用深度电极对癫痫患者进行监测,可以显示孤立的皮层下癫痫样活动。由于它起源于边缘系统和丘脑,所以表面电极可能记录不到这种皮层下的激活。

78. 麻醉性镇痛药对脑电图有什么影响？

常规剂量的阿片类药物对脑电图(EEG)基本没有影响。有研究发现大剂量吗啡($1\sim2$ mg/kg)或哌替啶($5\sim10$ mg/kg)对 EEG 有影响,可中度降低 α 频率。虽然动物研究发现大剂量芬太尼能诱发大鼠的癫痫活动,但在临床上并未发现大剂量芬太尼会诱发神经兴奋性活动。

79. 发生脑缺血损伤的临界脑血流量阈值是多少？

在正常情况下,全脑 CBF 维持在约 50 mL/(100 g·min)。在 CBF 降低致脑供氧随之减少的情况下,神经元功能呈现渐进式的损害。CBF 低于正常水平时,大脑有一个基础储备;在 $10\sim15$ mL/(100 g·min)范围内,随着 CBF 降低,能量供给逐渐减少,经过一段时间(可能会延续数小时而非几分钟)后导致膜衰竭和神经元损伤。当 CBF 降至 $6\sim10$ mL/(100 g·min)时,会迅速出现不可逆的膜衰竭。

80. "缺血半暗带"是什么意思？

脑血流量(CBF)降至 $6\sim15$ mL/(100 g·min)的脑区,神经元功能障碍是暂时、可逆的,若血流不恢复,就会发生神经元死亡,这些缺血区称为"缺血半暗带"区。

81. 全脑缺血和不完全性脑缺血有什么不同?

从临床角度而言,两者最重要的区别是:不完全性脑缺血(如发生于脑部大血管的阻塞或严重低血压)残余的血流量可提供足够的氧以生成 ATP,从而防止发生严重的、不可逆的膜衰竭;在常温下全脑缺血(如心脏停搏)时,几分钟便可发生膜衰竭。能量供应障碍程度的差异使脑对不完全性脑缺血的耐受力要比全脑缺血的耐受力强。

82. 脑缺血时伴随的主要损伤性事件是什么?

能量衰竭是发生于脑缺血的主要损伤性事件。

83. 能量衰竭的分子机制是什么?

正常膜离子梯度的维持需要 ATP,能量衰竭迅速导致神经元细胞膜的去极化,以及 Na^+、Ca^{2+} 内流。电压依赖性钙通道随后被激活,Ca^{2+} 流入细胞质。突触前膜去极化导致大量兴奋性神经递质释放入突触间隙,特别是谷氨酸。谷氨酸受体的激活增加了 Na^+、Ca^{2+} 内流。代谢型谷氨酸受体(mGluR)激活后所产生的细胞信号使贮存在内质网的 Ca^{2+} 通过肌醇三磷酸(IP_3)受体释放出来,离子内流伴随水的内流,在膜去极化后,迅速发生神经元水肿。

84. 何谓兴奋性中毒?

突触前膜去极化导致大量兴奋性神经递质特别是谷氨酸释放进入突触间隙,过量谷氨酸受体被激活所造成的损害称为兴奋性中毒。

85. 在缺血性神经元的损害中,哪些因素导致了 DNA 的氧化性损害?

在缺血性神经元损害中,DNA 的损害也很重要。花生四烯酸(AA)代谢、线粒体损害、一氧化氮生成的过(氧化)亚硝酸盐所产生的自由基导致 DNA 的氧化性损害。

86. 除了 DNA 损害,脑缺血病理生理过程中的另一要素是什么?

乳酸形成是脑缺血病理生理过程的另一要素。氧供不足时无氧糖酵解过程会产生乳酸,与之伴随的 pH 下降导致细胞内环境恶化。缺血前血糖水平的升高会通过提供额外的无氧酵解底物来加速这一过程。

87. 哪种物质在脑缺血过程中的作用有利有弊？具体作用如何？

在脑缺血过程中，一氧化氮（NO）的作用有利有弊。在局灶性缺血期，NO 的扩血管作用（可能是内皮源型 NO）会增加侧支循环的 CBF。但是，在缺血后期，NO（可能来源于神经元或巨噬细胞）会导致神经损害。

88. 脑缺血过程中发生神经死亡根据性质分为哪两种？其特征分别包括什么？

在脑缺血过程中发生的神经元死亡根据性质可分为坏死和凋亡两种。由兴奋性中毒损害引起的神经元坏死的特征是细胞迅速肿胀、细胞核凝集和固缩以及线粒体和内质网（ER）水肿。神经元坏死导致脑局部炎性细胞浸润，造成脑组织的大量相关损害。神经元凋亡是细胞自杀的一种形式，其特征为：染色质凝集、细胞膜退化、线粒体水肿和细胞固缩。

89. 在凋亡晚期阶段，神经元如何从脑中清除？

在凋亡晚期阶段，神经元破碎成数个凋亡小体，随后从脑中被清除。

90. 何种原因限制了凋亡在最初缺血损害中对周边存活的神经元的损害？

凋亡不引起炎性反应，从而限制了对最初缺血损害中存活的周边神经元的损害。

91. 脑缺血过程中导致神经元凋亡的生化途径中研究最多的是什么？

导致神经元凋亡的生化途径中，研究最多的是关于损害的线粒体释放细胞色素 c 启动凋亡的途径。

92. 关于损害的线粒体释放细胞色素 c 启动凋亡的途径研究具体的细胞内过程是怎样的？

细胞色素 c 受线粒体外膜的限制而不能进入细胞质，当线粒体受损，其外膜上的微孔就会将细胞色素 c 释放到细胞质中，并与 procaspase - 9 及凋亡激活因子（APAF）共同形成凋亡体。procaspase - 9 经过溶蛋白性裂解激活，激活的 caspase - 9 又激活 caspase - 3，后者能将在 DNA 修复中起重要作用的蛋白质底物（如 PARP——参与 DNA 修复的酶）清除。炎症信号通路通过肿瘤坏死因子 - α（TNF - α）和活化的 caspase - 8 也能激活 caspase - 3，引起神经元死亡。

93. 缺血性损害导致神经元死亡是一个动态过程,存在于哪些阶段?

缺血后神经元损害是一个动态过程,不仅局限于缺血期和再灌注早期阶段,神经元的延迟性死亡导致了在局灶性脑缺血中脑梗死面积的逐渐扩大,即使在脑缺血后 6～8 个月仍存在炎性反应,进一步造成损害。

94. 评价某特定神经元保护策略是否优劣应着眼于近期还是远期效果的评价?

神经元延迟性死亡的发生对于评价神经元保护策略的研究有重要意义,在对缺血后 3～4 天内损害程度评估的研究中,许多方法显示了对神经元的保护作用,但这种作用并不持久。近期资料显示,在较长的缺血后恢复阶段之后对损伤进行评估,发现脑梗死面积的逐渐扩大,一些减轻损害的特异疗法的作用也不再明显。因此,对于某特定神经元保护策略是否优劣的评价应着眼于其对远期效果的影响。

95. 除了神经元损伤,还有哪些细胞参与了脑卒中的发生发展?

最近的研究突出了星形胶质细胞、小胶质细胞、血管细胞(例如内皮、平滑肌细胞和周细胞)、基底膜和细胞外基质对脑卒中的作用的重要性,这些独立的成分聚集形成神经血管单位,与神经元的损伤共同参与了脑卒中的发生发展。对神经血管单位的每一种成分所起作用的深入了解不仅是保护大脑免受缺血和创伤性损伤的先决条件,而且是寻找中枢神经系统再生治疗方法的前提。

96. 全脑缺血期(心搏骤停)处理的关键是什么?

心搏骤停发生后最主要的抢救措施是及时正确地进行心肺复苏,尽快建立有效循环,提高心排血量。首先识别心脏骤停,立刻呼救,胸外心脏按压、开放气道、人工呼吸。纠正低氧血症,进行电除颤、复律与起搏治疗,旨在进一步支持生命体征。

97. 如何治疗局灶性脑缺血?

引起局灶性脑缺血的原因复杂、多样,应针对不同病因制定不同的治疗方案。如因药物引起的脑卒中应立即停止或更换所使用的药物;因血管瘤、血栓等引起的出血性卒中应当进行血管瘤、血栓的清除及溶栓治疗,因血管狭窄或闭塞引起的缺血性脑卒中应当采取扩容、血管内膜切除术或动脉旁路移植术等措施。急性期的治疗原则是尽早改善脑缺血区的血液循环、促进神经功能恢复。

98. 哪些药物可以改善脑缺血急性期神经元损伤？

脑出血导致的大脑神经元损伤的急性期，给予甘露醇、甘油果糖进行脱水降颅压治疗，防止继续出血，改善脑神经功能受损的症状。

99. 脑缺血恢复期可使用哪些药物保护脑神经？

脑缺血的恢复期，可使用奥拉西坦、小牛血去蛋白质、银杏叶提取物等药物营养脑神经。

100. 改善缺血性脑病造成的大脑神经元受损可采取哪些治疗方法？

缺血性脑血管病造成的大脑神经元受损要给予改善血循环、活血化瘀的治疗。常用药物有疏血通、舒血宁、长春西汀、奥拉西坦、胞磷胆碱钠类药物，可以通过静脉注射治疗。

101. 脑动脉硬化的患者应如何治疗？

若患者患有脑动脉硬化，可给予阿司匹林抗血小板聚集，口服阿托伐他汀、瑞舒伐他汀保护血管内皮细胞。

102. 实施低温脑保护时体温维持多少度为宜？

以亚低温为主(包括轻度低温 33～35℃ 和中度低温 28～32℃)，有条件时可以实施深度低温(17～27℃)。体温降至 35℃ 是关键温度点，33℃ 时脑保护作用最好。体温控制在 32～34℃(直肠温)治疗 12～24 小时，对患者有益。

103. 脑损伤期间浅低温对颅内压有什么影响？

浅低温可降低脑组织氧耗量，减少脑组织乳酸堆积，从而减轻脑损伤后脑组织酸中毒程度，保护血脑屏障，抑制乙酰胆碱、儿茶酚胺以及兴奋性氨基酸等内源性毒性物质对脑细胞的损害作用，同时可以减轻脑水肿从而降低颅内压。

104. 什么时机实施浅低温有助于改善脑损伤后神经功能？

实施浅低温时间越早越好，越快越好。脑缺血后 6 小时内开始低温治疗能减少 50% 神经细胞损伤；12 小时开始低温治疗能明显降低神经细胞损伤；超过 24～36 小时才开始低温治疗则没有神经细胞保护作用。

105. 浅低温发挥脑保护作用的同时有哪些并发症？

浅低温易诱发心律失常，引起白细胞减少、免疫力降低、血压下降、组织循环灌注不良，还会引起凝血功能障碍从而导致弥散性血管内凝血（DIC）。临床上常因这些原因被迫终止浅低温治疗，因此有人主张应用冷液体进行循环灌注实施浅低温的同时，尽量对患者进行体表保温处理。

106. 巴比妥类药物如何分类？该类药物发挥脑保护作用的机制有哪些？

巴比妥类药物分为四类：① 长效类，如苯巴比妥、巴比妥；② 中效类，如异戊巴比妥；③ 短效类，如司可巴比妥、海索巴比妥；④ 超短效类，如硫喷妥钠等。巴比妥类药物具有降低大脑氧代谢率、抗氧化、扩张梗死脑区脑血管等作用，因此可以减轻脑水肿，稳定血压、缓解脑血管痉挛以及预防再次脑出血。

107. 挥发性麻醉药发挥脑保护作用的机制是什么？

挥发性麻醉药可以降低缺血后脑组织的代谢，减少缺血脑组织的能量消耗，增加脑组织对缺氧的耐受性。挥发性麻醉药还可以抑制 AMPA 和 NMDA 受体，激活（抑制性的）GABA 受体，降低兴奋性神经毒性。除此之外，挥发性麻醉药可减少儿茶酚胺的释放，有利于神经元的保护。

108. 脑缺血后血压维持在多少的范围内有助于提高神经元的活性？

缺血性脑卒中治疗期间要监测血压的变化，应该将血压维持于 140/90 mmHg 以内，以利于提高神经元的活性。

109. 高二氧化碳血症对脑损伤有什么影响？

高二氧化碳血症会刺激延髓呼吸中枢，使其由兴奋变为抑制，导致患者出现结膜水肿、中枢神经抑制、昏迷，甚至还会出现呼吸麻醉、呼吸衰竭等现象，可加重脑损伤，增加脑损伤患者院内死亡率。

110. 脑缺血期，如何实施限制糖液体输入的保护性策略？

糖的摄入会加重局部缺血区域糖的无氧酵解，产生过多的乳酸，从而加重局部脑损害，因此不宜用 50% 葡萄糖进行脑脱水。脑梗死急性期 1 周内最好不要输注任何葡萄糖溶液，即使输入 5% 的葡萄糖也会造成一过性的高血糖，加重脑损害，不利于脑梗死的修复。因此，急性脑梗死患者出现高血糖应积极处理，对于低血糖也应及时进行纠正。

111. 急性卒中后应用胰岛素对预后有怎样的保护作用？

急性脑卒中时机体处于应激性高血糖状态,可导致脑卒中部位周围水肿,影响预后。因此应使用胰岛素控制应激性高血糖状态,可保护脑组织,降低卒中后致残率。

112. 如何预防脑损伤后癫痫的发生？

颅脑损伤后引起的颅内感染可诱发癫痫,因此应积极预防感染。一旦发生颅内感染性疾病,应及早诊断,正确治疗,减少脑组织损伤程度。在颅内感染的急性期,许多患者常伴癫痫发作。应积极应用抗癫痫药物,减少癫痫发作、降低其对脑组织的损害。

113. 脑卒中患者如果需要实施其他择期手术,应在脑血管意外事件发生后多久进行,以有效降低术后并发症？

脑卒中患者多数会存在不同程度的神经功能缺损体征,如偏瘫、构音障碍或失语等症状。发病 3 周内属于脑梗死急性期,在此时期患者对各种治疗反应较好,应抓紧时间恢复神经功能缺损,不宜进行择期手术。发病 3 周至 3 个月内,属于脑梗恢复期。如果患者神经功能完全恢复,生命体征平稳,可以进行择期手术;若患者仍遗留神经功能缺损,建议继续康复治疗,使脑梗遗留症状最大限度地恢复,3 个月之后再进行择期手术。

114. 何谓慢性高血压？

慢性高血压即原发性高血压(primary hypertension),是一种以血压升高为主要临床表现而病因尚未明确的独立疾病,占所有高血压患者的 90% 以上。以体循环动脉血压(收缩压和(或)舒张压)增高为主要特征(收缩压≥140 mmHg,舒张压≥90 mmHg),可伴有心、脑、肾等器官的功能或器质性损害的临床综合征。

115. 对于高血压患者,血压降低至静息下平均动脉压均值的多少才合适？

对于慢性高血压患者,从有利于大脑的角度出发,将血压降低静息状态下平均动脉压(MAP)均值的 30%~35% 是合适的。

116. 治疗慢性高血压的意义是什么？

治疗慢性高血压可使自身调节的低限（LLA）恢复正常。在抗高血压治疗中，LLA 恢复的程度可能与药物有关，但未得到证实。特别是血管紧张素转化酶抑制剂可迅速降低血压正常者和高血压患者的 LLA。

117. 什么是颅内高压？颅内压增高的临床表现有哪些？

颅内高压（intracranial hypertension）指颅内压持续保持在 15 mmHg 以上。正常人平卧位颅内压约为 10 mmHg。当脑组织肿胀、颅内占位性病变或脑脊液分泌过多、吸收障碍、循环受阻或脑血流灌注过多导致颅内高压。临床表现为头痛（尤其是患者夜间醒来时的体位性头痛）、恶心、呕吐、视力模糊、视盘水肿、意识障碍、癫痫以及脑疝引起的症状和体征。

118. 如何控制颅内高压？

颅内高压症的治疗取决于病因、颅内高压的程度和持续时间，颅内高压的程度与颅内病变的部位和范围密切相关。因此，应尽快明确病因，从根本上解决颅内高压症状。若存在气道阻塞、低氧血症和高碳酸血症等给予对症处理，进行及时适度的脱水治疗，注意监测水、电解质和酸碱平衡，同时密切监测生命体征变化。

119. 对颅内肿瘤患者监测脑血流量的意义是什么？

对颅内肿瘤患者，在肿瘤区域内，监测局部脑血流量（CBF）对于判定颅内神经胶质瘤的分级可能是一种有用的预测因素。高级别神经胶质瘤的局部 CBF 和脑血容量（CBV）较高。

120. 颅内肿瘤周围区域水肿形成的原因有哪些？

颅内肿瘤一般都伴有明显水肿，放射学检查观察到的水肿程度（代表异常血管渗漏的程度）与颅内压（ICP）增高的严重程度有关，而 ICP 的增高与插管相关性高血压有关。肿瘤周围区域水肿形成可能是由于血浆蛋白从血管间隙中渗漏，脑脊液（CSF）流动受阻导致脑积水，或是肿瘤引起的静脉受阻导致的淤滞。

121. 颅内肿瘤周围区域水肿形成的可能机制有哪些？

虽然颅内肿瘤周围区域水肿形成的确切机制还不清楚，但是构成血脑屏障（BBB）的紧密连接蛋白质的完整性的丢失、肿瘤表达的血管内皮生长因子使血管通透性增强、肿瘤周围液体中白三烯 C4 表达增加都可能起作用。

122. 哪些药物可以减轻颅内肿瘤性水肿？

　　用甘露醇渗透治疗能使颅内肿瘤性水肿减轻,但对于渗透性增强的血脑屏障(BBB),甘露醇可能扩散到肿瘤周围间隙并导致水肿反弹。在手术室内快速降低颅内压(ICP)时,这种顾虑不用考虑。地塞米松能减少水肿形成,但对水肿的重吸收没有作用。用药后最早 1 小时就可以观察到 BBB 渗透性下降,肿瘤直径也会轻度减小。

123. 什么是全身性癫痫发作？有什么危害？

　　全身性癫痫发作的最初的症状和脑电图改变提示起源于双侧大脑半球的癫痫发作。这种类型的发作多在发作初期即有意识障碍,运动症状也多为双侧;发作期脑电图最初为双侧大脑半球广泛性神经元放电。

124. 全身性癫痫发作有何危害？

　　在癫痫全身发作时,脑代谢率(CMR)和脑血流量(CBF)急剧增加。与其发作相关的运动和脑活动的增强可致全身性酸中毒,常伴有动脉氧合下降、$PaCO_2$ 增加、外周乳酸酸中毒。若癫痫持续发作未减轻,将会发生低血压。若肌肉松弛,并有充分的氧合和通气,就可避免低血压和酸中毒,脑内酸中毒的严重程度就可减轻。如果持续性癫痫发作时间较短,脑组织的代谢需求仍可满足。但若持续时间较长,即使维持有效通气和灌注压,仍会导致不可逆的神经损害。

125. 控制癫痫发作的药物有哪些？除了药物治疗,还有哪些辅助治疗手段？

　　控制癫痫发作的药物有:巴比妥类药、苯二氮䓬类药和其他强效抗惊厥药。除了药物治疗,充分通气、维持氧合和血压都是重要的辅助手段。肌肉松弛仅为对症治疗,并不能改变异常的脑电活动。

126. 哪些患者需要预防性使用抗癫痫药？

　　严重颅脑外伤或蛛网膜下腔出血的患者以及准备进行皮质切开的患者都有癫痫发作的风险,应考虑预防性使用抗癫痫药物。

（田　捷）

参考文献

［1］　邓小明,姚尚龙,于布为,等.现代麻醉学.第5版.北京：人民卫生出版社,2021.3.

［2］　王天龙,刘进,熊利泽,译.摩根临床麻醉学.第6版.北京：北京大学医学出版社,2020.9.

［3］　邓小明,黄宇光,李文志,译.米勒麻醉学.第9版.北京：北京大学医学出版社,2021.3.

病理状态下的脑功能变化

1. 什么是颅内高压？

　　颅腔由颅骨包绕，其内存在脑组织、血液和脑脊液等内容物，形成一定的压力称为颅内压。其正常值为 5.3～13.5 mmHg，当颅内压超过 15 mmHg 则为颅内高压。

2. 脑灌注压的定义是什么？

　　脑灌注压定义为平均动脉压与颅内压之差，是推动血液在脑血管内流动的净压力。

3. 颅内压监测的适应证有哪些？

　　① 颅脑损伤和蛛网膜下腔出血是其主要适应证；② 格拉斯哥昏迷评分≤7分；③ 脑积水；④ 颅内肿瘤；⑤ 开颅术后；⑥ 脑动静脉畸形的栓塞术后；⑦ 严重的头部创伤。

4. 颅内压的监测方法有哪些？

　　① 硬膜外颅内压监测（已过时）；② 硬膜下颅内压监测（主要用于术后）；③ 脑室内和脑实质内颅内压监测（目前常用）。

5. 颅内压升高的机制包括哪几个方面？

　　颅内压升高的机制包括：① 脑水肿导致脑实质中液体量增多；② 颅内血容量增加；③ 脑脊液吸收障碍和（或）分泌过多导致脑积水；④ 颅内占位性病变。

6. 有哪些因素会增加脑血容量从而引起颅内压升高？

　　① 血管外因素（出血）；② 血管内因素（主要的静脉容量蓄积）。

7. 脑水肿的类型有哪些?

脑水肿的类型包括:① 血管源性脑水肿:细胞外水肿,继发于血-脑屏障通透性增加,如脑外伤、颅内血肿;② 细胞毒性脑水肿:细胞内肿胀,由于颅脑损伤或脑缺血、缺氧,使细胞能量代谢异常,离子和液体转运障碍;③ 组织间脑水肿:由于脑组织间渗透压不同,使脑细胞不同程度的肿胀。④ 混合性脑水肿:根据原发病因确定主要以哪种类型为主,通常以上三种类型同时存在。

8. 什么是交通性脑积水?

交通性脑积水是蛛网膜颗粒吸收障碍导致的脑积水,如蛛网膜下腔出血、感染。

9. 什么是梗阻性脑积水?

梗阻性脑积水是因脑脊液循环阻塞所导致的脑积水,如颅内占位或出血、颅脑损伤或颅内感染。

10. 什么是库欣溃疡?

库欣溃疡是指因颅内压升高所导致的胃、十二指肠与食管溃疡。

11. 什么是库欣反应?

急性颅脑损伤时,颅内压急剧升高,患者出现血压升高、心率和脉搏缓慢、呼吸节律紊乱及体温升高等生命体征变化,称为库欣反应。

12. 什么是库欣三联征?

库欣三联征表现为高血压、心动过缓和脉压增大,提示重度颅内高压,为脑疝的先兆征象。

13. 库欣三联征的出现提示什么?

库欣三联征提示重度颅内高压,为脑疝的先兆征象。

14. 颅内压升高的临床表现有哪些?

颅内压升高的临床表现为:① 头痛;② 恶心呕吐;③ 视盘水肿;④ 库欣溃疡;⑤ 神经功能缺陷;⑥ 库欣三联症;⑦ 脑疝。

15. 为什么颅内压升高会引起脑疝?

颅内压升高时,颅顶被大脑镰和小脑幕所分隔,最终可导致脑组织经脑室膨出,形成脑疝。

16. 颅内高压晚期患者的脑疝类型是哪种?

颅内高压晚期患者,可出现:① 小脑幕切迹疝(颞叶沟回疝):为单侧或双侧颞叶及间脑经小脑幕切迹向下移位,临床表现为同侧动眼神经麻痹(眼睑下垂,瞳孔散大,对光反射迟钝或消失),对侧肢体偏瘫,不同程度的意识障碍;② 枕骨大孔疝(小脑扁桃体疝):脑干和小脑受压可经枕骨大孔膨出,导致小脑扁桃体疝,临床表现为后颈部及枕部疼痛,颈项强直,强迫头位,意识障碍,双侧瞳孔散大,光反射消失,呼吸或循环骤停。

17. 当颅内压升高超过脑顺应性阈值后,颅内的桥联静脉一旦受压,会有哪些后果?

颅内桥联静脉一旦受压,可因静脉血回流受阻,颅内血容量继发性增加;一旦超过脑顺应性的阈值,增加的颅内血容量将严重阻碍静脉回流。同时,静脉血回流受阻将加剧颅内压的升高,形成恶性循环。

18. 颅内压升高的影像学特征有哪些?

颅内压急剧升高时,CT 影像表现为:皮质沟消失,无法区分灰质和白质(脑水肿的细微特征);脑室或基底池受压或完全闭塞;颅内容物移位(单侧病变导致中线移位,为脑疝的特征);脑积水(脑室增大伴脑室周围出现"造影池",颞角粗大,提示脑脊液梗阻)。颅内压慢性升高在影像学上特征不明显。

19. 颅内高压的治疗目标是什么?

颅内高压的治疗目标为:维持颅内压≤20 mmHg,维持适宜的平均动脉压,使脑灌注压达到 60 mmHg 以上,以保证脑的正常功能活动;避免一切加重颅内高压的不利因素。

20. 降低颅内压的方法有哪些?

降低颅内压的主要方法为:开颅手术切除占位或去骨瓣减压;脑室切开,脑脊液引流术;头高位以减少脑血容量;镇静、肌松和低体温,从而降低代谢率;应用甘露醇等渗透药物减少脑组织水含量；纠正缺氧；维持合理的脑灌注压，必要时给予血管加压素。紧急情况下可适当过度通气。术前用药应当避免增加 $PaCO_2$；慎用吸入麻醉药（尤其氧化亚氮）。

21. 颅内压升高的治疗原则是什么？

颅内压升高的治疗取决于病因、颅内高压的程度和持续时间。治疗时应尽快解除病因，从根本上解决问题。

22. 颅内动脉瘤破裂后出现脑出血时，颅内压管理原则是什么？

颅内压管理原则是应用甘露醇或呋塞米降低颅内压。甘露醇推荐剂量为 $0.25\sim0.50$ g/kg，输注时间 >20 分钟，峰效应时间可持续 $30\sim45$ 分钟，根据临床表现，$4\sim8$ 小时后可重复使用。肾功能不全患者慎用。可同时应用呋塞米，增强降压效果，但应密切监测血容量、电解质、酸碱度以及血浆渗透压。

23. 采用控制性低碳酸血症降低颅内压的原理是什么？

低碳酸血症可降低脑血流量和脑血容量，从而导致颅内压的降低。

24. 颅内压升高时，采用过度通气的缺点有哪些？

采用过度通气处理颅内高压的缺点为：① 低碳酸血症的脑血管收缩效应可导致脑缺血；② 应用过度通气降低脑血流和颅内压的效应不能持续很长时间；③ 持续过度通气可造成患者肺组织出现气压伤。

25. 神经外科的围手术期，采用过度通气的适应证有哪些？

神经外科围手术期过度通气的适应证为：① 明确存在颅内压升高或疑似颅内压升高；② 需要改善手术野情况；③ 以上两种情况同时出现；④ 脑疝发生或进展期以及手术野的状况恶化导致手术难以继续进行，可作为"急救"措施。

26. 低碳酸血症如何影响脑血流？

在过度通气初期，脑脊液和脑组织细胞外液的 pH 均升高，脑血流下降，但这种碱化状态持续时间较短；随着碳酸酐酶的功能受抑制，脑脊液和脑细胞外液中碳酸盐浓度下降，$8\sim12$ 小时后，脑脊液和脑组织细胞外液的 pH 可恢复至正常水平，脑血流也随之恢复。

27. 为什么通气效能下降引起 CO_2 潴留可导致脑损伤?

任何通气效能的下降均可因 CO_2 浓度增加而导致血管舒张,因而对大脑的顺应性产生不良影响并导致低氧血症,而低氧血症会引起直接或间接的脑损伤。

28. 存在意识障碍的颅脑损伤患者,为什么容易合并肺炎?

存在意识障碍的颅脑损伤患者,由于气道反射受损,易发生反复误吸,常并发肺损伤,导致肺炎的发病率显著增加。

29. 哪些情况会引起脑血流量自动调节能力的受损?

脑血流量的自身调节会随着动脉血二氧化碳分压的升高、动脉血氧分压的降低或者平均动脉压的下降而产生变化。换而言之,脑损伤、异常的呼吸和血压剧烈波动都可能直接损害脑血流的调节能力。

30. 如何评估脑血管自身调节能力?

脑血管自身调节能力可分为静态调节与动态调节。通过倾斜试验或直接使用血管活性药物的方法持续调节血压,可以测定静态脑血管自身调节能力;倾斜试验是指在不同角度头高斜位的体位变化下,评估脑血流的改变。通过将成人袖带设置为压力大于收缩压后突然下降的方法,可以评估动态脑血管自身调节能力。此外,压力反应性指数可以连续评估脑血管自身调节能力。

31. 如何评估脑血流?

脑血流的评估手段包括:CT 灌注成像或正电子发射断层扫描(PET)等现代成像技术可提供脑血流动力学的详细数据,但不能用于持续监测脑血流;床旁连续脑血流测量方法包括热弥散血流测定与经颅多普勒监测。经颅多热弥散血流测定可检测脑内血管痉挛和评估脑血管自身调节功能。经颅多普勒监测可检测出脑血流量,可评估脑血管自身调节能力和与二氧化碳反应性,可预测颅脑外伤患者的预后情况。

32. 为什么要监测脑氧合?

脑氧合可评估脑灌注是否充分,从而了解氧的输送和利用是否达到平衡。

33. 监测脑氧合的方法有哪些?

监测脑氧合的方法包括:① 经颈内静脉途径,将测量导管逆行放置于颈静脉球接近颈静脉孔的位置;通过测量颈静脉血氧饱和度,在评估脑血流是否足够的同时,又评估脑氧供需是否匹配。② 经颅内途径,将微型化的 Clark 电极与颅内压监测导管整合,同时监测脑组织氧压(PbO_2)与颅内压。③ 经皮途径,利用近红外光(NIRS)穿过骨骼的反射光谱的原理测定脑脉搏血氧。

34. 无创监测脑氧合的方法是什么? 原理是什么?

近红外光谱(NIRS)脑脉搏血氧测定是无创监测方法,主要利用近红外光穿过骨骼的反射光原理。光的散射和反射比例与组织中吸光材料(如血红蛋白和氧合血红蛋白)的浓度成正比。颅骨表面的探测器被设计并校正成可探测经表面向下穿透大脑皮层后反射回来的光线,另一个毗邻的探测器探测仅穿透浅表组织的反射光线;将两个信号通过一定方式的演算就可以估算出组织氧饱和度。

35. 颅脑损伤后"继发性生理损伤"是指什么?

低血压、缺氧、高碳酸血症或低碳酸血症、高血糖或低血糖、发热以及癫痫发作等诸多不良事件会导致"继发性生理损伤"。主要指最初的创伤或局部缺血过程造成的组织破坏,缓慢地延伸到其余完整的组织中,对脆弱的大脑造成进一步的伤害。

36. 引起颅脑损伤出现"继发性生理损伤"的不良事件有哪些?

颅脑损伤后的"继发性生理损伤"包括:低血压、缺氧、高碳酸血症、低碳酸血症、高血糖、低血糖、发热、癫痫发作等不良事件。

37. 颅外毛细血管的渗透力的主要来源是什么?

颅外毛细血管的渗透力主要来源于血浆渗透压。

38. 颅内毛细血管的体液转移依赖于什么? 为什么?

颅内毛细血管的液体转移依赖于渗透压梯度。大脑内皮细胞之间存在"紧密连接",完整的血脑屏障仅允许较小的溶质(如钠离子和氯离子)通过;这种仅允许小溶质通过的半通透性使得颅内毛细血管总渗透压取决于晶体渗透压,而胶体渗透压仅为 1 mOsmol/kg。

39. 颅脑损伤患者进行肠内营养的时机是第几天？

　　颅脑损伤患者的早期肠内营养应至少在创伤后第 5 天开始，最迟在伤后第 7 天开始。

40. 什么因素会导致脑损伤的患者出现发热？

　　脑损伤患者发热的原因包括：留置导管感染（如动脉、静脉、脑脊液）或肺损伤。约有 1/3 的患者，其发热原因无法解释，常被归类至中枢性发热。

41. 脑损伤患者出现发热会有什么后果？

　　脑损伤患者出现发热可导致氧耗和代谢应激增加。

42. 脑损伤的患者发生进行性热损伤的温度阈值是多少？

　　温度阈值为 $39\sim40\,^{\circ}\!C$。

43. 如何监测颅脑损伤患者的体温？

　　颅脑患者的体温可通过食道温度测量或膀胱温度测量，持续监测核心体温。

44. 对颅脑损伤患者的神经系统评估常采用何种评分系统？如何进行评分？

　　颅脑损伤患者常使用 Glasgow 昏迷评分，评分越低，提示颅脑损伤越重。最低为 3 分，最高评分为 15 分。主要评估其对命令、声音和伤害性刺激后出现的睁眼、言语和运动反应等。若患者的运动反应正常，6 分；若对疼痛能定位（有意识地向疼痛一侧移动），5 分；刺痛时肢体能回缩，4 分；刺痛时肢体异常屈曲（一种不正常的姿势，包括僵直，握紧拳头，伸直双腿，手臂向内弯曲，手腕和手指弯曲并放在胸部），3 分；刺痛时肢体过度伸展（包括僵直，手臂和腿伸直，脚趾向下，头和脖子向后拱起），2 分；刺痛时肢体无动作，1 分。此外患者能正常对答，5 分；能对答但定向障碍，4 分；胡言乱语，不能对答，3 分；仅能发音，无语言，2 分；不能发音，1 分。患者能自行睁眼，4 分；呼之能睁眼，3 分；刺痛能睁眼，2 分；不能睁眼，1 分。

45. 对蛛网膜下腔出血患者的评估，常采用何种评分系统？如何进行评分？

　　对蛛网膜下腔出血患者，使用 Hunt&Hess 评分，共分为 5 级。患者无症状或轻度头痛为 1 级，存活率 70%；中等到剧烈头痛，颈项强直，除可能的颅神经麻痹外，无神经系统功能丧失为 2 级，存活率 60%；精神状态轻度改变（意识模糊，昏睡),轻度局部神经功能缺失为 3 级,存活率 50%;木僵和(或)轻度偏瘫为 4 级,存活率 20%;昏迷和(或)去大脑强直为 5 级,存活率 10%。

46. 如何根据 CT 影像表现评估蛛网膜下腔出血的严重程度?

蛛网膜下腔出现的严重程度可采用改良 Fisher 评分表,其根据 CT 影像表现分为 0～4 型:0 型:未检测到出血;1 型:薄的蛛网膜下腔出血,无脑室内出血;2 型:薄的蛛网膜下腔出血,有脑室内出血;3 型:厚的蛛网膜下腔出血,无脑室内出血;4 型:厚的蛛网膜下腔出血,有脑室内出血。注意:薄厚的区别为垂直厚度是否超过 1 mm。

47. 什么是脑血管意外?

脑血管意外主要指缺血性脑血管疾病或高血压脑出血。

48. 动脉血压超过脑血流自动调节的最高值时,脑血流、脑血管阻力、脑功能会如何改变?

当动脉血压超过脑血流自动调节的最高值时,脑血流的稳定难以维持,成线性升高。此时脑血管阻力下降。

49. 高血压患者的脑血流、脑血管阻力如何改变?

高血压患者的脑血流自动调节上限上移,脑血管阻力也随之上升。脑血管阻力增高是机体通过自动调节,避免脑组织因脑灌注压增高而引起过度灌注的一种保护性反应。

50. 动脉硬化患者的脑血流、脑血管阻力会发生哪些改变?

动脉硬化时,动脉粥样硬化斑块形成,管壁增厚,致使血管口径逐步减少,脑血管阻力也随之逐步增高。

51. 脑出血与哪些基础病理情况相关?

脑出血与高血压、脑淀粉样血管病、囊性动脉瘤破裂及血管畸形相关。

52. 高血压脑出血的好发部位有哪些?

高血压脑出血的好发部位包括壳核、丘脑、脑桥与小脑等。

53. 脑出血的临床表现有哪些？

脑出血发病前常有剧烈活动或情绪激动,起病急剧,为突然的剧烈头痛、呕吐,偶有癫痫发作;常有不同程度的意识障碍,如破入脑室的大量出血或侵入脑干的出血,患者很快进入深昏迷状态,可出现四肢瘫痪、眼球固定、针尖样瞳孔及高热,病情迅速恶化,可能在几小时内死亡。

54. 出现急性颅脑损伤时,脑灌注压如何调控脑血流与颅内压之间的关系？

当颅内压逐渐升高而脑灌注压维持在 100 mmHg 以上时,脑血流量无明显变化;当脑灌注压降至 61～100 mmHg 时,脑血流下降仍不明显;直至脑灌注压下降至 51～60 mmHg 时,脑血流量才明显减少。

55. 动脉瘤性蛛网膜下腔出血的危险因素有哪些？

动脉瘤性蛛网膜下腔出血的危险因素主要有吸烟、高血压、重度酗酒、使用拟交感药、蛛网膜下腔出血的家族病史以及动脉瘤既往史。

56. 动脉瘤性蛛网膜下腔出血患者出现早期脑损伤的机制有哪些？

动脉瘤性蛛网膜下腔出血患者出现早期脑损伤主要为短暂性整体缺血、颅内压升高、血脑屏障破坏及脑细胞死亡。

57. 动脉瘤性蛛网膜下腔出血患者为什么会出现脑积水？

动脉瘤性蛛网膜下腔出血所致脑水肿为大量血液进入蛛网膜下腔引起脑脊液循环障碍或由于蛛网膜颗粒导致脑脊液吸收受损所致。

58. 动脉瘤性蛛网膜下腔出血患者的心电图会有哪些改变？

动脉瘤性蛛网膜下腔出血患者心电图可出现窦性心动过速、峰值 T 波、T 波倒置和 QT 延长及 ST 段压低或升高。

59. 在动脉瘤性蛛网膜下腔出血的并发症中,迟发性脑缺血与脑血管痉挛的关系是什么？

动脉瘤性蛛网膜下腔出血时,脑血管痉挛被认为是迟发性脑缺血的病因,且通常是治疗干预的靶点。

60. 引起颅内动脉瘤破裂患者死亡、致残的原因最常见是什么？

　　脑血管痉挛引起的迟发性脑缺血是引起颅内动脉瘤患者死亡和致残的重要原因。

61. 颅内动脉瘤破裂后出现血管痉挛的治疗原则是什么？

　　根据美国心脏协会（AHA）指南，颅内动脉瘤破裂后出现血管痉挛，可应用胶体液（如白蛋白）和晶体液维持体液平衡与正常循环血容量。在局灶性脑缺血后的再灌注期，白蛋白通过逆转脑皮质小静脉内的血液瘀滞、血栓形成以及血球黏附，发挥治疗效应。同时推荐使用尼莫地平缓解脑血管痉挛，其可减少迟发性脑缺血及改善神经功能。罂粟碱虽能逆转血管痉挛，但不能改变患者预后，不推荐应用。

62. 动脉瘤性蛛网膜下腔出血的并发症中，出现低钠血症的原因有哪些？

　　动脉瘤性蛛网膜下腔出血患者的低钠血症为脑性盐耗综合征或抗利尿激素分泌失调综合征所致。

63. 脑性盐耗综合征与抗利尿激素分泌失调综合征均可引起低钠血症，但两者有什么不同？

　　在脑性盐耗综合征中，尽管存在持续的低钠血症和血容量不足，但钠仍从体内主动逆浓度排出，且存在利尿作用；治疗通常用等渗或高渗盐水代替钠盐以恢复血容量不足。抗利尿激素分泌失调综合征患者属于高血容量性患者，应接受液体限制治疗以减少血容量和抑制抗利尿激素的释放。

64. 神经外科患者出现低钠血症，如何进行鉴别诊断？

　　神经外科患者血浆钠离子<135 mmol/L 时，应进一步评估血容量：① 低血容量时，若尿钠>20 mmol/L，则考虑为肾上腺功能不全或脑性耗盐综合征；尿钠<20 mmol/L 则考虑腹泻引起。② 血容量正常时，尿渗透压<100 mOsm/kg 则考虑为精神性烦渴；尿渗透压>100 mOsm/kg 则考虑抗利尿激素分泌失调综合征、脑性耗盐综合征。③ 有水肿或腹水时，尿钠>20 mmol/L 则诊断为肾衰竭；尿钠<20 mmol/L 则考虑心力衰竭、肝硬化。

65. 什么是脑缺血？

　　脑缺血是指脑的血液供应不足，难以满足脑组织足够的氧气和营养物质，最终影响正常的脑代谢和神经功能活动。

66. 什么是脑缺血-再灌注损伤？

　　脑缺血-再灌注损伤，即脑组织缺血一段时间后，血流恢复后所发生的损伤。具体表现为：血流恢复时先出现高灌注，随后脑血流逐渐下降出现灌注减少。

67. 不可逆的细胞膜衰竭的指征有哪些？

　　　不可逆的细胞膜衰竭指征为：① 细胞外钾离子浓度升高；② 丧失大脑皮质水平的反应。

68. 全脑缺血（如心脏骤停）与不完全性脑缺血（如发生在脑部大血管的阻塞或严重低血压），有何区别？

　　不完全脑缺血时，脑的残余血流量可能提供足够的氧以生成 ATP，从而防止发生不可逆的膜衰竭。全脑缺血时，膜衰竭可在数分钟内可发生。二者区别在于对能量供应障碍的耐受程度，局灶性或不完全性缺血的耐受强，全脑缺血的耐受弱。

69. 脑血流下降时，脑功能呈现何种形式的损害？

　　脑血流下降，脑氧供随之减少，脑功能呈现渐进式的损害，而非"全或无"的方式。当脑血流下降至 $6\ mL/(100\ g\cdot min)$ 时，可迅速出现不可逆的膜衰竭指征。

70. 当动脉血压低于维持脑血流自动调节的下限时，脑血流、脑血管阻力与脑功能会发生什么改变？

　　当动脉血压低于维持脑血流自动调节的最低值时，脑血管阻力最低；若动脉压进一步降低，则脑血流呈线性下降，最终导致脑功能障碍。

71. 缺血性脑卒中后，脑血流如何变化？

　　缺血性脑卒中患者脑血流的变化较为特殊：栓子梗死的部分表现为明显的脑血流减少与脑血管阻力异常增高；在梗死中央的周围区域（被称为缺血半暗区）脑血流减少但其神经元功能障碍是可逆的。在急性期，脑血流自动调节能力受损，二氧化碳反应性降低。

72. 出现脑血管意外后,多久可进行择期手术?

脑血管意外发生后,4 周后可进行择期手术;若病情允许,最好延期至 6 周后实施。

73. 脑缺血时,细胞将发生哪些改变?

脑缺血时,细胞所发生的改变如下:① 能量衰竭;② 大量钙离子内流,激活蛋白酶,细胞骨架被裂解;③ 脂质过氧化反应增加和膜损害;④ DNA 损害;⑤ 乳酸形成。

74. 脑缺血后,脑组织能量衰竭可引起哪些病理生理变化?

脑缺血后,能量衰竭可导致神经元细胞膜的去极化,电压依赖性钙通道随后被激活,大量钙离子内流。突触前膜去极化可直接导致大量兴奋性神经递质(如谷氨酸)释放入突触间隙。突触后膜谷氨酸受体、NMDAR 和 α 氨基- 3 -羟基- 5 -甲基- 4 -异唑丙酸受体(AMPAR)的激活增加了 Na^+、Ca^{2+} 内流。mGluR 激活后产生的细胞信号使储存在内质网的钙通过 1,4,5 -三磷酸肌醇(IP_3)受体释放出来。大量离子内流可形成神经元水肿,大量谷氨酸受体激活可造成神经元兴奋性中毒。

75. 什么叫作"兴奋性中毒"?

兴奋性中毒发生在脑缺血的脑组织中,因能量衰竭致使过量谷氨酸受体被激活,大量离子内流,造成细胞外液内流,神经细胞肿胀,从而发生"中毒"现象。

76. 缺血性脑卒中时,神经元 DNA 损害的原因是什么?

缺血性脑卒中时,花生四烯酸代谢增加、线粒体损害、一氧化氮与超氧阴离子结合形成自由基可导致 DNA 产生氧化性损伤。

77. 缺血性脑卒中时,出现神经元 DNA 损伤的后果是什么?

缺血性脑卒中损伤时,神经元的 DNA 损伤可致使参与 DNA 修复的多聚腺苷二磷酸核糖聚合酶(PATP)活性急剧增高,其底物 NAD+减少,进一步加重能量的衰竭。

78. 缺血性脑卒中时,为什么会出现乳酸形成?

缺血性脑卒中损伤时,脑氧供不足,无氧糖酵解增加,可导致乳酸生成增多。

79. 缺血性脑卒中时，一氧化氮起到什么样的作用？

缺血性脑卒中时，在局灶性缺血期，一氧化氮的扩血管作用可增加侧支循环的脑血流。但在缺血后期，一氧化氮与超氧阴离子结合形成更具活性的过氧化亚硝基阴离子，该活性较强自由基可导致神经元的线粒体酶与 DNA 损伤。

80. 脑缺血的过程中，神经元坏死的特征是什么？

脑缺血过程中，神经元可出现：① 细胞迅速肿胀；② 细胞核凝聚和固缩；③ 线粒体和核糖体水肿；④ 嗜酸性细胞质出现，具有一定特征性。

81. 脑缺血的过程中，神经元凋亡的特征是什么？

脑缺血过程中，神经元凋亡的特征为：① 染色质凝聚；② 细胞膜退化；③ 线粒体水肿和细胞固缩；④ 晚期出现凋亡小体。

82. 脑缺血过程中，导致神经元凋亡的生化途径有哪些？

脑缺血所致神经元凋亡的生化途经包括：① 损伤的线粒体释放细胞色素 C 至细胞质中，细胞色素 C、胱天蛋白酶-9 及凋亡激活因子形成凋亡体。胱天蛋白酶-9 经过裂解激活，同时激活胱天蛋白酶-3。胱天蛋白酶-3 可清除在 DNA 修复中有重要作用的蛋白质底物（如 PARP）；② 炎症信号通路通过肿瘤坏死因子-α 和活化的胱天蛋白酶-8 激活胱天蛋白酶-3。

83. 脑缺血过程中，什么时候会出现神经元的死亡？

脑缺血发生后的最初几小时、数天后、数周后甚至数月后，均可发生神经元死亡。

84. 缺血性脑血管病包括什么？

缺血性脑血管病包括短暂性脑缺血发作、脑卒中、脑动脉盗血综合征以及慢性脑缺血病。

85. 颈动脉粥样硬化造成的脑血管后后遗症的原因有哪些？

颈动脉粥样硬化可因血栓或粥样斑块脱落导致血管栓塞，或因颈动脉狭窄导致脑血流量减少，从而诱发脑血管后遗症。

86. 针对高危患者,哪些监测手段可预防或发现围手术期脑卒中?

预防或发现围手术期脑卒中的监测手段包括：近红外光谱无创局部脑血氧饱和度监测(NIRS)、经颅多普勒超声监测(TEE)、脑电图(EEG)、躯体感觉诱发电位(SEP)等。

87. 针对清醒患者,如何早期识别与评估围手术期脑卒中?

美国国立卫生院卒中量表(NIHSS)可早期识别与评估清醒患者的脑卒中症状,包括常见的神经缺失临床表现。NIHSS可量化评估脑卒中的严重程度和预后,亦可量化评估脑卒中患者的药物治疗效果。

88. 围手术期的脑保护是指什么?

围手术期的脑保护主要针对存在脑缺血风险的患者,采取提前干预的治疗措施以改善其神经功能,主要目的是防止可能的脑缺血引发脑组织损伤。

89. 围手术期中,脑保护应重点关注什么问题?

脑保护的重点在于维持生理学指标在正常范围内,主要包括：脑灌注压、脑氧合、二氧化碳分压、体温、血糖以及癫痫发作的预防等。

90. 脑保护的非药物治疗包括哪些方面?

脑保护的非药物治疗包括：① 低温治疗;② 控制血糖;③ 避免低血压、低氧血症和高碳酸血症;④ 血液稀释降低细胞比容;⑤ 维持颅内压正常。

91. 脑保护中的深低温治疗、浅低温治疗分别是指什么?

脑保护策略中,深低温治疗是指使核心温度低于20℃,可同时降低脑代谢,减少维持细胞形态的能量需求。浅低温治疗是指使核心温度降低到33～35℃,可降低脑代谢,同时调控脑缺血所导致的免疫反应和炎性反应,减轻再灌注损伤。

92. 在循环骤停时,低体温是如何进行脑保护的?

循环骤停时,低体温可减少电生理能量消耗,又减少用于维持细胞完整性的能量消耗,可大大增强脑组织对缺血的耐受力。

第二章

93. 颅内动脉瘤夹闭的患者,什么情况下可采用"术中浅低温"的策略?

颅内动脉瘤夹闭术中,低体温可能有益于神经功能预后。术中浅低温对分级较高(如:Hunt & Hess 分级Ⅲ级以上)的动脉瘤患者有益处,在动脉瘤夹闭复查程度较高需延长夹闭时间的患者中应考虑低温的治疗性应用。

94. 脑缺血时,体温升高的危害有哪些?

脑缺血时,体温升高可引起脑梗死,加重脑损伤。

95. 脑卒中的患者采用低温技术的并发症都有哪些?

低温技术的并发症包括血小板减少、心动过缓、心室异位性搏动、低血压以及感染等。

96. 对于脑缺血患者,低血糖对中枢神经系统的危害是什么?

对于脑缺血患者,低血糖与脑损害相关。当血糖低于 2.2 mmol/L 时,脑电图的波形从 α 波与 β 波转为 γ 波与 θ 波。当血糖低于 1.1 mmol/L 时,脑电图波形变平坦。若低血糖持续存在,将导致癫痫乃至神经元功能障碍尤其是海马区。

97. 对于脑缺血患者,高血糖对中枢神经系统的危害是什么?

对于脑缺血患者,血糖的升高可加重神经损伤,是预后不良的独立危险因素,与颅内出血的高发生率相关。

98. 脑缺血的患者,血细胞比容增加会带来什么危害?

对于脑缺血患者,若血细胞比容增加,由于黏度的作用,脑血流量将进一步下降。

99. 高氧状态对脑缺血患者的危害是什么?

因高氧与血管收缩、微循环血流减少、活性氧生成增多和炎症反应增强相关。高氧状态(PaO_2 超过正常值)对脑缺血的脑组织带来潜在不利影响。对于心搏骤停成功复苏后进入 ICU 的患者,高氧状态会增加死亡率。

100. 对于脑损伤患者,氧疗的注意事项是什么?

对于脑损伤患者,应积极治疗其低氧血症;但对于氧合正常范围内的患者,应避免高氧状态(＞300 mmHg)。

101. 发生急性缺血性脑卒中时,降低脑损伤的主要措施是什么?

溶栓治疗是降低急性缺血性脑卒中患者的主要措施。

102. 对于急性缺血性脑卒中患者,溶栓的禁忌证是什么?

急性缺血性脑卒中患者,溶栓的禁忌证包括:无症状的脑卒中、颅内出血、3个月内的脑卒中或头部创伤、近期颅内或脊柱手术、胃肠道恶性肿瘤或出血、凝血病。

103. 全脑缺血晚期,颅内高压的原因是什么?

全脑缺血(如心脏骤停)晚期,血管源性或细胞毒性所致广泛脑水肿,是颅内高压的原因。

104. 全脑缺血的治疗目标是什么?

对于全脑缺血,治疗目标是维持正常的血二氧化碳分压、灌注压与 pH,避免低氧血症、高氧血症或体温过高,预防和治疗癫痫发作。

105. 围手术期应如何维持脑缺血患者的脑灌注压?

急性脑缺血的初期维持脑灌注压正常或高于正常对患者是有益的,为了维持临界缺血区域的脑灌注,适当升高血压是必要的。对于适合静脉溶栓治疗的急性缺血性脑卒中患者,在开始溶栓治疗前,推荐进行治疗使收缩压≤185 mmHg 且舒张压≤110 mmHg。溶栓治疗后,应稳定血压并维持血压≤180/105 mmHg 至少24 小时。对于未采用溶栓治疗的缺血性脑卒中患者,不应在急性期控制血压,除非患者血压极高(收缩压＞220 mmHg 或舒张压＞120 mmHg)时,或患者有活动性缺血性冠状动脉疾病、心力衰竭、主动脉夹层、高血压性脑病或子痫前期或子痫。若有治疗指征,建议在脑卒中发作后最初 24 小时期间谨慎降压,降低程度控制在15％左右。

106. 中枢神经系统急性损伤以及颅脑手术中,为什么需维持脑灌注压正常,甚至高于正常?

当存在神经系统急性损伤时,尤其是脑损伤和蛛网膜下腔出血后,某些脑区的脑血流量常较低。此时脑血管的自动调节反应受损,对血压下降的保护性能受损,对脑组织自主调节功能正常时被认为是安全的血压水平,但对于这类低灌注和脑组织自主调节功能丧失的患者却可能造成脑组织缺血性损害。手术中使用撑开器时,局部脑组织受压将降低其有效灌注压。

107. 对于中枢神经系统疾患来说,何种情况需维持较高的血压水平?

对于新近脊髓损伤、脊髓受压或存在脊髓受压风险,以及因疾病引起的血管受压或血管病变和脊髓受牵拉的患者,需维持较高的血压水平,以满足神经组织的灌注压需求。

108. 什么是脑"血管舒缩麻痹"现象?

脑阻力血管存在慢性扩张的病理生理改变,使其对 CO_2 的脑血流反应削弱或消失,这种现象称为"血管舒缩麻痹"现象。

109. 颈动脉狭窄或闭塞的患者为什么会出现"血管舒缩麻痹"现象?

"血管舒缩麻痹"现象主要发生在颈动脉狭窄或闭塞的患者。由于颈动脉侧支循环不足,患侧脑血流减少。此时,低灌注区域的阻力血管持续扩张以维持脑血流,并对 CO_2 的脑血流反应削弱或消失。

110. 什么是心脑血管系统的"窃血现象"?

"窃血现象"是指低灌注区血管代偿性扩张致血管阻力下降,产生从低灌注区临近血管"窃取"血液,从而使临近组织供血不足的现象。

111. 为什么在颈动脉内膜切除术中应保持正常 CO_2 水平?

高碳酸血症将引起脑血管扩张从而加重"窃血现象"。虽然低碳酸血症引起脑血管收缩理论上可逆转"窃血现象",但目前仍缺乏相关循证医学的证据。同时,有研究在局部大脑缺血的动物模型中发现低碳酸血症($PaCO_2$)扩大缺血脑组织的面积。因此,在颈内动脉内膜切除术中,应保持正常 CO_2 或轻度低 CO_2 水平。

112. 对于颈动脉内膜切除术的患者,可使用哪些监测手段评估患者的脑缺血、低灌注风险?

颈动脉内膜切除术中,可评估患者脑缺血和低灌注风险的手段为:颈内动脉残端压测量、局部脑血流量测量、脑电图监测、经颅多普勒超声及脑氧饱和度监测。

113. 什么是颈内动脉残端压?

　　颈内动脉残端压代表对侧颈动脉和椎基底动脉系统的侧支循环经 Willis 环返流形成的压力。

114. 颈动脉内膜切除术中,怎样监测局部脑血流?

　　颈动脉内膜切除术中,可静脉或同侧颈动脉注射放射性氙,再通过放置于同侧大脑中动脉供应皮质区的探测器收集信号,最后对获得的放射性衰减曲线进行分析,可获得局部脑血流的结果。

115. 颈动脉内膜切除术中,何时是监测局部脑血流的适宜时机?

　　颈动脉内膜切除术中,局部脑血流的监测通常在颈动脉阻断前、阻断期间和阻断后即刻进行。

116. 颈动脉内膜切除术中,脑电图监测脑缺血的局限性有哪些?

　　颈动脉内膜切除术中,脑电图监测可能难以发现皮质下或小的皮质梗死灶。术中未发现脑电图的缺血性改变,却存在术后神经功能缺陷(假阴性结果)并不少见。既往脑卒中或可逆性神经功能障碍患者中,假阴性率尤其高。脑电图变化对脑缺血并无特异性,可受到体温、血压波动及麻醉深度的影响,且存在一定假阳性结果(即术中有典型的脑电图缺血样改变,却无围术期神经功能障碍)。

117. 躯体感觉诱发电位的基础是什么?

　　躯体感觉诱发电位监测的基础是大脑皮层感觉区对外周神经受刺激后发出的电脉冲信号产生反应。

118. 与脑电图相比,躯体感觉诱发电位监测颈动脉内膜切除术中脑缺血的优势在哪里?

　　与脑电图不同,躯体感觉诱发电位可发现皮质下感觉通路的缺血。

119. 脑缺血时,特征性躯体感觉诱发电位表现有哪些?

　　脑缺血时躯体感觉诱发电位的特征为波幅降低、潜伏期延长,或两者同时出现。

120. 术中影响躯体感觉诱发电位结果的因素有哪些？

术中影响躯体感觉诱发电位的因素为麻醉、低温和血压波动。

121. 颈动脉内膜切除术术后"高灌注综合征"是指什么？

"高灌注综合征"是指通过手术处理后，再灌注脑组织的血流量骤然增加，同时脑血流的自主调节功能障碍，表现为头痛、惊厥及局灶性神经体征，可出现脑水肿或颅内出血。

122. 颈动脉内膜切除术后为什么会发生低血压？

颈动脉内膜切除术后低血压的发生与颈动脉窦压力感受器敏感性增加或重新激活相关。

123. 颈动脉内膜切除术后发生"颈动脉体去神经现象"的表现是什么？

颈动脉内膜切除术后，单侧颈动脉体功能丧失，机体对轻度低氧血症的通气反应下降；若出现双侧颈动脉体功能丧失，则机体对急性缺氧、静息 $PaCO_2$ 升高引起的通气反应丧失，对动脉血压反应亦丧失。

124. 慢性高血压患者的血压控制策略是什么？

对于慢性高血压患者，血压控制策略为降低其平均动脉压静息均值的 $20\%\sim25\%$。

125. 慢性高血压的患者，血压过低会对脑血流有什么影响？

慢性高血压患者的平均动脉压降低 50% 时，将引起可逆性的脑低灌注。平均动脉压在该降幅下，脑灌注压将低于脑血管自身调节的下限，降低脑血流生理储备。当平均动脉压降低 25% 时，高血压患者的脑灌注压将接近至脑血管自身调节的下限，脑血流值下降，但仍在引发脑功能障碍的阈值之上。此时，若出现低血容量或脑侧支循环不良，该降幅可引起脑供氧降低。

126. 抗高血压治疗能否改善脑血流的自动调节能力？

目前尚未明确抗高血压治疗对脑血流自动调节能力的影响。已有的动物实验研究表明，抗高血压治疗可使脑血流自身调节下限恢复正常。临床研究中亦有相似现象，但尚无定论。在抗高血压治疗中，脑血流自身调节下限恢复的程度可能与不同药物有关,如血管紧张素转化酶抑制剂可迅速降低血压正常者和高血压患者的自动调节下限。

127. 美国脊髓损伤协会对脊髓损伤是如何分类的?

脊髓损伤分为五类。A 级:完全性损伤,在脊髓损伤平面以下,包括骶段 S4~S5 区,无任何运动及感觉功能。B 级:不完全性损伤,在脊髓损伤平面以下,包括骶段 S4~S5 区,感觉功能存在,但无任何运动功能。C 级:不完全性损伤,在脊髓损伤平面以下,运动功能保留,但 50% 以上的关键肌肌力<3 级。D 级:不完全性损伤,在脊髓损伤平面以下,运动功能保留,且至少 50% 以上关键肌肌力≥3 级。E 级:感觉和运动功能均正常。

128. 脊髓损伤时,什么是神经源性休克?

脊髓损伤时,若交感神经向心脏及脉管系统的传出系统受损,则导致迷走神经张力相对增高,引起全身性低血压和心动过缓,这种现象被称为神经源性休克。

129. 癫痫的定义是什么?

癫痫是多种病因引起的一种慢性脑部疾病,以脑神经元过度放电导致反复性、发作性和短暂性的中枢神经系统功能障碍为特征。

130. 什么是癫痫持续状态?

癫痫持续状态是指癫痫连续发作,期间无恢复期;或癫痫发作至少持续 30 分钟以上。

131. 癫痫的发病机制有哪些?

癫痫的发病机制主要有:① 胶质细胞功能障碍;② 中枢神经系统递质异常;③ 免疫学机制;④ 脑部电生理异常。

132. 围手术期癫痫患者癫痫发作的常见诱因有哪些?

围手术期,癫痫的诱发因素主要为:① 麻醉药物:如恩氟烷、高浓度七氟烷、过量局部麻醉药、大剂量哌替啶;② 代谢紊乱:如低钠血症、高钙血症等;③ 药物和酒精戒断;④ 开颅手术。

133. 癫痫持续状态的治疗重点是什么?

癫痫持续状态的治疗重点在于对癫痫发作的快速控制、诱因的诊断与祛除。在发作的第一阶段,5～10 分钟内及时控制癫痫发作,推荐药物为咪达唑仑、劳拉西泮及地西泮。若癫痫发作持续存在,则第二阶段治疗包括负荷剂量的抗惊厥药,如磷苯妥英、丙戊酸、左乙拉西坦或苯巴比妥。若持续发作超过 40 分钟,则进行第三阶段治疗,包括重复使用二线药物或使用麻醉剂量的硫喷妥钠、咪达唑仑、戊巴比妥或丙泊酚,此阶段可能需要进行气管内插管与机械通气辅助治疗。

134. 帕金森病是怎么样的疾病?

帕金森病是一种常见的神经系统退行性疾病,其主要病理改变为黑质致密部多巴胺能神经元丢失和路易小体形成。

135. 阿尔兹海默病的特点与标志性症状是什么?

阿尔兹海默病以智力水平缓慢下降为主要特点,其标志性症状是记忆力、判断力和决策力的进行性下降,以及其情绪的不稳定。

136. 什么是多发性硬化症?

多发性硬化症是脑和脊髓随机多发的、可逆的髓鞘脱失和慢性炎症,最终导致神经胶质细胞增生而形成瘢痕,患者出现感觉异常、肌无力与感觉障碍的症状。

137. 什么是肌萎缩性侧索硬化症?

肌萎缩性侧索硬化症是一种混合的上下运动神经元病,伴随脊髓前角 α 运动神经元、脑干运动核和皮质脊髓束变性。

138. 什么是吉兰-巴雷综合征?

吉兰-巴雷综合征是急性起病、以周围神经及脑神经损害伴随脑脊液中蛋白和细胞分离为特征的一种综合征。

139. 什么是脊髓灰质炎后综合征?

脊髓灰质炎后综合征是一种影响脊髓灰质前角运动神经元的疾病,主要表现为下运动神经元功能障碍。该病好发于 5 岁以下的小儿,主要为神经病毒侵犯脊髓灰质前角的运动细胞,引起其支配的肌肉发生迟缓性麻痹。

140. "坐位"行开颅手术的风险是什么？

"坐位"可引起循环不稳定、巨舌症、四肢麻痹、脑积气、静脉空气栓塞以及反常性空气栓塞。

141. 坐位手术时，如何监测平均动脉压？

坐位时，平均动脉压应以头部水平进行校正和测量。

142. 颅后窝手术术后，出现巨舌症的原因是什么？

颅后窝手术时，为更好显露脑后部结构，需长时间保持患者颈部屈曲位。口腔内组织由于外来物（一般为经口通气道）的压迫，可出现结构损伤，加上长时间压迫后产生缺血后再灌注，亦可引起水肿，从而出现巨舌症。

143. 为避免脑积气，麻醉医生应如何安全使用 N_2O？

颅内手术时，为避免脑积气，应在颅内腔室与外界隔绝后停用 N_2O。

144. 神经外科手术中，何种体位容易出现空气栓塞？

神经外科手术中，坐位容易导致空气栓塞，原因为患者头部位置明显高于右心房水平，气体容易进入循环系统，从而导致空气栓塞。

145. 神经外科中，哪些手术容易发生静脉空气栓塞？

神经外科手术中，坐位颅后窝手术、上颈椎手术及幕上手术等容易发生静脉空气栓塞。

146. 神经外科中，严重的静脉空气栓塞主要来源于哪些部位？

神经外科手术中，严重的静脉空气栓塞主要来源于脑的大静脉窦，尤其是横窦、人字缝窦和矢状窦后部。

147. 理想监测静脉空气栓塞的设备应具备哪些特点？

监测静脉空气栓塞的设备应具备：① 灵敏度高；② 特异性强；③ 反应迅速；④ 可定量测定静脉空气栓塞；⑤ 可监测静脉空气栓塞的恢复过程。

148. 临床上,静脉空气栓塞的常规监测方法是什么?

静脉空气栓塞的常规监测方法为:心前区多普勒和呼气末二氧化碳监测联合使用。

149. 神经外科开颅手术,术中突发急性空气栓塞,麻醉科医生应如何应对?

神经外科手术,若术中突发急性空气栓塞,麻醉科医生应立即告知外科医生,嘱其采取掩盖或包裹手术野的方法阻止更多的空气进入循环系统;同时按压颈静脉,头低位;采用右心导管抽吸血管内的空气;若使用氧化亚氮,则停用,将吸入氧浓度调整为 100%;适当使用缩血管药物和正性肌力药物;必要时行胸部按压以维持有效循环。

150. 什么是反常性空气栓塞?

反常性空气栓塞是指静脉系统或右心的栓子通过右向左的分流通道,从右心系统进入左心系统,从而引起相应部位的体循环栓塞。

151. 发生反常性空气栓塞的必要条件是什么?

反常性空气栓塞的必要条件是右心压力显著升高,且存在右向左的分流通道(如卵圆孔未闭、房间隔缺损、室间隔缺损)。

152. 神经外科开颅手术中,应如何避免静脉充血引起的颅内压升高?

神经外科开颅手术中,应避免俯卧位时下腹部的软垫支撑不足或呼气末正压过高,避免颈部的过度扭转或屈曲引起的静脉回流受阻,从而避免颅内压升高。

153. 大脑哪一部位受损容易导致中枢性尿崩症?

下丘脑或传导束、神经垂体受损后,容易导致中枢性尿崩症。

154. 中枢性尿崩症的机制是什么?

中枢性尿崩是由于下丘脑、神经垂体受损后,抗利尿激素分泌减少或缺乏,引起肾小管重吸收水功能障碍,从而出现多尿,渐进性脱水及高钠血症。

155. 尿崩症的诊断标准是什么?

尿崩症的诊断标准为:① 尿量 >4 L/d;② 高钠血症;③ 尿比重 <1.002;

④ 血浆渗透压＞300 mOsm/L；⑤ 尿渗透压＜150 mOsm/L。

156. 中枢性尿崩症的治疗原则是什么？

中枢性尿崩症的治疗原则为恢复血钠水平，维持血管内容量及电解质正常，维持出入量平衡以防止液体超负荷。

（何婉莹　李凤仙）

参考文献

［1］ 邓小明，等. 现代麻醉学. 北京：人民卫生出版社，2020.

［2］ Gropper，等. 米勒麻醉学. 北京：北京大学医学出版社，2021.

［3］ 韩如泉，等. 神经外科麻醉学. 北京：人民卫生出版社，2018.

［4］ Slupe AM，Kirsch JR. Effects of anesthesia on cerebral blood flow，metabolism，and neuroprotection. J Cereb Blood Flow Metab. 2018 Dec;38(12)：2192 - 2208.
doi：10. 1177/0271678X18789273. Epub 2018 Jul 16. PMID：30009645；PMCID：PMC6282215.

［5］ Donnelly J，Budohoski KP，Smielewski P，et al. Regulation of the cerebral circulation：bedside assessment and clinical implications. Crit Care. 2016 May 5;20(1)：129.
doi：10. 1186/s13054 - 016 - 1293 - 6. PMID：27145751；PMCID：PMC4857376.

［6］ Powers WJ，Rabinstein AA，Ackerson T，et al. Guidelines for the Early Management of Patients With Acute Ischemic Stroke：2019 Update to the 2018 Guidelines for the Early Management of Acute Ischemic Stroke：A Guideline for Healthcare Professionals From the American Heart Association/American Stroke Association. Stroke. 2019 Dec；50(12)：e344 - e418.
doi：10. 1161/STR. 0000000000000211. Epub 2019 Oct 30. Erratum in：Stroke. 2019 Dec;50(12)：e440 - e441. PMID：31662037.

［7］ Aries MJ，Elting JW，De Keyser J，et al. Cerebral autoregulation in stroke：a review of transcranial Doppler studies. Stroke. 2010 Nov;41(11)：2697 - 704.
doi：10. 1161/STROKEAHA. 110. 594168. Epub 2010 Oct 7. PMID：20930158.

［8］ Sharma D. Perioperative Management of Aneurysmal Subarachnoid Hemorrhage. Anesthesiology. 2020 Dec 1;133(6)：1283 - 1305.
doi：10. 1097/ALN. 0000000000003558. Erratum in：Anesthesiology. 2021 Apr 1；134(4)：672. PMID：32986813.

第三章

神经外科麻醉的一般性问题

1. 成人脑代谢的特点是什么?

① 高血流量灌注;② 高代谢;成人脑的质量只占人体质量的 2%,但由于代谢旺盛,其耗氧量占基础耗氧量的 20%,占基础耗糖量的 25%;③ 氧和能量储备不足。

2. 脑血流量是怎么分布的?

静息状态下,脑血流约占心排血量的 15%,在脑的不同部位,脑血流分布并不均匀,变化范围在 $10\sim300$ mL/(100 g·min)之间。灰质和白质的脑血流平均值分别为 80 mL/(100 g·min)和 25 mL/(100 g·min)。

3. 脑血流的调节方式包括哪些?

① 流量-代谢耦联;② 脑血管自动调节;③ $PaCO_2$ 和 PaO_2 的影响;④ 其他因素:血细胞比容、神经源性因素及体温变化等。

4. 什么是脑血流量的流量-代谢耦联?

脑血流量和脑代谢在大脑并非均匀分布,而与大脑各部分的活动状态有关,脑血流总是被调节流向有代谢需求的大脑区域,脑代谢与脑血流平行同步变化,称为流量-代谢耦联。

5. 影响脑的流量-代谢耦联的因素有哪些?

应激、觉醒、伤害性刺激及发热能提高脑代谢率及脑血流;安眠药、低温则相反。

6. 什么是脑血流自动调节？

脑血流自动调节指全身动脉血压发生变化造成脑灌注压在较大范围波动时，脑通过调节小血管的口径使脑血管阻力发生相应变化，从而使脑血流量维持恒定的一个复杂的多因素过程。当动脉血压升高或降低超过脑血流的自动调节范围，将无法维持脑血流量的稳定，造成脑的二次损伤。

7. 脑灌注压是什么，其高低受什么因素影响？

脑灌注压是指平均动脉压与颅内压的差值。影响平均动脉压和颅内压的因素均会影响脑灌注压。其中影响颅内压的因素包括动脉血二氧化碳分压、动脉血氧分压、平均动脉压、体温及中心动脉压等；影响平均动脉压的因素包括每搏血输出量、心率、外周血管阻力、大动脉弹性及循环血量与血管容量系统的比例。

8. 脑灌注压、平均动脉压、颅内压与脑血流之间有什么关系？

$$脑灌注压（CPP）＝平均动脉压（MAP）－颅内压（ICP）$$
$$脑血流＝脑灌注压/脑血管阻力$$

当颅内压变化时，脑血管阻力相应调整，以保持稳定的脑血流量（CBF）。CPP过低会发生脑缺血；过高则可能破坏血脑屏障引起脑水肿。慢性高血压和交感神经张力较高的患者，脑血流自动调节的阈值下限比血压正常者高，因此在其血压高于正常血压下限时，仍可能发生脑缺血。

9. $PaCO_2$ 对正常脑组织的脑血流及颅内压有什么影响？

在生理范围内（35～45 mmHg）脑血流量，（CBF）与 $PaCO_2$ 呈近似线性关系，$PaCO_2$ 每变化 1 mmHg，CBF 约变化基础值的 3%；当 $PaCO_2$＞20 mmHg 时，脑组织不会出现缺血性损害；而 $PaCO_2$＜20 mmHg 时，会出现脑电图和感觉的异常。因此，对脑组织正常的患者，若术前 $PaCO_2$ 正常，应避免 $PaCO_2$ 快速降低至 22～25 mmHg 以下。过度通气的靶目标是使 $PaCO_2$ 在 30～35 mmHg 间波动。

10. $PaCO_2$ 对受损脑组织的脑血流及颅内压有什么影响？

当存在颅脑损伤时，基础脑血流往往已经明显减少，此时如过度通气，受损的脑组织极易发生脑缺血而导致进一步损伤。

11. PaO$_2$ 对脑血流有什么影响？

PaO$_2$ 对脑血流量几乎无影响，但当 PaO$_2$＜50 mmHg 时，脑血流量开始大幅增加。

12. 血细胞比容如何影响脑血流量？

血细胞比容会改变血液黏度而影响脑血流，贫血时脑血流量增加。

13. 体温对脑血流量有什么影响？

低温时能降低神经元代谢，从而减少脑血流，高温时相反。

14. 神经外科手术中使用过度通气有何益处？

① 防止脑疝形成或脑疝进展期；② 降低脑撑开器对脑组织的压力；③ 利于外科手术的顺利进行。

15. 过度通气使脑血流量减少的时限多长？

低碳酸血症对脑血流量的影响并不是持续的。在过度通气的初期，脑脊液的 pH 和脑组织细胞外液的 pH 均升高，同时脑血流急剧下降。但由于碳酸酐酶功能发生改变，脑脊液和脑组织细胞外液中的碳酸盐浓度下降，8～12 小时后，脑脊液和脑组织细胞外液的 pH 恢复正常，同时脑血流量也恢复正常。因此短时间使用过度通气可起到降低颅内压的作用，而长时间使用过度通气则没有积极意义。

16. 吸入麻醉药对脑血流有什么影响？

一方面吸入麻醉药会引起剂量依赖性的脑血管扩张，但脑代谢率并不随着脑血管的扩张而同比增加，即流量-代谢失耦联。另一方面，吸入麻醉药还可以通过降低脑代谢率而收缩脑血管，削弱直接扩张作用。因此，当吸入麻醉药的浓度较低时，脑血流保持不变或略有增加；当吸入浓度较高时，脑血管扩张占优势，表现为脑血流增加。

17. 不同吸入麻醉药对脑血流影响大小的顺序是什么？

氟烷＞恩氟烷＞地氟烷＞异氟烷＞七氟烷。

18. 静脉麻醉药对脑血流有什么影响？

除氯胺酮外的静脉麻醉药均能收缩脑血管、降低脑代谢；而氯胺酮则增加脑血流和脑代谢率。脑血流对二氧化碳的反应性在各种麻醉药作用下均可保留，而脑血管的自动调节机制仅在使用丙泊酚时可以保留。

19. 神经外科手术中，哪些情况适合使用全凭静脉麻醉？

① 存在嗜睡、呕吐、视盘水肿、巨大肿瘤、基底池压缩的患者；② 头部 外伤且 CT 检查显示脑室出现大面积脑损伤或基底池和脑沟回消失的患者；③ 当颅内压持续增高或手术野张力持续过高时。

20. 神经外科麻醉中理想静脉麻醉药应该具有哪些特性？

① 苏醒快速，以利于早期神经功能评估；② 血药浓度的可控性好；③ 对其他系统影响轻微；④ 有镇痛作用；⑤ 不诱发癫痫；⑥ 能改善脑血流动力学：保持脑血管自主调节功能和对 CO_2 的反应性的完整，降低脑代谢的同时，脑血流同比降低，不升高颅内压，甚至降低颅内压。

21. 苯二氮䓬类药物对脑血流有什么影响？

苯二氮䓬类药物可轻度降低脑血流、脑代谢和颅内压；保持脑血管对 CO_2 的反应性；预防和控制癫痫发作。苯二氮䓬类有平台效应，即用量增加时上述脑血管作用不再增强。

22. 去极化肌松药对脑血流有什么影响？

在浅麻醉状态下，琥珀胆碱可以一过性升高颅内压。脑顺应性差，琥珀胆碱升高颅内压幅度更大、持续时间更长。加深麻醉或预先使用非去极化肌松药可以预防颅内压的升高。

23. 非去极化肌松药对脑血流有什么影响？

此类药物通过释放组胺对脑血管产生影响。组胺可引起血压降低，导致脑灌注压降低，同时颅内压升高（脑血管扩张）；但目前使用的非去极化肌松药释放组胺很少，对脑血流没有明显影响。

24. 阿片类药物对脑血流有什么影响?

在血 CO_2 正常时,大剂量阿片类药物会降低脑血流和脑代谢,但在使用常规剂量时,这种作用不明显。阿片类药物不影响脑血管自动调节功能和对 CO_2 的反应性。

25. α_2 肾上腺素受体激动剂(右美托咪啶)对脑血流有什么影响?

右美托咪啶降低脑血流,但不影响脑氧代谢,也不会造成脑缺氧。

26. 神经外科的患者长期服用抗惊厥药,对麻醉有影响吗?

长期服用抗惊厥药在神经外科患者中常见,而这类药物会使患者对非去极化肌松药产生耐受,使其在麻醉时需要的非去极化肌松药剂量增加。

27. 神经外科患者常用的抗惊厥药有哪些?

常用的抗惊厥药物包括苯妥英钠、卡马西平、丙戊酸和乙琥胺。

28. 抗惊厥药为什么会增加非去极化肌松药的用量?

① 抗惊厥药是肝酶诱导剂,使肌松药的代谢和消除加快;② 苯妥英钠 有轻微的神经肌肉阻滞作用,使乙酰胆碱受体上调;③ 影响肌松药的蛋白结合率;④ 作用于突触前的乙酰胆碱受体。

29. 什么是颅内压?

颅内压(ICP)指颅内空间的压力,反映了颅内容物体积的变化及其适应能力之间的动态关系。

30. 颅内压正常值是多少?

成人正常的颅内压是 $8\sim18\ cmH_2O$,儿童为 $4\sim10\ cmH_2O$。

31. 颅内容物都包括什么?

颅内容物包括脑实质(80%)、脑血容量(10%)及脑脊液(10%)三个部分。

32. 颅内压是如何调节的?

在一个不可扩张的颅腔内,脑血流、脑脊液及脑实质三者必须处于动态平衡,当其中之一的体积增加或颅内有占位性病变时,最初可通过增加静脉回流或减少脑血流,以及转移或减少颅内脑脊液来代偿。但这种代偿有限,当占位进一步加大,或脑水肿、颅内血肿逐渐增大时,将导致颅内压迅速升高。

33. 腹内压和胸内压是怎么影响颅内压的?

在生理情况下,腹内压和胸内压突然短暂的升高可导致颅内压相应的升高,但并不影响脑代谢和脑功能。但在病理条件下,颅内顺应性降低,同样的腹内压和胸内压升高,会使颅内压升高的时间延长,从而影响脑代谢和脑功能。

34. 颅内压升高的机制是什么?

① 脑水肿导致脑实质中液体量增加。② 颅内血容量增加。③ 脑脊液吸收障碍和分泌过多导致脑积水。④ 颅内占位性病变(肿瘤、脓肿)。

35. 导致颅内静脉回流减少的原因有哪些?

① 颈内外静脉机械阻塞;② 头低位;③ 通气阻塞;④ 呼气末正压过高;⑤ 颈托过紧。

36. 引起脑血流增加的因素有哪些?

① 颅内压过高或过低时,丧失脑血管自动调节功能;② $PaCO_2$ 过高;③ 缺氧;④ 酸中毒;⑤ 代谢水平增高;⑥ 丘脑下部或脑干部位手术刺激血管运动中枢。

37. 常见的脑水肿有哪几种?

血管源性脑水肿、细胞毒性脑水肿、间质性脑水肿、混合型脑水肿。

38. 引起脑积水的原因有哪些?

交通性脑积水、梗阻性脑积水、脑脊液生成过多(脑膜炎、脉络丛肿瘤)。

39. 脑血流量是指什么?

脑血流量:指单位时间内血液通过脑血管某横截面积的流量,即血流线性速度与血管横截面积的乘积。

40. 脑血容量是什么?

脑血容量:脑血管床(包括脑动脉、微动脉、毛细血管、脑静脉和静脉窦)中所含血液的总量。

41. 颅内压升高有什么临床表现?

① 头痛:最常见的症状;② 恶心和喷射性呕吐;③ 视盘水肿和视力障碍;④ Cushing 溃疡;⑤ 神经功能缺陷;⑥ Cushing 三联征:脑疝的先兆;⑦ 脑疝:严重颅内高压的晚期。

42. 何谓 Cushing 溃疡?

又称库欣溃疡,是指在颅脑损伤、脑病变或颅内手术后发生的应激性溃疡,溃疡可见于食管、胃与十二指肠。

43. 何谓 Cushing 三联征?

血压升高、心动过缓和呼吸深慢合称为 Cushing 三联征。

44. 何谓 Cushing 反射?

颅内压急剧增高时,患者出现血压升高(全身血管加压反应)、心跳和脉搏缓慢、呼吸节律紊乱及体温升高等各项生命体征变化,称为库欣反射,这种变化在慢性颅内压升高时不明显。

45. 什么是小脑幕切迹疝?

又叫颞叶沟回疝,为单侧或双侧颞叶及间脑经小脑幕切迹向下移位。

46. 小脑幕切迹疝有什么表现?

单侧幕上占位病变时,颞叶沟回下移压迫位于大脑脚的动眼神经核和皮质脊髓束,临床表现为同侧动眼神经麻痹(眼睑下垂、瞳孔散大、对光反射迟钝或消失),对侧肢体偏瘫,不同程度的意识障碍。当双侧瞳孔散大,对光反射消失时,预示脑干受压。

47. 什么是枕骨大孔疝?

又叫小脑扁桃体疝,为脑干和小脑受压经枕骨大孔疝出。

48. 枕骨大孔疝有什么表现？

后颈部及枕部疼痛,颈项强直,强迫性头位,意识障碍,双侧瞳孔散大,对光反射消失,呼吸或循环骤停。

49. 颅内压急剧升高时 CT 检查会有什么变化？

① 皮层沟消失,无法区分灰质和白质(脑水肿的细微特征);② 脑室或基底池受压或完全闭塞;③ 颅内容物移位(单侧病变致中线移位,脑疝的特征);④ 脑积水(脑室增大伴脑室周围出现"造影池",颞角粗大,提示脑脊液梗阻)。颅内压慢性升高没有明显改变。

50. 神经外科手术麻醉中如何降低颅内压？

降低颅内压的目标就是减少颅内容物。此处将脑实质进一步分为细胞和液体。

(1) 细胞部分:开颅手术切除占位或去骨瓣减压。

(2) 液体(细胞内液和细胞外液):使用甘露醇及利尿剂等药物减少脑水含量。

(3) 脑脊液:脑室切开引流。

(4) 脑血容量:① 减少静脉充血,包括头高位、去除阻碍静脉回流的因素;② 减少动脉血流,包括镇静、肌松、低温、纠正缺氧。

其他措施包括维持合理的颅内灌注压。

51. 紧急情况下该如何降低颅内压？

(1) 通过适当的使用过度通气减少脑血流量和脑血容量,以快速降低颅内压。

(2) 对于有颅内压升高倾向的患者,避免应用导致血管扩张的措施。

(3) 术前用药避免增加 $PaCO_2$。

(4) 避免使用吸入麻醉药,尤其是氧化亚氮。

52. 降低颅内压的目标是什么？

颅内压维持在 20 mmHg 以内,维持适宜的平均动脉压使脑灌注压达到 60 mmHg 以上,保证脑的正常功能活动,避免一切加重颅内高压的不利因素。

53. 什么是颅内压力-容量关系图？

低脑容量时表现为平台期,颅内压变化不大或无变化,这表明颅内不是一个完全封闭的空间,存在一定程度的代偿。代偿主要是由于颅内的脑脊液向脊髓内的脑脊液空间转移以及静脉血液向颅外静脉转移。当代偿最终耗竭时,颅内容量轻度增加即可导致颅内压显著升高。

54. 神经外科手术麻醉过程中血压应该维持在什么水平?

应将麻醉期间的血压尽量维持在患者清醒状态时的平均血压水平的±10%波动范围内。

55. 颅脑损伤的患者,脑灌注压需要高于正常是为什么?

在急性中枢神经系统损伤后和大多数颅脑手术中,脑灌注压应该维持正常,甚至高于正常水平。原因有:① 脑损伤和蛛网膜下腔出血后,某些脑区的脑血流量非常低;② 整个脑组织对血压下降的自主调节功能可能受损;③ 动脉血压的维持与使用撑开器时的脑组织受压有关,局部组织受压将降低其有效灌注压。

56. 神经外科手术中何种情况需要使用甘露醇?

甘露醇常用于治疗严重的脑水肿或颅内高压,促进术野的显露,其降低脑容量的效果确切而快速。

57. 甘露醇是怎样影响颅内压的?

甘露醇对颅内压的作用是双相的。输入后颅内压先短暂的升高,继而脑组织间隙及细胞内的水进入血管床,引起颅内压下降。

58. 甘露醇的常用剂量是多少?

每千克体重 0.25~1.0 g。

59. 神经外科手术中什么情况下需要使用高渗盐水?

① 颅高压危象;② 恶性颅高压;③ 肾功能不全的患者;④ 儿童患者。

60. 高渗盐水对颅内压有何影响?

高渗盐水减少脑水含量和降低颅内压的短期效果好,但其长期(24~48 小时)的治疗效果不明确。输入大量的高渗盐水可能引起高钠血症。血钠浓度快速升高超过 170 mmol/L 会发生意识水平下降或惊厥。

61. 甘露醇和高渗盐水在降低颅内压的使用上有什么区别？

甘露醇只能对正常脑组织水分有脱水作用，当血-脑积液屏障被破坏时，甘露醇可从破裂血管进入脑组织挫伤病灶区，造成病灶区脑水肿加重。此外，甘露醇还可引起利尿相关性低血压、急性肾功能衰竭、电解质紊乱、ICP 反跳以及早期出血增加等并发症。

高渗盐水通过直接提高细胞外液钠离子浓度、增加血浆渗透压而导致机体脱水，从而降低 ICP，对内环境平衡的影响小，不会导致利尿性低血压。高渗盐水有利于钠钾泵功能正常，也可以升高 CPP 和增加脑组织氧合。

62. 降低颅内压时可以联合使用哪些利尿剂？联合使用利尿剂有哪些优点？

袢利尿剂（呋塞米）与渗透性利尿剂（甘露醇）联合使用。甘露醇能形成渗透压梯度，使脑实质脱水，而呋塞米则通过加速血管内水的排出而维持该梯度，如此则其脱水效果会优于单独使用一种利尿剂的效果。

63. 神经外科手术常用的体位有哪些？

仰卧位、侧卧位、半侧卧位、侧俯卧位、俯卧位、坐位。

64. 神经外科手术的常用体位分别适用于哪些手术？

① 仰卧位：适用于单、双侧额部开颅或单侧额颞开颅手术，是对循环影响 最小的手术体位。② 侧卧位：适用于颞、顶、枕、后颅窝开颅手术和脊髓手术。③ 半侧卧位：又称 Janetta 体位，适用于经乳突后径路做第 V 脑神经的微血管减压术。④ 侧俯卧位：适用于远外侧入路脑、桥小脑角、侧脑室后部病变的手术。⑤ 俯卧位：适用于各段脊髓手术、枕部手术及颅后窝切口的手术。⑥ 坐位：适用于后颅窝的手术，比如小脑幕下入路的手术。

65. 俯卧位常见的并发症有哪些？

（1）视网膜缺血或失明。原因：① 眼球受压导致视网膜中央血管血流受阻；② 缺血性视神经病变。

（2）下腔静脉受压。下腔静脉受压使血液进入硬膜外血管丛，可导致椎板切除术的出血量增加。

（3）舌损伤。原因：在颈部和颅后窝手术时，需要颈部极度屈曲，这会缩短下咽部的前后径，当存在异物时（如气管导管、食管听诊器、经口通气道）可能导致舌根（包括软腭以及咽后壁）缺血，拔除气管导管后，缺血组织再灌注后的水肿会导致"巨舌"，从而引起气道梗阻。

66. 俯卧位手术时有哪些常见的并发症及其预防措施？

（1）视网膜缺血或失明：每隔一段时间（如每15分钟）以及改变头和（或）颈部位置后都应确保眼睛未受压迫。

（2）下腔静脉受压：可以使用特制的支架或者将大的软垫垫在身下。

（3）舌损伤：① 避免使用口咽部不必要的设备；② 放置牙垫。

67. 采取坐位时应该注意哪些事项？

① 合适的坐姿应该是斜躺姿势，要尽可能的抬高腿以促进静脉回流。② 如果测量动脉血压，压力换能器的基点应以外耳道的水平为准；③ 如果使用袖带测压，则需要对手臂和手术野之间的流体静压差进行校正。

68. 采取坐位有什么危险？

① 循环系统不稳定；② 巨舌症；③ 四肢麻痹；④ 颅内积气；⑤ 静脉空气栓塞；⑥ 反常性空气栓塞。

69. 坐位是如何影响心血管系统的？

一方面，坐位时双下肢下垂，会使回心血量减少，从而使心排血量减少，引起血压降低；另一方面，外周血管阻力代偿性增加。对于正常人，变化相对轻微，但对于有高血压或其他疾病的患者来说会更加明显。

70. 如何预防坐位对循环系统的不良影响？

① 预先扩容；② 下肢使用弹力绷带对抗重力；③ 缓慢及分阶段升高手术台；④ 使用升压药。

71. 坐位时应该维持多少水平的平均动脉压？

健康人脑灌注压的低限为60 mmHg，对于老年患者、高血压或脑血管病、颈椎退行性变或者颈椎管狭窄的患者以及在撑开器强力或持续压迫脑和脊髓时，脑灌注压的低限值应提高以满足脑的血供。

72. 平卧位时调节动脉压的零点应以什么为参照？

以心脏水平或右心房水平，即第 4 肋间与腋中线的交点。

73. 坐位时调节动脉压的零点应以什么为参照？

如果测量动脉血压，压力换能器的基点应以外耳道的水平为准；如果使用袖带测压，则需要对手臂和手术野之间的流体静压差进行校正。

74. 坐位时巨舌症的形成原因是什么？

坐位时的巨舌症与俯卧位时舌损伤水肿原理一样，都是颈部极度屈曲，缩短下咽部的前后径，当存在异物时（如气管导管、食管听诊器、经口通气道）可能导致舌根（包括软腭以及咽后壁）缺血，拔除气管导管后，缺血组织再灌注后的水肿会导致"巨舌"，从而引起气道梗阻。

75. 坐位时如何预防巨舌症？

避免使用不必要的口咽部设备及使用牙垫。

76. 坐位时四肢麻痹的原因是什么？

坐位可能会引起罕见的术后截瘫，这可能与坐位时颈部屈曲导致颈部脊髓受牵拉或受压有关。对于合并颈部退行变及脑血管疾病的患者，四肢麻痹发生的可能性更大。

77. 什么是颅内积气？颅内积气好发的手术类型是什么？

颅内积气主要见于颅脑外伤以及颅脑手术之后，可见空气从骨折线及脑膜裂隙进入颅内，或是在手术时空气进入颅内，病灶尤其是大肿瘤摘除后残腔处理不当等原因导致气体积聚在蛛网膜下腔以及脑室系统内。颅内积气好发于颅后窝开颅术采取头高位的患者。

78. 为什么使用 N_2O 麻醉容易导致颅内积气？

N_2O 易进入密闭的空腔，并使空腔容积扩大。术中颅内呈完全密闭的气室，这种情况下（不常发生）使用 N_2O 的后果与广泛性脑组织损伤相似，导致颅内压增高。

79. 手术中何时停用 N_2O 可以预防颅内积气?

在头高位经颅后窝手术中,在手术缝合、颅内腔室完全与外界隔绝后,应停用 N_2O,因为 N_2O 可导致张力性颅内积气。值得注意的是,在硬脑膜未关闭前使用 N_2O 对患者有利,因为气室中的 N_2O 可使气体室的收缩更快(因为 N_2O 比 N_2 弥散得更快)。

80. 颅内积气导致组织损伤的原理是什么?

采取头高位时,患者由于低碳酸血症、静脉回流良好、渗透性利尿剂的使用和手术野脑脊液的丢失等综合性因素使颅内容积减少,空气进入颅内。关颅后,患者体位变为接近仰卧位,脑脊液、静脉血和细胞外液重新聚集于颅内,颅内空气压缩会引起组织广泛损伤。

81. 颅内积气的表现和不良影响有什么?

轻微颅内积气没有明显的临床症状,如果出现积气增多,患者表现为头痛,恶心,呕吐等高颅压症状,大量积气时脑组织受压会出现神经功能缺损症状,严重时患者有脑疝风险。

82. 自发性颅内积气常见于哪些患者?

硬膜缺损患者和鼻窦与颅内空间相通的患者,在术后有可能发生自发性颅内积气。

83. 静脉空气栓塞好发的手术类型是什么?

静脉空气栓塞主要好发于坐位的颅后窝和上颈椎手术中,也可发生于幕上手术。儿童颅骨连接处的手术,头颅固定点也可能是进气点。

84. 静脉空气栓塞的来源有哪些?

严重的静脉空气栓塞主要来源于脑的大静脉窦,尤其是横窦、人字缝窦和矢状窦后部。这些部位与硬膜附着,可能不会塌陷。空气也可以通过静脉断裂处,尤其是枕骨下肌肉组织、颅骨板和颈部硬膜外的静脉处进入。在脑室或硬膜下腔内压力的驱动下,空气偶尔可通过脑脊液的正常外流途径而进入静脉系统。

85. 静脉空气栓塞的监测设备应具备哪些条件?

静脉空气栓塞的监测设备应具备以下条件：灵敏度高；特异性强；反应迅速；可定量监测静脉空气栓塞；可监测静脉空气栓塞的恢复过程。

86. 静脉空气栓塞的检测技术有哪些?

包括经食道超声心动图，心前区多普勒，呼气末 CO_2 监测，呼气末氮气监测等。

87. 心前区多普勒监测静脉空气栓塞时探头放置的位置是什么?

将心前区多普勒探头放置在胸骨左侧或右侧的第二与第三或第三与第四肋间处，监测到气体栓塞的概率极高。当心音明显时，不再需要特殊的手法来判断探头的位置。

88. 使用经食道超声监测静脉空气栓塞的优缺点?

经食道超声监测静脉空气栓塞比心前区多普勒更加敏感，并可确定空气有无右向左分流。然而经食道超声在长时间手术(尤其是颈部屈曲度较大的手术)中的安全性尚待证实。

89. 哪些患者需要放置右心导管?

所有采取坐位施行颅后窝手术的患者均应放置右心导管。非坐位手术放置右心导管的指征较宽松。手术是否有发生静脉空气栓塞的危险性以及患者的生理状况是决定放置右心导管与否的重要因素。

90. 右心导管的入路有哪些?

虽然有些外科医生不要求通过颈内静脉置管，但是如果操作熟练，经颈内静脉置管也是可以接受的。如果结构变异导致置管困难或者血肿形成的风险增加，则建议采用其他静脉途径置管，比如选择股静脉置管。

91. 右心导管的放置位置是什么?

多腔导管的尖端置于上腔静脉和右心房连接处的下方 2 cm 处，单腔导管的尖端置于上腔静脉和右心房连接处的上方 3 cm 处。这种置管位置定位上的微小差别有利于空气栓塞量小且心脏射血功能良好的患者的理想恢复。但在大量空气栓塞且心功能衰竭的情况下,导管前端位于心房内的任何部位都足以起到引流作用。

92. 确定右心导管位置的方法有哪些?

确定右心导管位置的方法包括 X 线摄片及血管内心电图。

93. 血管内心电图技术确定右心导管位置的原理是什么?

处于右心房中部的电极最初能"探测"到朝向电极的逐渐增大的 P 波向量(正向波);当心房去极化波形过后,心电向量背离电极,则电极能"探测"到逐渐增大的负向波。双向 P 波是电极位于心房内的特征波形。等量双向 P 波表示导管在右心房的中部。

94. 什么是反常性空气栓塞?

即来自下肢静脉的栓子通过未闭的卵圆孔进入左心房,左心室,造成体循环动脉栓塞。

95. 发生反常性空气栓塞的原理是什么?

当右心房压逐渐升高伴随连续性的右向左分流(如肺动脉高压,慢性阻塞性肺疾病,肺栓塞),或正性通气压释放后(如咳嗽,潜水等)短暂的右心房压力升高伴随的右向左分流,以及心房间周期性压力差伴随短暂的右向左分流时,均可导致反常性空气栓塞。

96. 如何预防反常性空气栓塞的发生?

一些临床研究者观察了右心房到左心房的压力梯度的影响因素:呼气末正压增加右心房与肺毛细血管楔压之差,而大量输液(每人 2 800 mL 与对照组 1 220 mL 比较)可以降低此压力梯度。因此,施行颅后窝术后时输注更多的液体可以预防空气掺杂作用,但反常性空气栓塞并不能完全避免。

97. 如何处理急性空气栓塞事件?

(1)防止更多空气进入:告知外科医师(掩盖或包裹手术野);颈静脉按压;放低头部

(2)处理血管内空气:抽吸右心导管;停用 N_2O;吸入氧浓度改为 100%;使用

升压药/正性肌力药;胸部按压。

98. 什么是空气的跨肺通路?

空气偶尔可以跨过肺血管床进入人体循环。当大量空气经肺血管"过滤"时,最可能形成跨肺通路。此外,肺血管扩张药,包括挥发性麻醉药,可降低跨肺通道的阈值。

99. 为什么发生静脉栓塞后需停用 N_2O?

N_2O 可弥散进入停留在血管床中的气泡内,因此发生静脉栓塞后,应停用 N_2O 以免加重损害。另一原因是,对于卵圆孔未闭患者,N_2O 可通过卵圆孔进入左心,发生反常性空气栓塞的风险急剧升高。

100. 有创动脉压监测的相对适应证有哪些?

① 内压增高;② 神经组织缺血或早期缺血;③ 循环不稳定:外伤、脊髓损伤(脊髓休克)、坐位,巴比妥类药物引起的昏迷;④ 存在控制性降压的可能性;⑤ 存在控制性高血压的可能性;⑥ 预计/潜在的大量出血风险;⑦ 预计实施不需要肌肉松弛的浅麻醉;⑧ 脑干操作/受压或离断;⑨ 预计设计脑神经的操作(尤其是第 V 对脑神经);⑩ 有利于术后重症监护:高血容量治疗、颅脑损伤、尿崩症;⑪ 心脏意外事件。

101. 血脑屏障的作用是什么?

血脑屏障对于保护脑组织周围稳定的化学环境和防止血液中的有害物质进入脑内有重要的生理意义。例如,脑脊液中 K^+ 浓度较低,即使血浆中 K^+ 浓度加倍,脑脊液中的 K^+ 仍能保持正常水平。由于血脑屏障的存在,血液中的乙酰胆碱,去甲肾上腺素,多巴胺,甘氨酸等物质就不易进入脑,否则血浆中这些物质浓度的改变会明显地扰乱脑内神经元的正常活动。

102. 血脑屏障破坏的病理生理是什么?

当脑部受损、血脑屏障遭到破坏,血浆蛋白渗入脑组织间隙,渗透梯度完全消失,血浆渗透压的变化不会导致局部脑组织水含量的变化。如果损伤较轻,血脑屏障的功能可能变得与外周组织相似,对离子的通透性增加,而对高分子胶体并不通透,因此胶体渗透压的下降会加重局部脑水肿。

103. 血脑屏障受损的患者补充血容量时液体种类的选择有哪些？

目前对此类患者补充血容量应该应用何种液体还没有定论。动物实验发现，胶体液可以缩小脑梗死体积，改善神经功能，作用优于晶体液；高渗溶液（甘露醇或高渗盐水）可使液体从血脑屏障完整的部位移出脑组织，但并不能使损伤部位及临近部位的脑水含量降低。

104. 血脑屏障受损的患者如何进行液体管理？

此类患者应该酌情限制液体入量，但不能入量过少。补液不足可能导致血流动力学不稳定和脑灌注压降低，加重脑损伤，特别是对于伴有血管痉挛、已脱水治疗、低血压、低血容量和低氧血症的患者，所以必须竭力避免。

105. 神经外科手术行液体管理时晶体液的种类及应用有哪些？

晶体液包括葡萄糖溶液和电解质溶液，可以为低渗、高渗或者等渗溶液。术中常用乳酸林格液或生理盐水。若术中需大量输液，应注意输注大量乳酸钠林格液可能导致低渗状态，使脑水含量增加。大量输注生理盐水可导致高氯性酸中毒。

106. 神经外科手术行液体管理时胶体液的种类及应用有哪些？

常用的胶体液包括 6% 羟乙基淀粉、5% 及 25% 白蛋白、右旋糖酐及血浆。胶体液在毛细血管通透性正常时存留在血管内，可提高胶体液渗透压，维持有效血容量。目前普遍认为，胶体液对颅内压的影响较小，更适用于神经外科患者，但大剂量输注仍要警惕对凝血功能的影响。

107. 高渗盐水治疗失血性休克的优势是什么？

应用高渗盐水治疗失血性休克的最大优势在于，输入小量即可快速复苏，改善心排血量，降低外周阻力。

108. 高渗盐水在神经外科手术液体管理中的应用有哪些？

高渗盐水减少脑水含量和降低颅内压的短期效果好。输入大量高渗盐水可能引起高钠血症。血钠浓度快速升高超过 170 mmol/L 时，会发生意识水平下降或惊厥。与传统的甘露醇相比，高渗盐水是否有更明显的优势，尚有争论。

109. 葡萄糖溶液在神经外科手术液体管理中的应用有哪些?

一般认为,除非用于预防或治疗低血糖,神经外科手术中不应输入含糖溶液。

110. 甘露醇在神经外科手术液体管理中的应用有哪些?

甘露醇常用于治疗严重的脑肿胀或颅内高压,促进手术野的暴露,预防因牵拉引起的脑缺血。只有在排除其他导致脑肿胀的因素(如高碳酸血症、扩张脑血管药物、静脉回流受阻)时,才可以使用甘露醇。通常以 0.25～1 g/kg 的剂量快速静脉输入。

111. 输入大量甘露醇导致一过性高钾血症的原理是什么?

输入大量甘露醇(如 2 g/kg)时可能会导致一过性的高钾血症,这可能是由于溶剂牵引作用(即水从细胞内移出,同时携带出钾离子),以及输注部位附近高浓度的甘露醇引起红细胞溶解所致。

112. 神经外科手术围术期液体管理的原则是什么?

① 正常脑组织及血管内水的转移依赖于总的渗透梯度,因此胶体液对脑水含量及颅内压的影响较小,神经外科麻醉常用等张晶体液,慎用低张液;② 在维持正常血容量的前提下,保持适当的高渗状态;③ 避免过分严格限制液体而导致的低血容量,以免出现低血压和脑灌注减少;④ 避免血容量过多,以免引起高血压和脑水肿;⑤ 在少脑水含量的同时,维持血流动力学和脑灌注压稳定。

113. 神经外科手术围术期液体补充包括哪几部分?

围手术期液体的补充包括术前额外缺失量、生理需要量、术中额外缺失量(失血量、第三间隙丢失量、术野蒸发量)及麻醉后血管扩张造成的补偿性扩容量。

114. 神经外科手术围术期如何进行液体补充?

麻醉后血管扩张造成的补偿性扩容目前多主张以胶体液补充,剂量为 5～7 mL/kg。大多数神经外科手术的第三间隙和术野蒸发丢失量可以忽略不计。术中生理需要量和失血量必须给予 100% 补充。是否补充因术前禁食水造成的液体缺失,应视患者具体情况而定:对于不存在脑水肿及颅内高压的患者,应当补充术前禁食水造成的液体缺失量;对于存在脑水肿的患者,可以考虑不补;但对于术前严重脑水肿及颅高压,已经限制入量或已经使用甘露醇数日的患者,不仅要补充这一部分液体，还要补充术前脱水造成的缺失量。

115. 补充血容量时如何选择液体种类？

对于血容量的补充，目前推荐的晶胶比为 $1:1 \sim 2:1$。胶体在血管内扩容效力强，停留时间长，能够改善组织氧合，减少内皮细胞肿胀。晶体液可以维持良好的灌注、增加间质液容量、促进淋巴回流和间质白蛋白转移入血，从而改善循环。对于神经外科患者，重要的不是晶胶比例，而是用于补充血容量的晶体液的总量，因为晶体液用量过大可能会导致脑水含量增加。

116. 血糖水平对脑组织有何影响？

血糖升高会加重脑缺血的观点被广泛接受。但并不是所有神经外科患者都需要非常严格的控制血糖。对正常脑组织而言的正常血糖水平，对脑损伤（脑外伤或蛛网膜下腔出血）的患者而言，将导致脑组织"低血糖"和严重的代谢异常。这可能与创伤导致的高血糖状态有关。

117. 神经外科患者血糖管理的目标是什么？

血糖管理的合理目标是将血糖控制在 <10 mmol/L。最近指南推荐的标准是，对 ICU 中脑外伤患者的血糖水平应控制在 110 mmol/L 以下，但不得低于 5 mmol/L。控制血糖时切记应防止低血糖的发生。

118. 深低温在围术期脑保护的应用是什么？

深低温的脑保护作用已众所周知。通常患者可以耐受核心温度低于 $20℃$，循环停止 <30 分钟，深低温不仅能够降低脑代谢，还能够降低维持细胞形态所需的能量。在有脑缺血风险的患者中使用深低温有很多禁忌证，如凝血异常等。尽管如此，这项技术仍然是目前需要停循环的外科手术中保护脑和其他器官的一种常用方法。

119. 浅低温在神经外科手术中的应用是什么？

浅低温（$33 \sim 35℃$）不仅能够降低脑代谢，而且能够调控机体对脑缺血发生的免疫反应和炎性反应，从而减轻再灌注损伤。与深低温相比，其优势是在手术室较易实施，不易引起明显的心肌抑制或心律失常，可快速复温。但有些临床研究表明，在脑动脉瘤手术中或脑外伤手术中实施控制性浅低温并不能改善神经功能预后。因此,低温不常规应用于神经外科手术患者。

120. 体温升高对脑损伤有何作用?

体温升高可加重缺血损伤的程度。即使体温仅增加1℃,也能显著加剧脑损伤的程度,扩大脑梗死的范围。因此,当脑缺血或有缺血性脑损伤的可能时,如缺血性脑卒中、蛛网膜下腔出血、心搏骤停和脑外伤等,应避免患者体温升高。

121. 身体哪个部位最能够反映大脑的温度?

观察发现,食管、骨膜、肺动脉、颈静脉球的温度与大脑深部的温度很接近,而膀胱温度不能反映大脑温度。切开脑膜后,大脑皮质的温度明显低于脑组织深部的温度和中枢温度。

122. 何谓"平稳麻醉苏醒"?

"平稳麻醉苏醒"即苏醒期避免出现咳嗽、屏气和高血压。

123. 为什么神经外科手术应避免苏醒期高血压?

因为高血压可导致颅内出血和脑水肿的形成。在脑血管自主调节功能低下的情况下,高血压可因使血管充血而导致颅内压增高。

124. 为什么神经外科手术应避免苏醒期咳嗽、屏气?

咳嗽、屏气时,胸膜腔内压突然升高可通过动脉和静脉系统的传递而引起脑动脉和静脉压力一过性升高,可导致水肿形成、出血和颅内压增高。

125. 哪些手术类型应特别避免苏醒期咳嗽? 为什么?

经蝶窦行垂体手术时,外科医师打开蛛网膜后需再关闭蛛网膜,以防止发生脑脊液漏。如果这时出现咳嗽,可因突然大幅度增加的脑脊液压力而使关闭的蛛网膜重新开放,从而导致脑脊液漏。颅内与鼻腔之间通道的形成有导致术后脑膜炎的危险。一些操作可能损伤颅前窝底筛板,使空气通过一个单向阀门进入颅内,导致张力性颅内积气。这种情况仅在拔出气管导管后咳嗽时才可能发生。

126. 如何预防开颅手术最后阶段循环高血压?

预防性和(或)针对性地应用利多卡因和血管活动药物,常用拉贝洛尔和艾司洛尔。其他药物如肼屈嗪、依那普利和地尔硫䓬的效果也很好。术中应用右美托咪定也可以减轻苏醒期的高血压反应。

127. 如何预防神经外科手术苏醒期呛咳和屏气？

在手术结束时，在保证患者自主呼吸的情况下尽可能多的应用麻醉性镇痛药，理论为可待因及其相关化合物具有镇咳效应（麻醉性镇痛药抑制气道反射）。也可以在手术即将结束时停用挥发性麻醉药，保留 N_2O 吸入。如有需要可以推注或以 $12.5\sim25\ \mu g/(kg \cdot min)$ 的速度泵注丙泊酚。

128. 神经外科手术中如何定义麻醉苏醒期？

神经外科手术麻醉苏醒始于头部包扎完毕，而不是始于手术缝合的最后一针。

129. 何时为神经外科手术患者拔管的适宜时机？

在患者意识未完全清醒前拔出气管导管可预防呛咳、屏气及高血压，这种方法在某些情况下是可行的。但应该警惕的是，神经外科手术可导致神经功能受损，从而引起意识恢复延迟，或导致脑神经功能障碍。在这些情况下，应在患者吞咽、咳嗽反射恢复完全、潮气量足够、并可按指令做出反应时才考虑拔管。

130. 神经外科手术中哪些患者应该延迟拔管？

① 插管困难者；② 呼吸道黏膜水肿；③ 头颈转向一侧、颈部过度屈曲或长时间俯卧位；④ 后颅窝、脑干或高颈髓手术；⑤ 其他因素：液体管理不当，呼吸道梗阻，神经源性水肿等导致的肺水肿和低氧血症，以及长时间血流动力学不稳定者。

131. 什么是脑缺血？

脑缺血是指脑组织的血液灌注不足而不能提供足够的氧气和营养物质来维持脑代谢和正常功能活动。

132. 什么是再灌注损伤？

再灌注损伤是指脑组织恢复灌注后发生的损伤。灌注恢复的最初发生高灌注，随后脑血流逐渐下降即发生无再灌注现象。

133. 再灌注损伤的原因是什么？

血栓素所致的血管收缩作用、血小板聚集反应、红细胞变形受损、组织水肿、钙离子水平异常等均会导致脑灌注不足。同时，酸中毒、兴奋性氨基酸和儿茶酚胺的释放、自由基的形成，都会对神经系统造成再灌注损伤。

134. 非药物的脑保护方法有哪些？

① 低温；② 避免高血糖；③ 避免低血压、低氧血症和高碳酸血症；④ 血液稀释；⑤ 使升高的颅内压恢复正常。

135. 血液稀释脑保护的原理是什么？

使血细胞比容维持在 $32\%\sim34\%$，会改善血液的黏滞性，从而改善脑血流，提高红细胞的携氧能力。

136. 麻醉药物的脑保护作用机制是什么？

麻醉药的脑保护作用主要是通过防止兴奋性损伤，从而延迟神经元的坏死，为治疗提供较长的时间窗。如果不可用其他的方法来阻止最终的细胞坏死，则改善预后的可能性不大。

137. 巴比妥类药物的脑保护作用是什么？其作用的原理是什么？

巴比妥类药物（如硫喷妥钠）的脑保护作用已被广泛研究，至少对局灶性脑缺血有短暂的保护作用，但是对全脑缺血是否有效仍有争议。巴比妥类药物能降低谷氨酸活性和细胞内钙离子的浓度，提高 γ 氨基丁酸和 N-甲基-D-天冬氨酸受体拮抗剂的活性。大量的研究表明：巴比妥类药物能减弱脑电活动，直至脑电图降为等电位。

138. 吸入性麻醉药的脑保护作用是什么？

大量动物实验表明：局部脑缺血时，吸入性麻醉药如氟烷、异氟烷、七氟烷、地氟烷有减轻脑损伤的作用，其脑保护效能与巴比妥类相当，且在不同吸入麻醉药间相差不大。研究显示，吸入麻醉药能延迟神经元死亡而非组织死亡。中重度脑损伤时，保护时间不超过 2 周。轻度局部脑缺血时，使用七氟烷可获得长期、持续性的保护。

139. 丙泊酚脑保护作用的原理是什么？

丙泊酚通过作用于γ氨基丁酸受体、清除自由基和减少脂质过氧化作用减轻脑血管损伤。同时可产生脑电图的爆发性抑制，并降低脑氧代谢率。

140. 氯胺酮有何脑保护作用？

氯胺酮是强效的NMDA受体拮抗剂。在局部脑缺血模型中使用氯胺酮却有神经保护的作用。但是由于其在神经精神方面的不良反应，限制了其在脑保护中的临床应用。

141. 依托咪酯脑保护作用机制是什么？

依托咪酯可进行性降低脑代谢使脑电图产生爆发性抑制，减少脑氧代谢率约50％。对血压影响小，且作用时间短。然而与地氟烷相比，在局部脑缺血的患者中应用依托咪酯发生组织性酸中毒、低氧血症的风险增加。一些研究还发现依托咪酯可加重脑损伤，原因在于其降低缺血脑组织中的一氧化氮水平，而一氧化氮是脑缺血时维持脑血流的重要因素。

142. 右美托咪定的脑保护作用机制是什么？

右美托咪定可降低去甲肾上腺素的血浆含量，而过量的儿茶酚胺水平与缺血时的神经损伤程度呈正相关，所以在局部缺血模型中有脑保护作用。右美托咪定还可以减少吸入麻醉药的用量，可以在不明显降低脑氧代谢率的情况下减少脑血流。

143. 为什么脑保护应预防癫痫发作？

癫痫发作时，CBF、CBV、ICP增加，引起脑组织酸中毒，即便机体能维持正常的脑灌注压，也能引起大量的神经坏死。因此，对于有癫痫发作风险的患者应预防，对发作者应快速控制癫痫。

144. 什么是尿崩症？

鞍区手术（如颅咽管瘤、垂体瘤）术后或脑创伤的患者，由于下丘脑、垂体后叶受损后引起抗利尿激素分泌减少或缺乏，引起肾小管重吸收水功能障碍，从而出现多尿，渐进性脱水和高钠血症。

145. 尿崩症的临床表现有什么？

尿崩症的主要临床表现为多尿、烦渴和多饮，24 小时尿量可多达 5～10 L，甚至更多。

146. 尿崩症的诊断标准是什么？

① 尿量＞4 L/d；② 高钠血症；③ 尿比重＜1.002；④ 血浆渗透压＞300 mOsm/L；⑤ 尿渗透压＜150 mOsm/L。

147. 尿崩症的治疗原则是什么？

恢复血钠水平，维持血管内容量及电解质水平正常，注意出入量平衡防止液体超负荷。

148. 对尿崩症患者如何进行液体管理？

患者的输液量应为每小时维持量加相当于前 1 小时尿量的 3/4（或前 1 小时尿量减 50 mL）的液量。液体的选择取决于患者的电解质状态。因丢失的是低渗的游离水，所以应输入 0.45% 氯化钠溶液，并适当补钾。不提倡使用 5% 葡萄糖溶液，因大量输注会导致高血糖。

149. 如何治疗尿崩症？

在进行液体管理的同时，经常测定血清钠、钾、糖的水平。若尿量连续 2 小时＞300 mL/h，应每 6 小时肌内注射或皮下注射一次 5～10 IU 的血管加压素；或每 6 小时静脉注射一次人工合成的 ADH0.5～10 μg。

150. 麻醉中如何预防和治疗脑血管痉挛？

研究显示：容量负荷联合正性肌力支持治疗可以改善脑血管痉挛患者的预后，但这种方法只适合不存在动脉瘤破裂危险的患者。应用钙通道阻滞剂（如尼莫地平），可以改善脑血管痉挛患者的预后。

151. 什么是高血容量/高动力学疗法？

高血容量/高动力学疗法可以预防和治疗脑血管痉挛。这种方法应在血流动力学参数（如中心静脉压，肺动脉导管或经食道超声）的指导下应用，且适用于不存在动脉瘤破裂风险的患者。稀释血液使血细胞比容达到大约 30%，可以通过输入等渗晶体、胶体液或红细胞达到容量负荷。严密监测动脉血气、胸 X 线片和肺功能，一旦发生肺水肿，将抵消增加脑灌注的任何益处。

152. 钙通道阻滞剂相对于高血容量/高动力学疗法的优势是什么？

应用钙离子通道阻滞剂可以改善脑血管痉挛的预后。与高血容量/高动力学疗法相比，其优势是无血流动力学的不良反应，不会引起动脉瘤破裂，在动脉瘤夹闭前即可应用。

153. 什么是三叉神经心脏反射？

三叉神经心脏反射（trigeminocardiac reflex，TCR）是一种常见的脑干反射，是指手术操作涉及第五对脑神经三叉神经时出现心率和血压突然降低超过 20% 的临床现象。

154. 三叉神经心脏反射的病理机制是什么？

TCR 由三叉神经感觉支传递信号，通过半月神经节传导至三叉神经感觉核，继而传导至位于疑核和迷走神经背侧核中的运动神经元，激活心脏副交感神经性迷走神经元，引起负性变时和变力反应，导致心率减慢。

155. 神经外科哪些手术容易诱发三叉神经心脏反射？

三叉神经微血管减压术中，在分离微血管与三叉神经感觉根时，以及三叉神经痛经皮球囊压迫术中，机械刺激半月神经节时容易诱发半月神经节 TCR；在后颅窝手术中（如桥小脑角手术、颅底肿瘤、经蝶窦脑动脉瘤、脑血管介入手术等）牵拉三叉神经、面神经或附近区域操作时容易诱发中枢 TCR。

156. 麻醉药物对三叉神经心脏反射有哪些影响？

吸入麻醉药中，七氟醚、地氟醚对三叉神经反射（TCR）的影响较小，但氟醚可促进术中 TCR 的发生，应尽量避免应用。有研究表明，使用氯胺酮可降低 TCR 的发生率，可能与氯胺酮抑制传入和传出途径中 NMDA 和非 NMDA 受体介导的突触反应有关。同时，使用短效阿片类药物以及右美托咪定可能导致 TCR，引起心动过缓，需谨慎应用。

157. 应如何预防三叉神经心脏反射?

三叉神经心脏反射的预防措施主要包括提前使用抗胆碱药物和局部神经阻滞。术中维持相对较深的麻醉深度也可以减少三叉神经反射(TCR)的发生。但以上方式并不能够完全预防 TCR 的发生。

158. 发生三叉神经心脏反射应如何治疗?

手术操作与三叉神经反射(TCR)的发生存在明显相关性。发生 TCR 时应立即停止手术操作,降低对三叉神经的刺激,一般患者在 5 秒内心率、血压恢复正常,这是目前最有效的方法。若患者心率持续减慢,可使用抗胆碱类药物,如静脉注射阿托品。一旦出现心搏骤停则立即启动心肺复苏。

(吴江丽 黄立宁)

参考文献

[1] 邓小明,姚尚龙,于布为,黄宇光. 现代麻醉学(第四版).北京:人民卫生出版社,2014.

[2] 邓小明,曾因明,黄宇光等译. 米勒麻醉学(第八版).北京:北京大学医学出版社,2016.

[3] 李世琪,阮倩,李羽. 低氧预处理在神经外科手术中的脑保护作用[J].临床麻醉学杂志[J].2015,31(4):332-335.

[4] Engquist H. et al. J. Hemodynamic Disturbances in the Early Phase After Subarachnoid Hemorrhage:Regional Cerebral Blood Flow Studied by Bedside Xenon-enhanced CT[J]. Neurosurg Anesthesiol. 2018:30:49.

[5] Kawoos U, McCarron RM, Auker CR, et al. Advances in intracranial pressure monitoring and its significance in managing traumatic brain injury. Int J Mol Sci, 2015, 16(12):28979-28997.

[6] Ha JF, et al. A. Massive Macroglossia After Posterior Cranial Fossa Surgery:A Case Report[J]. A Pract. 2018:10:204.

[7] Roquilly A, Moyer JD, Huet O, et al. Atlanrea Study Group and the Société Française d'Anesthésie Réanimation (SFAR) Research Network. Effect of Continuous Infusion of Hypertonic Saline vs Standard Care on 6-Month Neurological Outcomes in Patients With Traumatic Brain Injury:The COBI Randomized Clinical Trial [J]. JAMA. 2021 May 25;325(20):2056-2066.

[8] Rossi S, Picetti E, Zoerle T, et al. Fluid Management in Acute Brain Injury [J]. Curr Neurol Neurosci Rep. 2018 Sep 11;18(11):74.

[9] Lyden P, Gupta R, Sekhon M, et al. Temperature Management in Neurological and

Neurosurgical Intensive Care Unit ［J］. Ther Hypothermia Temp Manag. 2021 Mar；11
(1)：7－9.

［10］ Li K，Barras CD，Chandra RV，et al. A Review of the Management of Cerebral
Vasospasm After Aneurysmal Subarachnoid Hemorrhage ［J］. World Neurosurg. 2019
Jun；126：513－527.

［11］ 黄婷. 三叉神经心脏反射与麻醉［J］. 国际麻醉学与复苏杂志，2019，40(11)：1077－1081.

［12］ Meuwly C，Chowdhury T，Sandu N，et al. Anesthetic influence on occurrence and
treatment of the trigemino-cardiac reflex：a systematic literature review ［J］. Medicine
(Baltimore). 2015 Ma；94(18)：e807.

第四章

幕上脑肿瘤手术的麻醉问题

1. 何谓幕上脑肿瘤

是指位于小脑幕上方的原发性或者继发性肿瘤。

2. 何谓小脑幕？

是伸入大脑横裂的硬脑膜结构，用来分隔大脑和小脑，呈半月形。

3. 幕上包括哪些脑组织？

端脑（额叶、颞叶、顶叶、枕叶、边缘叶基底节）、间脑、中脑，脑室系统的上部分。

4. 幕上肿瘤好发于哪些部位？

好发于额叶和颞叶。

5. 幕上脑肿瘤的好发哪些人群？

好发于成人，占颅脑肿瘤的 80％。大多数儿童的原发性脑肿瘤位于幕下。

6. 脑肿瘤颅内占位引起颅压增高，前疝是如何产生的？

颞叶沟回突入脚间池内，形成小脑幕切迹疝，称为前疝，压迫大脑脚和动眼神经，引起临床症状和体征。

7. 脑肿瘤占位时，后疝是如何产生的？

顶枕部占位性病变使海马回后部、舌回前部、胼胝体压部和扣带回后部等结构疝入环池和四叠体池内，形成后疝。

8. 幕上脑肿瘤常用的诊断方法有哪些？

以影像学诊断为主，辅助临床症状。其中影像学检查有 CT、多维 MRI、脑血管造影、颅骨 X 线平片。

9. 幕上肿瘤常见的临床特点是什么？

临床表现因病变部位而异，但颅高压、癫痫发作、失语、偏盲、偏瘫、感觉障碍较为常见。

10. 幕上肿瘤常见的组织类型有哪些？

按肿瘤学病理分类，以神经胶质瘤和脑膜瘤（supratentorial meningioma），颅咽管瘤，垂体瘤。除胶质瘤以外，绝大部分是良性肿瘤。

11. 胶质瘤的组织学分类有哪些？

胶质母细胞瘤、星形细胞瘤、室管膜瘤、髓母细胞瘤、少突胶质细胞瘤、脉络膜丛乳头状瘤、松果体细胞肿瘤等。

12. 胶质瘤的好发部位有哪些？

颅内肿瘤中胶质瘤的发病率最高，其中大脑半球占全部胶质瘤的 51.4%，以星形细胞瘤为主。另外脑室系统也是好发部位，占全部胶质瘤的 23.9%。

13. 星形胶质细胞瘤有哪些分类？

毛细胞星形细胞瘤、星形细胞瘤、间变性星形细胞瘤、多形性胶质母细胞瘤。

14. 患星形胶质细胞瘤患者有哪些临床特点？

星形细胞瘤呈浸润性生长，额叶颞叶多见。其生长较为缓慢，病程可长达数年，以癫痫为首发病症，伴有头痛、呕吐、神志障碍等。间变性星形细胞瘤病程相对较短，一般 1 年以内，有头痛、肢体无力、嗜睡。毛细胞星形细胞瘤病程稍长，好发生于中线结构的脑白质，可出现不同类型的偏盲，肿瘤压迫视交叉伴有双侧视力受损。

15. 患胶质母细胞瘤患者有哪些临床特点？

是恶性程度最高的胶质瘤，呈浸润性生长，常累及额叶、颞叶、顶叶，侵犯深部组织,通过胼胝体波及对侧大脑,引起相应的临床症状。

16. 患少突胶质细胞瘤患者有哪些临床特点?

是发生于外胚层的肿瘤,患者男性多于女性,患病比例可达 2 : 1。肿瘤大多位于幕上额叶,其次为顶叶和颞叶。

17. 患胶质瘤患者有哪些常见临床表现?

癫痫、头痛、精神状态改变、眩晕等。

18. 临床上对于患胶质瘤的患者,常用的治疗措施有哪些?

尽量争取早期手术,术后辅助放化疗。如肿瘤有明显占位,在保证原有神经功能的前提下尽量切除瘤体,缓解颅高压。如为无明显占位瘤体,对于低级别的尽量切除完整,减少肿瘤体积和肿瘤细胞数量;高级别的酌情考虑治疗方案。大多数瘤体对放疗敏感。化疗多用于恶性肿瘤,效果有待商榷。

19. 脑胶质瘤患者的预后如何?

取决于患者所患肿瘤的分型以及肿瘤所在的部位和瘤体大小。少突胶质细胞瘤的患者较星形细胞瘤患者预后好,胶质瘤有复发甚至恶性变的可能。

20. 脑膜瘤的组织学有哪些分类?

① 经典的:移行型、成纤维型、血管型、砂粒型、内皮型;② 恶性脑膜瘤;③ 脑膜肉瘤。

21. 脑膜瘤有哪些好发部位?

脑膜瘤中 90% 发生于幕上结构。靠近大脑凸出的部位,其中一半与上矢状窦密切相关。脑室系统的脉络丛和脉络丛间质。颅底的蝶鞍区、嗅沟、筛状板。

22. 患脑膜瘤的患者有哪些临床特点?

大多为良性肿瘤,病程发展较长。以癫痫和头痛为主要症状,颅内高压变化不明显,根据肿瘤的相应位置出现与之伴随的异常症状。脑膜瘤常常导致临近的骨质发生增生。

23. 脑膜瘤的会发生转移吗？常见的转移部位有哪些？

比较少见，但是恶性脑膜瘤常发生转移，常见部位是肺、肝、淋巴结、心脏。

24. 临床上对于患脑膜瘤的患者，常用的治疗措施有哪些？

良性脑膜瘤患者进行手术全部切除是最有效的手段，且预后较好。但是有部分脑膜瘤无法进行彻底清除，甚至因生长部位无法进行手术，因此需进行放疗。对于其中血管型和恶性脑膜瘤效果较好，其余类型放疗效果仍有待商榷。

25. 脑膜瘤患者的预后如何？

良性脑膜瘤如进行手术全切除可治愈，5年存活率可达91%。

26. 颅咽管瘤的患者有哪些特征？

是良性的先天性肿瘤，好发于儿童和青少年。垂体-丘脑轴上的任何一处都是可能的发病位点，可从蝶鞍到大脑的第三脑室。

27. 颅咽管瘤的患者常见的临床症状有什么？

内分泌功能紊乱（包括下丘脑综合征，尿崩症等），视觉障碍，高颅压引起的头痛。

28. 颅咽管瘤的组织学有哪些分类？

有造釉型和乳头型。造釉型，常见于儿童；乳头型，常见于成人。

29. 临床上对于患颅咽管瘤的患者，常用的治疗措施有哪些？

对已经出现急性功能障碍，或者肿瘤部位不佳无法手术的患者给予对症处理，缓解出现的内分泌功能紊乱或者视力神志障碍等。可进行手术的瘤体，在不损伤血管、神经的大前提下，尽可能完全将瘤体清除，否则尽可能缩小瘤体，减少肿瘤细胞，以达到缓解症状的目的，术后再进行放疗辅助。

30. 颅咽管瘤的手术有特殊之处吗？

根据肿瘤生长的位置，手术可以选择显微镜经颅切除位于鞍内、鞍内-鞍上或者鞍上肿瘤，也可以选择内镜经鼻入路切除向鞍旁发展、第三脑室的肿瘤。

31. 颅咽管瘤的预后如何？

影响患者预后的因素较多，如其病理分型、侵犯程度等，生存率及预后有待进一步研究。

32. 垂体瘤有哪些特点？

好发于前叶，以良性腺瘤多见，极少数为癌。男性略多于女性。

33. 垂体瘤有哪些临床特点？

由于激素分泌紊乱、肿瘤压迫垂体周围组织，出现持续性头痛或者视神经受损、垂体性卒中等。

34. 垂体瘤的分类有哪些？

① 根据瘤体大小分为：微腺瘤、大腺瘤、巨大腺瘤；② 按照浸润范围分为：浸润型垂体瘤和非浸润型垂体瘤；③ 按有无内分泌功能分为：功能性腺瘤（泌乳素细胞腺瘤、生长激素细胞腺瘤等）和非功能性腺瘤。

35. 对垂体瘤，常用的治疗措施有哪些？

垂体瘤的治疗是一个综合的治疗过程，包括手术、药物治疗和放疗。

36. 垂体瘤的预后如何？

垂体瘤患者的治疗需要进行个体化定制，最终以切除瘤体，保证垂体正常的生理功能为目标，一般预后较好。

37. 幕上肿瘤常见的术后并发症有哪些？

感染，脑血管痉挛出现脑梗，出血、脑组织水肿引起脑疝，癫痫，电解质异常。

38. 颅内出现肿瘤后，机体是如何代偿的？

早期，占位有限，脑血液转移至颅外血液循环；晚期，占位较大，引起脑脊液循环异常；衰竭期，颅内压异常，循环受阻，引发脑疝。

39. 颅脑内肿瘤有何生理改变？

颅内有肿瘤时，整体脑血流量减少。但是肿瘤局部血流量增加，过度换气时脑血流量与脑血容量均减少。

40. 肿瘤区域的脑血流量测定,有什么临床意义?

　　用以推测颅内神经胶质瘤的分化,以及肿瘤引起的水肿程度。

41. 容易出血的肿瘤类型是什么?

　　脑膜瘤。脑膜瘤多沿着大静脉窦发展,血运丰富,极易出血。

42. 颅内压是如何产生的?

　　由两种力作用于颅腔系统产生。包裹于颅腔内面的硬脑膜弹力,为非流体静力;血管性压力,为流体静力。

43. 颅内容积的代偿范围是多少?

　　是整个颅腔的 $5\% \sim 10\%$,颅内肿瘤占位超过这个范围就会引起颅内压升高。

44. 脑肿瘤引起的脑水肿有什么特点?

　　肿瘤本身及其周围新生的不成熟血管,构成功能不健全的血脑屏障,血浆和水电解质容易渗出血管外造成脑水肿。白质神经纤维多,组织外间隙宽,因此水肿主要集中在白质。

45. 幕上神经外科患者术前有何临床特点?

　　脱水、电解质紊乱、糖耐量降低。

46. 术前最应该注意什么?

　　神经功能的评估,特别是患者当前颅内压(ICP)的状态,神志状况,以及肿瘤的位置和肿瘤的大小。

47. 术前访视时,除了关注患者的神经功能以外还需要特别留意什么?

　　心肺功能是根本。颅脑肿瘤是否为原发肿瘤,40%的脑转移瘤来源于肺部。凝血功能必须正常,内分泌和肾脏情况需特别关注。肿瘤引起相应生理结构改变(如部分垂体瘤患者舌体,咽部结构的改变)亦应注意。

48. 术前针对脑肿瘤最常用的治疗药物有哪些？

当患者出现脑水肿时，应使用类固醇激素治疗。最好术前 48 小时使用，如未使用应追问原因，术前 24 小时使用也可以。

49. 治疗性用药是否需要在术前停用？

治疗上以对症处理为主，大多使用激素类、抗癫痫类以及抗高血压药物。这些药物术前无需停止使用。但阿司匹林应停用 7 天以上，氯吡格雷应停用 10 天以上。

50. 术前使用镇静药需要注意什么？

使用需谨慎。已经出现颅内压升高、视盘水肿、昏睡、处于抑郁状态的人，可不给镇静药；烦躁焦虑者，术前晚上口服镇静药。

51. 术中可以用挥发性麻醉药物吗？

可以。虽然挥发性麻醉药物对脑血管有扩张作用，但是异氟烷、地氟烷、七氟烷引起的脑内血流改变不明显。不过术中需要神经功能监测的患者，应尽量避免使用挥发性麻醉药物。

52. 引起脑血流量改变的吸入药物浓度是多少？

在颅脑自我调节功能正常前提下，吸入浓度小于 1～1.5 MAC 时，脑血流量降低（相较清醒状态）；吸入浓度大于 1～1.5 MAC 时，脑血流量增加，并伴有调节能力减弱甚至丧失，但对于 CO_2 仍有反应。

53. 阿片类药物对颅脑产生哪些调节作用？

阿片类药物是唯一适度的脑血管扩张剂，不影响脑血管对 $PaCO_2$ 的反应以及脑血流量的自我调节。大剂量使用时可引起短暂的颅内压升高，当平均动脉压和（或）脑灌注压下降时，反射性引起脑血管扩张，导致颅内压一过性升高。

54. 使用渗透性利尿剂时，应注意什么问题？

使用以后可能出现高钠血症、急性血容量增多、尿代偿性丢失。

第四章

55. 术中肌松药物选择有需要注意的吗？

可以使用组胺释放的肌松剂，如箭毒、阿曲库铵等。琥珀胆碱也可以选择，但使用时需要关注平均动脉压。

56. 肌松药的用量是否按常规给予？

当患者使用苯妥英钠或者卡马西平超过 7 天，在给予泮库溴铵、维库溴铵、罗库溴铵或阿曲库铵时，用药剂量需增加 $50\%\sim60\%$。

57. 各种类型的幕上肿瘤手术，麻醉方式究竟应如何选择？

建议风险低，较少发生颅内压升高、脑缺血，以及对脑松弛度要求不高的，以吸入（<1.5 MAC）为主；相反情况，用丙泊酚进行全凭静脉麻醉。

58. 什么情况下，麻醉应该以静脉药物为主？

肿瘤引发患者出现嗜睡、呕吐、视盘水肿、大面积脑室压缩等。

59. 幕上手术采取全凭静脉麻醉，用药时有什么需要注意的？

首选丙泊酚和咪达唑仑。丙泊酚诱导快，苏醒迅速完全；咪达唑仑术后可用拮抗药氟马西尼。依托咪酯和巴比妥类药物可用于诱导和短时间手术维持。

60. 幕上肿瘤手术，麻醉医生希望达到的目标是什么？

避免出现继发性脑损伤。降低脑部张力，维持脑血流自我调节功能，保护脑组织。提供维持一个"松弛脑"。快速拔管便于早期和持续性神经功能评估。

61. 为减少脑血流量，以降低颅内高压，常用哪类麻醉药物？

静脉麻醉药、镇痛药、镇静药。

62. 颅内压需要常规监测吗？

不是必须监测，视具体情况而定。

63. 有创动脉监测和中心静脉监测是幕上肿瘤手术必需的吗？

当预测术中可能存在大出血等循环不稳定时，两者是必须的。肿瘤压迫严重，脑内代偿空间小，颅内压升高明显；存在神经组织缺血；麻醉诱导期，可能出现血压剧烈波动的疾病,如引起自主调节功能失调的肿瘤(颅咽管瘤、垂体瘤等),需常规使用有创动脉压监测。

64. 采取不同体位手术,需要注意什么?

仰卧位头部应稍抬高,利于静脉回流;俯卧位避免胸腹受压,影响通气量,引起面部充血水肿;坐位手术,双下肢应缠弹性绷带,以免血液淤滞,回心血量减少,造成体位性低血压。

65. 影响颅脑手术的空间因素有哪些?

颅内的细胞、体液、脑脊液、血液。

66. 麻醉医生最易调控的颅内空间是什么?

颅内血液,有动脉血和静脉血之分。静脉充血可引起颅内压升高、术野差;动脉血与脑血容量息息相关。

67. 影响静脉系统回流的因素有哪些?

体位,头部摆放姿势;胸腔内压力;气管导管的压迫变形、刺激;气道痉挛。

68. 如何看待过度通气?

过度通气引起低碳酸血症,能引起脑血管的收缩,减少脑血流,导致脑缺血;引起的脑血容量改变是一个动态的变化,不是恒定的。脑血流下降长时间低于正常脑血流下限,会造成脑组织的缺血缺氧,因此,近年来不主张过度的过度通气,即使需要,也要将 $PaCO_2$ 控制在 $30\sim35$ mmHg,且是短时间内使用过度通气。具体的 $PaCO_2$ 维持需要与外科医生沟通。

69. 术中过度通气是常规需要吗?

不是。应有一定的适应证,颅内压升高、无法确定颅内压需要改善术野、两者同时存在时,可进行过度通气。但是过度通气引起的脑缺血要引起重视。

70. 过度通气时应注意什么?

避免出现过度通气引起的酸碱平衡失调,以及因胸膜腔内压上升、静脉回流减少、心排量减少引起的低血压。

71. 过度通气对脑组织是否有损伤？

不会对正常的脑组织造成损伤，但是受损的脑组织在进行过度通气时，24 小时内会出现脑缺血，尤其在脑血容量低的部位。蛛网膜下腔出血的患者应避免过度通气。

72. 术中通过过度通气辅助进行脑组织松弛时，恢复 $PaCO_2$ 的时间点是什么？

当移除撑开器，进行硬膜关闭时，应升高 $PaCO_2$，最大程度减少颅内气体。

73. 术中容易发生静脉空气栓塞的肿瘤是什么？

矢状缝旁肿瘤，或者大脑镰脑膜瘤侵犯矢状缝后半部分的肿瘤。

74. 术中出现何种症状，提示有气体栓塞可能？

不明原因血压下降大于 10 mmHg，心率每分钟增加 10 次以上，保持自主呼吸的患者呼吸节律和频率改变。

75. 如何判断是否发生空气栓塞？

出现血压下降、心率增快、呼吸末二氧化碳下降，考虑发生空气栓塞，可用超声做进一步判定。采用心前区多普勒以及食道超声监测，多普勒探头放置于胸骨左或右侧第 2～4 肋间，食管超声可确定气体有无右向左分流。另外，呼气末 CO_2 分压灵敏度高，出现呼气末 CO_2 分压迅速下降，伴有动脉血 CO_2 分压增加和氧分压下降。

76. 术中出现静脉空气栓塞，怎么处理？

提醒外科医生注意，及时采取措施。压迫颈静脉，调整体位降低头部。已进入血管的空气可从右心导管抽出。循环衰竭立即行心肺复苏。

77. 术中补液应该关注什么？

除维持最基本血容量以外，应采用容量监测手段，实施个体化容量治疗。应避免血清渗透压下降引起脑组织水肿。

78. 胶体液是术中补液所必需的吗？

术前准备充分，择期手术的患者，可不必补充胶体液。但是如需维持血容量，应将等张晶体与胶体液配合使用。

79. 使用胶体应注意什么?

首选白蛋白,慎用含淀粉的溶液,避免使用含右旋糖酐的溶液,因为其会干扰血小板和凝血因子功能。

80. 术中若以晶体液扩容,需要注意什么?

维持血细胞比容为 33%。因晶体液的分布容积较大,因此晶体液与失血量可按照 3:1 比例补充。

81. 何种情形是控制性降压的选择时机?

在分离肿瘤前,行控制性降压,但应力求麻醉平稳,无缺氧及二氧化碳蓄积。

82. 术中进行控制性降压,常选用的药物有哪些?

乌拉地尔、艾司洛尔、硝酸甘油、硝普钠。

83. 麻醉学上的人工低温是如何分级的?

浅低温是 31℃以上,中低温是 26～30℃,深低温是 25℃以下。

84. 低温对颅内压有何影响?

体温每下降 1℃,脑脊液压力约下降 5.5%。体温在 25℃时,脑实质的容积约缩小 4.1%,脑实质以外的颅内空隙约增加 31.8%,这对脑肿瘤或脑水肿的治疗有重要意义。

85. 低体温引起的生理改变有哪些?

体温降至 34～35℃,患者记忆力损害 70%;33～32℃时,出现嗜睡;32～31℃出现麻醉作用;29℃对命令有反应,可说话;27℃对命令无反应;26～25℃瞳孔对光反射、腱反射消失;20～18℃意识完全消失。

86. 为患者建立脑保护,可以选择人体的哪些部位测量体温?

鼓膜和鼻咽腔,可以精确反映大脑温度,操作简单方便。

87. 不使用药物,有何措施可以保护脑?

　　适度的低体温;避免高血糖;避免低血压、高碳酸血症;适当进行血液稀释,HCT 维持在 32%～34%;过度通气改善颅内压;纠正酸碱失衡和电解质紊乱。

88. 为什么辅助低体温可以起到脑保护的作用?

　　① 降低脑代谢率,减轻酸中毒;② 保护血脑屏障,减轻脑水肿,降低颅内压;③ 低体温可以降低 Ca 离子的内流,减少兴奋性氨基酸的释放,阻止脂质的过氧化反应,血脑屏障启动保护反应,减少细胞死亡。

89. 哪些药物有脑保护作用?

　　巴比妥类药物(硫喷妥钠、戊巴比妥、美索比妥)和促红细胞生成素;依托咪酯,丙泊酚,苯二氮䓬类(地西泮、咪达唑仑),阿片类药物(芬太尼、舒芬太尼、瑞芬太尼),Ca 通道拮抗剂(尼莫地平、尼卡地平);吸入麻醉药(异氟烷、七氟烷、地氟烷,其中异氟烷降低脑氧代谢最强)。

90. 当外科医生诊断为脑组织肿胀时,麻醉医生需关注什么?

　　颈静脉是否回流通畅,气道压,动脉血压,$PaCO_2$/ PaO_2 数值,镇痛药物应用剂量是否足量,是否应停止使用血管扩张药,是否存在突发的脑损伤。

91. 麻醉医生采取什么措施缓解颅内高压?

　　头部抬高 30°;调控动脉血压,脑脊液引流,改善颅内脑脊液容量;使用某些麻醉药物以及血管扩张药调控血容量,进而影响颅内容量;限制液体的摄入量;过度通气(动脉血 $PaCO_2$ 维持在 25～30 mmHg)。

92. 术中应如何使用甘露醇缓解颅内高压?

　　快速滴注固定量的甘露醇(0.5～1 g/kg)。

93. 如何做才能实现化学性脑回缩压?

　　轻度高渗(在去骨瓣前给予甘露醇或 7.5%NaCl),轻度过度通气,联合应用舒适头高位以及腰穿引流脑脊液,以静脉麻醉药(丙泊酚)维持,轻度的控制性降压(平均动脉压 100 mmHg),保持颈静脉回流通畅。

94. 脑内血管调节的瀑布理论是什么？

正常情况下，脑内血管调节存在良、恶性循环。其中良性循环：平均灌注压升高，脑血管收缩，引起脑灌注压升高，颅内压下降。恶性循环：平均灌注压下降，脑动脉扩张，引起脑血容量增加，颅内压升高，脑灌注压下降。

95. 什么情况下脑血管的自动调节能力丧失？

颅内压长时间大于 40 mmHg 或灌注压低于 50～60 mmHg，脑血流量严重不足，血管麻痹；平均动脉压低于 50 mmHg 或者高于 160 mmHg，血管舒缩能力丧失。

96. 血管收缩药对脑血流量有影响吗？

对脑循环无直接影响。血压在自身调节范围内，血管收缩药引起的血压升高对脑量几乎无影响；如果低于自身调节，血管收缩药升高血压，可引起脑血流量增加。

97. $PaCO_2$ 和 PaO_2 是如何影响脑血流的？

当 $PaCO_2$ 在 25～70 mmHg 时，脑血流量随 $PaCO_2$ 的改变而变化。PaO_2 低于 60 mm 时，脑血流量显著增加。

98. 术中哪些情况提示血容量可能不足，需要纠正？

血压降低、心率增快，若血流动力学监测提示心排量减少，每搏变异度增大。

99. 怎样治疗尿崩症？

恢复血钠水平，保持液体出入平衡，防止发生超负荷。注意补钾。

100. 当病变累及或术中操作触碰下丘脑时，需要注意什么？

肿瘤压迫会出现嗜睡等意识障碍，以及尿崩症。术中操作刺激引起交感神经兴奋，出现高血压。术后 12～24 小时，常会引起水代谢紊乱。

101. 对手术方式，哪些需要特别留意的？

功能区恶性肿瘤手术，可采取唤醒麻醉，如额叶下入路术式。该术式常用于嗅沟处脑膜瘤和蝶鞍上的颅咽管瘤与垂体瘤患者。

102. 如何避免在手术即将结束时出现咳嗽反应？

咳嗽反应大多出现在包扎头部时，容易引起颅内压的升高，为避免出现咳嗽反应，应避免出现提前停药引起的麻醉过浅，稍晚使用肌松拮抗，同时可预先在头部包扎时静脉给予利多卡因。

103. 右美托咪定在幕上肿瘤手术中使用有何优势？

对脑幕上肿瘤手术患者采用右美托咪定超前镇痛能够有效维持血流动力学稳定，提高患者苏醒效果，缩短苏醒、拔管时间，减轻术后疼痛程度。

104. 在苏醒期，快速苏醒需要具备的条件是什么？

术前意识状态良好；心血管系统稳定，体温正常，氧合良好；手术范围不大，没有重要脑组织损伤；未涉及后颅窝手术；没进行过大的动静脉畸形切除术。

105. 如何平稳度过苏醒期？

给予充分的镇痛以及交感神经阻滞，让患者安静，合作，能服从指令。

106. 预计发生苏醒延迟的因素有什么？

意识不清或术前气道控制不良；术中情况差；术后易出现脑出血，颅内压升高；凝血功能障碍；手术时间长（＞6小时）、切除范围广、出血多，操作区域靠近生命功能区；可引起脑缺血的手术。

107. 快速苏醒有何优缺点？

优点：可在早期进行神经功能检查和再次干预；较少发生高血压和儿茶酚胺爆发性释放；恢复期相对独立，降低花费。缺点：易发生低氧血症以及高二氧化碳血症，此时需转运 ICU 检测呼吸。

108. 延迟苏醒有何优缺点？

优点：低氧血症以及高二氧化碳血症发生较少；呼吸和血流动力学较好；转运 ICU 风险小；转态稳定；晚期凝血功能较好。缺点：不利于神经功能监测；易引发高血压，儿茶酚胺释放增加引起出血。

109. 术毕出现未预期的延迟苏醒,应如何处理?

对症治疗,及时做术后 CT 判定原因。考虑阿片类残余作用,可使用小剂量纳洛酮静脉滴注,拮抗残余。

110. 术后早期发生的颅内压增高与麻醉有关系吗?

有一定的关系。在苏醒期,儿茶酚胺分泌增加、疼痛刺激增强,引起剧烈血压波动、氧耗增加,苏醒期呛咳、屏气有一定的脑出血风险。

111. 术后引起颅内压升高的因素有哪些?

高血压、脑静脉回流受阻、外科引流不畅、呼吸抑制、恶心呕吐、寒战和癫痫。

112. 垂体瘤手术麻醉时,药物的选择应注意什么?

常用肌松药对肾上腺皮质激素分泌无影响,然而静脉麻醉药如硫喷妥钠、依托咪酯、大剂量芬太尼对皮质醇或者 ACTH 有抑制作用。

113. 生长激素腺瘤患者,有何特有的临床征象,麻醉时应注意哪些事项?

厚嘴唇、高而宽的鼻子、前过伸的下颌骨、肥厚的舌体、声门增厚以及声门下狭窄等为气管插管造成困难。应充分镇静镇痛后,进行清醒气管插管,气管导管应选择小一号,避免声门和气管壁的损伤。

114. 什么是垂体瘤卒中?

因肿瘤出血或坏死导致垂体突然变大引起的综合征。

115. 垂体瘤卒中的紧急处理有哪些措施?

手术减压,全身给予类固醇激素替代和其他必要的激素替代。

(缪慧慧)

参考文献

[1]　丁文龙,刘学政. 系统解剖学[M]. 北京:人民卫生出版社,2019:7.

［2］　Atlas S W. Adult supratentorial tumors［J］. Semin Roentgenol,1990,25(2)：130－154.

［3］　周超,孙晓川等. 幕上肿瘤患者亚临床发作特点和临床价值探讨［Z］. 中国山东济南：20181.

［4］　黄焕森,高崇荣. 神经外科麻醉与脑保护［M］. 郑州：河南科学技术出版社,2012：38.

［5］　曾因明,邓小明. 米勒麻醉学［M］. 北京：北京大学医学出版社,2006：114.

［6］　Newfield P, Cottrell J E. Handbook of neuroanesthesia［M］. 4th ed. Philadelphia：Lippincott Williams & Wilkins,2007：466.

［7］　周强,陈君. 右美托咪定超前镇痛对脑幕上肿瘤手术患者苏醒期血流动力学的影响［J］. 海峡药学,2019,31(07)：228－230.

第五章

脑血管疾病手术的麻醉问题

1. 何谓颅内动脉瘤？

颅内动脉瘤多为发生在颅内动脉管壁上的异常突起，是造成蛛网膜下腔出血的首位病因。在脑血管意外中，仅次于脑血栓和高血压脑出血。颅内动脉瘤可在任何年龄发病，但多数好发于 40～60 岁中年女性。其病因尚不甚清楚，多数学者认为颅内动脉瘤是在颅内动脉管壁局部先天性缺陷和腔内压力增高的基础上引起的，高血压、脑动脉硬化、血管炎与颅内动脉瘤的发生与发展有关。

2. 颅内动脉瘤好发在哪些部位？

颅内动脉瘤好发于脑底动脉环（Willis 环），其中 80％发生于脑底动脉环前半部。

3. 颅内动脉瘤按动脉瘤直径如何分类？

颅内动脉瘤直径小于 5 mm 者属小型，6～15 mm 为一般型，16～25 mm 为大型，直径大于 25 mm 者为巨大型。

4. 颅内动脉瘤按部位如何分类？

分为颈内动脉系统动脉瘤和椎基底动脉系统动脉瘤，也分别称为前循环动脉瘤和后循环动脉瘤。分别占颅内动脉瘤的 85％～95％和 5％～15％。前循环动脉瘤常见部位为前交通动脉瘤，约占 30％；后交通动脉瘤约占 25％；大脑中动脉动脉瘤约占 20％。后循环动脉瘤最常见的部位是基底动脉顶端分叉处。

5. 颅内动脉瘤有无病理生理特点？

起源于 Willis 环的颅内动脉瘤破裂可引起蛛网膜下腔出血（SAH），使病残率与死亡率明显升高。颅内动脉瘤形成与破裂的潜在危险因素已经明确，高血压是动脉瘤形成和破裂的危险因素。可对颅内动脉瘤引起 SAH 的患者进行分级，分级越高或瘤体越大的患者,容易出现脑血管自动调节功能受损。对低碳酸血症的反应性受损,导致脑血管痉挛,进而发生颅内高压、水电解质平衡失调、心功能不全、心律失常、呼吸功能不全、凝血异常。

6. 颅内动脉瘤有何种临床表现?

颅内动脉瘤在破裂出血前一般无症状,少数病例可因体积大压迫周围神经结构而出现相应的神经症状。颅内动脉瘤破裂出血以蛛网膜下腔出血最常见,患者往往出现突发性剧烈头痛、呕吐、大汗淋漓和项背部疼痛,可出现意识水平下降,甚至昏迷。约50%的患者在出血前6～20天有"警兆症状",如偏头痛或眼眶痛或(和)动眼神经麻痹,头痛侧多与动脉瘤侧相符,此时应警惕随之而来的蛛网膜下腔出血。

7. 如何诊断颅内动脉瘤?

(1) DSA 检查:数字减影血管造影,为颅内动脉瘤诊断的金标准,可观察到动脉期、毛细血管期至静脉期的血流动态过程,也可超选二级或三级血管进行检查。

(2) CTA 检查:通过 CT 进行血管造影,提供血管的形态学表现,但无法提供血流的动态信息。

(3) MRA 检查:通过磁共振进行血管造影,诊断效果稍次于 DSA 检查与 CTA 检查。

8. 改良的蛛网膜下腔出血 Hunt-Hess 分级?

分级如表1:

表 1 Hunt-Hess 分级

分　级	标　　准
0	未破裂动脉瘤
I	无症状,或有轻微头痛和颈强直
II	头痛较重,颈强直,除脑神经麻痹无其他神经功能障碍
III	嗜睡,或有局灶神经功能障碍
IV	昏迷,偏瘫,早期去大脑僵直,自主神经功能障碍
V	深昏迷,去大脑僵直,濒死状态

注:对患有严重系统性疾病的患者分级增加1级

9. 世界神经外科联盟蛛网膜下腔出血分级（WFNS SAH 分级）？

分级如表 2：

表 2　WFNS SAH 分级

WFNS	GCS 评分[1]	主要局灶性神经功能缺失[2]
0[3]		
1	15	—
2	13—14	—
3	13—14	＋
4	7—12	＋或—
5	3—6	＋或—

注：1. Glasgow 昏迷评分；
　　2. 失语、轻偏瘫或偏瘫（＋为有，—为无）；
　　3. 为未破裂动脉瘤

10. 常见蛛网膜下腔出血（subarachnoid hemorrhage，SAH）的病因鉴别？

病因鉴别如表 3：

表 3　常见蛛网膜下腔出血病因鉴别

	动脉瘤	动静脉畸形	动脉硬化	烟雾病	脑瘤性卒中
发病年龄	40～60 岁	35 岁以下	50 岁以上	青少年多见	30～60 岁
出血前症状	无症状	少数常见癫痫发作	高血压史	偏瘫及其他缺血症状	颅压高及其他局灶症状
血压	正常或增高	正常	增高	正常	正常
反复出血	出血常见且有规律	年出血率 2%	可见	可见	少见
意识障碍	多严重	较重	较重	有轻有重	较重
脑神经麻痹	II～VI 脑神经	无	少见	少见	见于颅底肿瘤

第五章

	动脉瘤	动静脉畸形	动脉硬化	烟雾病	脑瘤性卒中
偏瘫	少见	较常见	多见	常见	常见
眼底改变	可见玻璃体出血	少见	眼底动脉硬化	少见	视盘水肿
CT 检查	SAH	可合并脑内血肿,AVM 影	脑萎缩或梗死灶	脑室出血铸型	增强可见脑瘤影
脑血管造影	动脉瘤和血管痉挛	异常血管团	动脉硬化表现,如血管狭窄	颅底大动脉狭窄闭塞,烟雾血管形成	可见肿瘤染色

11. 颅内动脉瘤的治疗原则是什么?

颅内动脉瘤的治疗原则是早诊断、早治疗、及早控制病情。同时,患者应该积极配合医生治疗基础疾病。颅内动脉瘤的治疗方案有药物治疗、手术治疗以及介入治疗。临床医生会根据颅内动脉瘤的类型、大小、部位及年龄等因素选择相应的治疗方式。

12. 破裂动脉瘤有何内科治疗方案?

(1)一般处理:卧床休息,保持呼吸道通畅,监测生命体征变化,保持大便通畅,维持水电解质平衡,必要时可给予镇静、镇痛、降压等药物治疗。

(2)出血急性期严密观察生命体征,有明显意识障碍患者(Hunt-Hess Ⅲ～Ⅴ级),应当送往重症监护病房。

(3)降低颅内压:予以甘露醇、呋塞米等降低颅内压,必要时可行手术清除血肿。

(4)防治血管痉挛及脑积水:可予以钙离子通道阻滞剂防治脑血管痉挛;对于脑积水防治,可予以药物,也可实施脑室穿刺脑脊液引流术。

13. 颅内动脉瘤有何外科治疗方案?

(1)直接手术方法:① 动脉瘤颈夹闭;② 动脉瘤孤立术;③ 载瘤动脉近端夹闭术;④ 动脉瘤包裹术。

(2)间接手术方式:① 颈动脉分期结扎术;② 介入治疗动脉瘤。

14. 颅内动脉瘤的部位对手术体位的要求是什么？

颅内动脉瘤的部位与大小决定了手术时的体位。术前血管造影及 CT 扫描有助于确定合适的体位。动脉瘤位于前循环需要仰卧位额颞部开颅。基底顶部动脉瘤常需侧卧位颞下部开颅。椎-基底动脉瘤需要枕下切口，常需坐位或半俯卧位。坐位手术发生空气栓塞的可能性较大。不论何种体位，总体原则是手术开始前需对身体加以保护，所有骨性突起部位均需加以衬垫，四肢也要支撑良好。

15. 何谓颅内动脉瘤破裂的适宜手术时机？

颅内动脉瘤破裂的手术分为急性期手术及延期手术，前者指动脉瘤破裂蛛网膜下腔出血 72 小时内手术，后者指 2 周后手术。支持急性期手术的观点：① 早期手术治疗动脉瘤可降低等待手术期间再次出血的概率。② 术中通过清除蛛网膜下腔积血及血肿，行蛛网膜下腔引流，对缓解血管痉挛切实有效。③ 破裂动脉瘤手术越早，术中因脑水肿等因素影响手术操作的可能性越小，越改善患者预后。④ 缩短住院时间，降低住院费用。

16. 颅内动脉瘤破裂有何手术方法？

最常用的手术治疗有两种方式：一种是开颅动脉瘤夹闭术，另一种是动脉瘤血管内栓塞术。对大脑中动脉的动脉瘤，更适合开颅手术夹闭，因为分支比较多，而且经常会形成血肿，开颅手术可解决这些问题。对后循环动脉瘤，应首先考虑栓塞，因为手术位置比较深，容易产生一些副损伤，而且手术难度比较大。

17. 血管内治疗颅内动脉瘤的适应证是什么？

（1）已破裂的颅内动脉瘤：破裂出血是颅内动脉瘤最严重形式，第一次破裂死亡率可达 26%～30%，如短时间内发生二次破裂出血，死亡率高达 70%，建议积极进行栓塞，否则可能导致二次破裂，危及患者生命；

（2）未破裂的颅内动脉瘤：可导致压迫症状，如压迫神经出现上睑下垂，应根据动脉瘤的大小、形态、位置决定是否进行外科干预，比如直径＞5 mm 的动脉瘤，建议积极进行栓塞治疗，预防出血的发生。

18. 蛛网膜下腔出血后脑血管痉挛的机制是什么？

基底池血液中一种或多种血管活性物质可导致动脉的炎性改变继而引发动脉严重收缩。这种物质通常认为是氧合血红蛋白。正常的脑血管张力依赖舒血管物质与缩血管物质达到平衡。氧合血红蛋白抑制内皮源性舒张因子且与内皮素的共同作用引发血管痉挛。

19. 脑血管痉挛有何表现？

临床表现为意识水平下降,新发局灶性体征及缄默症。大部分患者意识水平下降常伴有局灶体征出现。值得注意的是,局灶体征的出现不会早于意识水平的下降。

20. 脑血管痉挛有何治疗方法？

① 药物疗法:尼莫地平。② 手术:脑血管痉挛与蛛网膜下腔血液及血液多少有关,早期手术广泛灌洗脑池清除其中的血液,可降低脑血管痉挛的发生率。③ 降低颅内压(ICP)。④ 高血容量、高血压和血液稀释疗法(3 - H 疗法)。

21. 哪种钙通道阻滞剂是脑血管痉挛的标准治疗措施？

钙通道阻滞剂是唯一一类可降低脑血管痉挛的病残率和死亡率的药物,可使预后不良发生率减少 40%～70%,其中对尼莫地平的研究较多。

22. 蛛网膜下腔出血后,心肌功能障碍的表现有哪些？

17%～68% 蛛网膜下腔出血(SAH)患者发生心肌损害时循环中心肌肌钙蛋白(cardiac Troponin I, cTnI)增多。SAH 后心肌损害,其 cTnI 升高幅度小于心肌梗死。另外发现 cTnI 的升高还与心室壁运动异常、左室功能障碍、低血压、脑血管痉挛所致的迟发性脑缺血及 90d 内的死亡和残疾有关。13%～18% 的患者超声心动结果显示左室功能障碍、局部室壁活动异常。cTnI 升高、临床分级较差(Hunt-Hess 分级为Ⅲ到Ⅴ级)及女性患者常提示有心室功能障碍。

23. 什么是动脉瘤跨壁压？

动脉瘤的跨壁压(TMP)＝平均动脉压(MAP)－颅内压(ICP)。

24. 如何维持跨壁压？

平均动脉压(MAP)过高或 ICP 过低均可增加动脉瘤跨壁压(TMP),从而增加颅内动脉瘤破裂的风险。但 MAP 过低可影响脑灌注,导致脑缺血。术中既要保证适当的脑灌注压(CPP),又要降低颅内动脉瘤的跨壁压。保证足够脑灌注,要维持血压在脑血流的自动调节限度内。高血压病患者需维持较高的平均压。脑自动调节功能完整的患者 MAP 应不低于 50 mmHg;已有脑自动调节功能失调者,则不应低于 60 mmHg。

25. 什么是抗利尿激素分泌异常综合征?

抗利尿激素分泌异常综合征(SLADH)是指,患者体内抗利尿激素分泌异常引起体内水分潴留、排钠增多以及稀释性低血钠为主要临床表现的一群综合征。

26. 什么是脑盐耗综合征?

颅内病变进程中,由于钠盐经下丘脑-肾脏途径丢失,以高尿钠、低钠血症、低血容量为临床表现的综合征。

27. 何为暂时性动脉夹闭? 时间是多少?

通过暂时夹闭动脉瘤邻近的供血动脉的方法达到"局部降低血压"的效果。有些是 3~5 分钟短期多次夹闭,但另有研究发现多次夹闭可能会损伤血管而采用 5~10 分钟的时间段。血压应保持在正常范围或稍高于正常水平以增大其他部位的血流量。但应避免暂时夹闭后尚未处理的动脉瘤直接处于血压过高的状态。

28. 动脉瘤的手术中临时阻断术时,如何管理血压?

在阻断期应维持平均动脉压(MAP)在正常高限水平,以改善脑血流量(CBF)和脑灌注压(CPP),以防止缺血区脑组织损伤。静注多巴胺、α 受体激动剂去氧肾上腺素或去甲肾上腺素虽使 MAP 升高,但并不直接收缩脑血管和增加 CBF,对冠心病患者还需特别注意防止心肌缺血。对术中发生低血压或采用脑循环阻断的患者,应及早给予脑保护治疗。

29. 暂时性动脉夹闭和控制性降压的区别?

区别如表 4:

表 4　暂时性夹闭和控制性降压的区别

暂时性夹闭	控制性降压
血压正常或偏高	低血压
暂时性血流中断	血流不中断

暂时性夹闭	控制性降压
局部脑缺血	全脑缺血
持续时间短	持续时间长
依赖侧支循环	不依赖侧支循环
可能有血管损伤	无血管损伤
可以完全控制	不能完全控制

30. 何谓颅内动脉瘤术中控制性降压？

在手术期间，在保证重要脏器氧供情况下，采用降压药物与技术等方法将平均动脉血压（MAP）减低至基础血压的 70％，使手术野出血量随血压降低而减少，降低血管壁张力，减少因手术操作导致血管壁破裂。终止降压后，血压可以迅速回复至正常水平，不产生永久性器官损害。

31. 围手术期预防颅内动脉瘤破裂的措施有哪些？

① 控制血压，把血压控制在收缩压 120 mmHg，舒张压在 70 mmHg 左右，可以减低颅内动脉瘤破裂的风险。② 心率控制在 60～70 次/分。③ 要戒烟戒酒。④ 要注意情绪稳定，避免剧烈运动、情绪紧张等等。

32. 脑松弛的方法有哪些？

头高 10°的体位可以使脑松弛，对颅内压（ICP）影响较小，且可以维持脑灌注压（CPP）。20％甘露醇（0.5～1.0 g/kg），30 分钟内输注完毕，产生渗透性利尿作用进而减少脑组织容积产生脑松弛效果。高张生理盐水可代替甘露醇使脑松弛。

33. 何谓腺苷诱发的心脏停搏？

临床常应用腺苷诱发心脏停搏以利于夹闭较大的基底较宽的动脉瘤，并降低其破裂风险。给予腺苷 2～3 次，每次 6～18 mg 平均用量达 30～36 mg 时，可以引起持续约 30 秒的心脏停搏。心脏节律自主恢复，可能出现反跳性心动过速和高血压。这一方法禁用于有心脏传导功能障碍或严重哮喘的患者。

34. 颅内动脉瘤手术的术前评估要点是什么？

① 神经系统功能状态及蛛网膜下腔出血（SAH）临床分级；② CT、DSA 评估病变位置、大小；③ 与神经外科医生沟通，明确体位及手术方式及特殊监测；④ 其他器官系统功能；⑤ 纠正生化及生理功能的紊乱，力求达到最佳状态。

35. 颅内动脉瘤手术的麻醉管理目标是什么？

麻醉诱导置入喉镜、插管、摆体位、上头架等操作时，力求血流动力学平稳。麻醉维持保持正常脑灌注压，防止脑缺氧和水肿，降低跨壁压。麻醉苏醒时避免呛咳，评估患者神经功能。

36. 哪些麻醉药物对颅内压的影响较小？

通常认为，静脉麻醉药物和镇痛药（除氯胺酮外）会降低脑血流量和脑代谢率，对颅内压（ICP）无不良影响。挥发性麻醉药物在使用初期会因降低脑代谢率而减少脑血流量，从而抵消其脑血管扩张作用，但在达到一定镇静深度后，其脑血管扩张作用随剂量加大而增大。在常用挥发性麻醉药物中，血管扩张作用的排序为恩氟烷＞异氟烷＞地氟烷＞七氟烷。

37. 颅内动脉瘤的手术麻醉诱导有哪些注意事项？

麻醉诱导应力求平稳，避免高血压、呛咳和屏气。阿片类药物、β 肾上腺素能受体阻滞剂和利多卡因等，对抑制气管插管时心血管反应效果明显，但同时需要注意避免低血压，以保证满意的脑灌注压（CPP），尤其是颅内压（ICP）升高的患者。在操作前应保证麻醉深度足够、良好的肌肉松弛，并将血压控制在合理的范围。

38. 如何预防气管插管时血压升高？

许多药物可用来预防置入喉镜和气管插管所致的血压增高。包括应用较大剂量镇痛药（如芬太尼 5～10 μg/kg 或舒芬太尼 0.5～1 μg/kg 或瑞芬太尼 1～1.5 μg/kg）、β 受体阻断剂（艾司洛尔 0.5 mg/kg）、拉贝洛尔（10～20 mg）、静脉应用或局部喷洒利多卡因（1.5～2 mg/kg），再给予丙泊酚（0.5～1 mg/kg）或加大吸入性麻醉药（如异氟烷、七氟烷）的浓度。蛛网膜下腔出血（SAH）分级较差的患者最好选静脉用药，而对 SAH 分级较好的患者可行吸入，但应避免用于合并颅内压（ICP）增高的患者。

39. 颅内动脉瘤手术的术中监测,应重点关注哪些指标?

　　一般除 ECG 监测外,还需监测肌松、无创血压、脉搏氧饱和度、呼末二氧化碳分压、尿量及体温。颅内动脉瘤手术还需监测有创动脉压,最好在置入喉镜或麻醉诱导前进行。为正确反映脑灌注压(CPP)的变化,应在颅骨水平放置有创动脉压传感器,并需随患者体位改变位置。术中间断抽取动脉血行血气分析,观察血细胞比容、血氧分压、动脉血二氧化碳分压、血糖、摩尔渗透压浓度和电解质等。

40. 颅内动脉瘤麻醉的维持阶段应实施哪些措施?

　　① 使脑松弛,减小脑回缩压;② 维持脑灌注;③ 分离动脉瘤至夹闭前降低动脉瘤的跨壁压(TMP);④ 提供需要的额外治疗(如降低体温代谢抑制、控制性降压和短暂性心脏停搏等);⑤ 苏醒迅速,蛛网膜下腔出血(SAH)分级评分良好。

41. 颅内动脉瘤患者术后气管拔管的适应证包括哪些?

　　若手术顺利,患者术前蛛网膜下腔出血(SAH)分级为Ⅰ或Ⅰ级,可以在手术室内患者清醒时拔管。对术前 SAH 分级为Ⅲ级的患者,应根据术前通气状态及手术的难易程度来决定是否拔管。只有对术中平稳、脑松弛充分以及能够维持足够通气的患者才可考虑拔管。对 SAH 分级为Ⅳ或Ⅴ的患者,需要气管导管维持通气,并且术后应予以重症监护。

42. 手术结束后,如何区别麻醉后遗作用和手术并发症,如硬膜下或硬膜外血肿?

　　① 局灶性神经功能损害:手术原因;② 术前瞳孔正常,术后瞳孔不等大:手术原因 PACU 或 ICU,应每 15 分钟评估神经功能,必要时 CT 或血管造影检查。局灶症状表现有单侧眼睑下垂、瞳孔散大(这些局灶症状有时会出现在蛛网膜下腔出血之前)、轻微头痛、眼眶疼痛甚至是眼神经麻痹等不良症状。颅内动脉瘤手术后还可能出现血肿,多为动脉瘤出血表现,其他部位动脉瘤出血后也会有各种后遗症,比如脑梗死、偏瘫或者失语等。

43. 什么是颅内血管畸形?

　　颅内血管畸形是指脑血管发育障碍所导致的脑局部血管数量和结构异常,并对正常血流产生影响,最常见临床表现是脑血管破裂出血以及血管堵塞。

44. 颅内血管畸形怎样分类?

颅内血管畸形包含多种不同颅内血管病变,在血流动力学、结构及预后方面有着很大差异;基于病理学主要分成脑动静脉畸形、海绵状血管瘤、毛细血管扩张、静脉畸形及硬脑膜动静脉瘘。

45. 什么是硬脑膜动静脉瘘?

硬脑膜动静脉瘘(dural arteriovenous fistula,DAVF)是一类少见的获得性颅内血管畸形,由位于硬脑膜上的病理性动静脉分流构成。与脑动静脉畸形不同,DAVF 缺乏畸形团,它可在硬脑膜任何部位起源,但最常见部位为横窦、乙状窦及海绵窦。DAVF 常由脑膜动脉供血,静脉引流直接入硬脑膜静脉窦或经过皮层、脑膜静脉,高流量、复杂型 DAVF 可能还有软脑膜动脉参与供血。多数 DAVF 患者单一瘘口较为常见。DAVF 患者可以表现为多种临床症状与体征。

46. 什么叫脑动静脉畸形?

脑动静脉畸形是一类常见脑血管病,主要特征为动静脉直接相连,无毛细血管网桥接,供血动脉、动脉化的静脉构成了畸形血管团,有一定破裂风险,是引起自发性脑出血的常见原因之一。

47. 脑动静脉畸形(AVM)有哪些类型?

(1) 按畸形团大小分成三类:小型<2.5 cm,中型 2.5~5 cm,大型>5 cm,巨大型>6 cm。

(2) 按脑血管造影显示的形态分成四类:多单元型、一单元型、直线型及复合型。

(3) 按 AVM 立体形态分类:共分成曲张型、帚型、动静脉瘤型及混合型。

48. 脑动静脉畸形引起哪些血流动力学的变化?

典型的血流动力学特征是低阻-高流量或低流量动静脉瘘。瘘口能导致动脉端低压及其周围区域脑血流量(CBF)下降("窃血"现象)。早期脑血管造影研究发现,脑动静脉畸形供血动脉粗大、经过瘘口的血流量大以及周围脑组织正常供血动脉细小。

49. 脑动静脉畸形的 spetzler-Martin 分级?

分级如表 5:

表 5 spetzler-Martin 的分级

项　　目		评　　分
畸形团体积	<3 cm	1
	3~6 cm	2
	>6 cm	3
引流静脉	仅浅表静脉引流	0
	深部静脉引流	1
邻近脑组织 是否为功能区	否	0
	是	1

注：I~V 级基于所有项目分数的总和(例如,I 级＝1 分)

50. 脑动静脉畸形(AVM)有什么临床表现?

(1) 颅内出血:出血形式主要包括脑实质出血、蛛网膜下腔出血、脑室内出血等。其中,脑实质出血更容易导致神经功能缺损。

(2) 癫痫:是脑动静脉畸形较常见的临床表现,癫痫类型在某种程度上可能与AVM 部位相关。

(3) 头痛:偏头痛一般与枕叶动静脉畸形相关。

(4) 进展性神功能障碍:如偏瘫、失语、由脑缺血综合征引起的痴呆等。

(5) 其他类型 AVM 可能引起头皮静脉扩张,可闻及颈部一过性杂音。

51. 脑动静脉畸形有什么诊断方法?

诊断主要依赖于神经影像学检查,包括 CT、MRI 扫描以及脑血管造影。

(1) CT 能够检测到是否发生颅内出血及部位。

(2) MRI 不仅能检测出畸形血管团,而且有助于确定其大小与部位。因此,MRI 常用于脑动静脉畸形的筛查。

(3) DSA 脑血管造影是脑动静脉畸形诊断的金标准,它能显示详细的血管结构,包括供血动脉来源及数目、畸形血管团的解剖结构、引流静脉方向以及是否伴发动脉瘤等,有助于指导制定手术策略。

52. 脑动静脉畸形(AVM)怎样治疗?

（1）保守治疗：用于未破裂 AVM 患者，尤其是 Spetzler-Martin 分级高、手术风险高的患者。

（2）显微手术切除：是 AVM 最常用治疗方法，一次手术可完全根除 AVM。

（3）血管内介入治疗：通过栓塞材料闭塞供血动脉及畸形团内的血管，缩小 AVM 体积，改变血流动力学，改善周围脑组织的供血。

（4）立体定向放射治疗：包括伽马刀、射波刀、质子束、直线加速器等。

（5）多模式治疗：将外科切除、血管内介入、立体定向放射治疗有机的结合。

53. 放射疗法的适应证有哪些?

体积小、血流量低、引流静脉少、半球部位、低龄 脑动静脉畸形(AVM) 患者接受立体定向放射治疗更易获得成功。中心部位 AVM 立体定向放射并发症风险更高，主要不良反应是放射性脑水肿。一旦出现，可应用贝伐单抗、甘露醇、糖皮质激素等药物治疗，多数可缓解甚至完全好转。

54. 脑动静脉畸形(AVM)治疗目的是什么?

治疗的目的是彻底消除 AVM 预防出血。

55. 什么是神经源性心脏损伤?

是指在没有心脏原发性疾病的情况下，由于颅脑损伤或中枢神经系统其他疾病引起的心脏损害。脑心综合征是由 Byer 于 1947 年首次报告，它是由各种原因如急性脑血管病、急性颅脑损伤、颅内炎症、颅内占位性病变等导致的颅内压(ICP)增高累及到丘脑下部和脑干的自主神经中枢所引起的继发性心肌缺血、心律失常和心功能不全，并不包括脑部疾病发生前的心脏疾病。

56. 神经源性心脏损伤的主要表现

（1）心电图改变：分为两种类型，一种是心肌缺血，表现为 QRS、ST 段和 T 波异常还有 QT 间期的延长；另一种是心律失常，如窦性心动过缓、房早或室早、左室高电压、房室或心室内传导阻滞等。

（2）心功能的改变：超声心动图显示室壁运动异常，表现为心肌收缩力明显降低，射血分数降低。

57. 何谓神经源性肺水肿?

神经源性肺水肿(neurogenic pulmonary edema ，NPE)由 Nothnagel 于 1874 年首次报道。NPE 并无原发心、肺、肾疾病,而是由各种中枢神经系统疾病所致颅内压(ICP) 增高引发急性肺水肿,故又称为中枢性肺水肿。引起 NPE 的原因众多,如颅脑损伤、脑炎、脑出血等。

58. 神经源性肺水肿的临床表现有哪些?

临床表现包括咳嗽、进行性呼吸困难、呼吸急促、发绀、出现三凹征、口鼻溢出大量白色或粉红色泡沫;双肺弥漫性细湿啰音,全身大汗。胸 X 线片表现为早期两肺纹理增强,出现蝴蝶状阴影斑片状阴影时已属晚期;PaO_2 降低(<60 mmHg)提示病程进展迅速,治疗困难,病死率高。

59. 神经源性肺水肿(NPE)的发生机制有哪些?

发病机制尚未完全明确,目前有血流动力学说、肺毛细血管渗透性学说和冲击伤学说等三种学说,但较为公认的是前两种。① 血流动力学说认为血液在体内转移是主要的。② 肺毛细血管渗透性学说认为血管通透性增加在 NPE 的发生中起主要作用。③ 冲击伤学说认为中枢神经系统损伤后,机体发生过度应激,交感神经过度兴奋引起儿茶酚胺物质大量释放是致 NPE 的重要原因。

60. 神经源性肺水肿的治疗策略是什么?

① 限制过量液体输入;② 清除呼吸道分泌物,保持气道通畅 ;③ 高流量吸氧。疗效不佳者气管插管或气管切开、呼吸机辅助通气。主要采取辅助/控制通气(AC)＋呼气末正压通气(PEEP);④ 糖皮质激素能降低毛细血管通透性,减轻肺水肿程度。可给予甲强龙 15～20 mg /(kg・d);⑤ 降低心脏负荷,维持正常循环;⑥ 保持水电解质和酸碱平衡;⑦ 应用有效抗生素防止肺部感染。

61. 什么是正常灌注压突破?

是指由畸形血管长期盗血,邻近小动脉处于持续扩张状态,脑血管损失了自动调节能力,一旦动静脉畸形被切除,脑血管灌注压升高,脑动脉不能反应性收缩而造成脑过度灌注,出现弥漫性脑水肿和小动脉破裂出血等。

62. 如何防治正常灌注压突破(NPPB)?

　　调控动脉压,使血压维持在低于患者的基础水平的15%～20%范围内。在切除巨大颅内动静脉畸形 AVMs 时,手术中降低动脉压、控制体温、延长麻醉苏醒时间、减低代谢消耗等辅助手段以及手术后应用大剂量的糖皮质激素和脱水药物等,可有效预防 NPPB 的发生。

63. 对脑动静脉畸形(AVM)患者的麻醉管理,何时应用控制性降压?

　　(1) AVM 切除时维持轻度低血压,有效减缓供血动脉的血流,减少出血。但要注意血压降的过多,加重畸形"窃血",周围脑组织灌注不足而导致脑缺血。

　　(2) AVM 完整切除后,将出血点彻底止住,再将血压慢慢回升到正常水平,如有再出血,应继续止血。

　　控制性低血压也适用于较大的颅内 AVM 栓塞术,可有效减缓供血动脉的血流,使微粒栓塞的位置更准确。

64. 脑动静脉畸形手术的麻醉管理目标?

　　① 手术中维持循环稳定;② 维持满意的脑灌注压和脑氧合;③ 防止脑水肿和血管充血所致的脑压增高。

65. 巴比妥类药物对脑代谢的影响?

　　在 $PaCO_2$ 正常情况下,巴比妥类药物对脑耗氧量(CMR)和脑血流量(CBF)的作用与剂量相关。麻醉开始后,CBF 和脑氧消耗($CMRO_2$)分别降低约30%;大剂量硫喷妥钠使脑电图完全抑制时,CBF 和 $CMRO_2$,分别降低约50%。

　　在硫喷妥钠麻醉中,CBF 自身调节机制和 CBF 对 $PaCO_2$ 升高的反应正常。镇静性麻醉药主要影响与脑电生理功能相关的脑代谢,而对维持细胞稳态的脑代谢影响极小。巴比妥类药物对 CBF 和 $CMRO_2$ 的抑制作用具有耐受性。首次用药后2小时,再静脉注射同等剂量对 CBF 和 $CMRO_2$ 的抑制作用仅为首次剂量的1/2。

66. 脑动静脉畸形(AVW)神经介入治疗术中使用气管插管全身麻醉有何优点?

　　① 术中控制气道,改善氧合。② 有利于对患者进行循环控制(控制性低血压、控制性高血压)和脑保护。③ 发生严重并发症时,已建立的安全气道能为抢救患者和及时处理赢得更多主动。④ 肌肉松弛药保证患者无体动,提高了重要操作步骤的安全性。⑤ 适用于时间长、操作困难的神经介入治疗手术以及小儿和不能合

作的患者。⑥ 在影像学检查时,为了避免面部骨骼干扰,要求患者处于下颌蜷缩体位并保证不动,有时则需要控制运动甚至暂时停止呼吸;全身麻醉和控制呼吸能够满足这些要求。

67. 脑动静脉畸形(AVW)神经介入治疗术中使用气管插管全身麻醉有何缺点?

① 气管插管、拔管过程中容易引起循环功能波动,导致心肌耗氧量增加,有造成心肌缺氧的危险。高血压、呛咳、屏气等可升高颅内压(ICP),并随之带来一系列不良影响。

② 术中神经介入治疗医师不能随时对患者的神经功能状态进行评估。

68. 脑动静脉畸形(AVW)神经介入治疗术中使用喉罩通气应注意哪些问题?

① 使用喉罩通气道患者的体重指数(BMI)应正常(<25)且无预计的困难气道和困难气管插管;② 考虑到已破裂过的颅内动脉瘤手术中发生再次破裂的风险较大,所以选择喉罩通气道应谨慎;③ 使用喉罩通气道时可出现密封效果不好、间歇正压通气时胃胀气和口腔分泌物增加、通气时出现食管反流等问题,应予以注意;④ 喉罩通气道不能防止呼吸道误吸,对饱食患者应禁用;⑤ 慢性阻塞性肺疾病患者因气道压较高和气道管理困难,喉罩通气道亦应谨慎。

69. 什么是烟雾病?

烟雾病是一种病因不明的、以双侧颈内动脉末端及大脑前动脉、大脑中动脉起始部慢性进行性狭窄或闭塞为特征,并继发颅底异常血管网形成的一种脑血管疾病。由于这种颅底异常血管网在脑血管造影图像上形似"烟雾",故称为"烟雾病"。

70. 烟雾病有什么临床表现?

烟雾病以脑缺血及脑出血为主要首发症状,脑缺血症状比例更高。烟雾病可在儿童至成年人的任何年龄阶段发病,儿童首次症状以脑缺血为主;成人首次症状除缺血症状外还有颅内出血。换言之,脑出血症状更常见于成年烟雾病患者。

近年来,随着 MRI 等神经影像学技术的普及,越来越多的烟雾病患者在无症状期发现,或以头痛、头晕等非特异性症状为主被发现。

71. 怎样诊断烟雾病?

DSA 诊断烟雾病须符合以下特点: ① 颈内动脉远端或大脑前动脉/大脑中动

脉起始端狭窄或闭塞;② 狭窄或闭塞血管位置周围于造影动脉期出现异常血管网;③ 双侧均出现① 和② 的表现;④ 儿童患者单侧出现① 或② 的表现即可诊断为烟雾病。

72. 烟雾病的手术治疗方法有哪些?

对颅内动脉闭塞性脑病,外科干预以低流量颅内外血运重建术为主要治疗方法,分为直接血运重建术和间接血运重建术。直接血运重建手术主要采用颞浅动脉-大脑中动脉(STA－MCA)搭桥术,优点是血运重建迅速,动脉血流直接进入脑动脉循环,并且依赖动脉内部压力差自然分配血流,对缺血改善比较迅速。间接血运重建主要采用以脑-硬脑膜-颞浅动脉贴覆术和多点钻孔术为主。此术式优点是操作简单,有利于基层医院开展。

73. 什么是烟雾病手术的围手术期管理的基本原则?

维持“供给需求”平衡。围手术期维持供给(脑血流)-需求(脑代谢率)比平衡适宜,在大脑中动脉阻断期间采取干预缺血损伤,早期发现非理想状态的供给需求状态并迅速做出补救措施是管理的基础。

74. 烟雾病患者围手术期液体治疗要注意什么,反映容量状态的良好指标有哪些?

液体管理目标为维持正常血容量,血细胞比容为 30%～36%。建议烟雾病患者围手术期应保持高容量状态,以预防低血压和低脑灌注压。甘露醇和呋塞米可致脱水、低血容量,引起低血压,因此,烟雾病患者围手术期采用甘露醇和利尿剂以松弛脑组织时应随时观察患者生命体征,注意维持平均动脉压(MAP)稳定。心功能、肾功能正常的患者,尿量是反映容量状态的良好指标。

75. 术中利用 NIRS 监测局部脑氧饱和度对于烟雾病手术中的意义?

NIRS 监测局部脑氧饱和度($rScO_2$)能无创、连续实时反映额叶脑氧供需平衡的变化。通过 NIRS 测定 $rScO_2$ 的变化能反映脑氧供需平衡。因此,烟雾病术中监测 $rScO_2$ 能够直接反映脑氧供需平衡($CMRO_2/CBF$)状态的改变,间接了解额叶 CBF 变化。

76. 颈动脉内膜剥脱术适应证有哪些?

（1）症状性颈动脉狭窄患者：无论是 短暂性脑缺血发作（TIA）还是卒中，按照 NASCET 方法测量，动脉造影显示狭窄率≥50%的患者均能够从内膜剥脱术（carotid cndartereetomy，CEA）获益。

（2）无症状颈动脉狭窄患者：狭窄程度≥60%的患者能够从 CEA 获益，但要求术者对此类患者评估手术的严重并发症<3%，且预期患者生存期不少于 5 年。

77. 颈动脉内膜剥脱术有哪些禁忌证?

① 脑梗死急性期。② 颈动脉闭塞，且闭塞远端颈内动脉不显影。③ 病变位置过高或过低使手术显露困难。④ 重度卒中伴意识改变和（或）严重功能障碍，合并持久性神经功能缺失。⑤ 手术风险过高，如 6 个月内有心肌梗死、合并难以控制的严重高血压或心衰、全身情况差不能耐受手术等。

78. 颈动脉内膜剥脱术的适应证是什么?

（1）症状性颈动脉狭窄患者：无论是短暂性脑缺血发作（TIA）还是卒中，按照 NASCET 方法测量，动脉造影显示狭窄率≥50%的患者均能够从 CEA 获益。

（2）无症状颈动脉狭窄患者：狭窄程度≥60%的患者能够从 CEA 获益，但要求术者对此类患者估计手术的严重并发症<3%，且预期患者生存期不少于 5 年。

79. 颈动脉内膜剥脱术麻醉前怎样评估?

（1）一般情况评估：详细询问病史，全面查体和辅助检查分析。

（2）高危因素的识别及处理：高血压、冠心病、糖尿病、肾功能不全。

80. 颈动脉内膜剥脱术术前怎样进行危险分级?

危险分级如表 6：

表 6　危险分级

危险分组	患　者　状　况	总病死率（%）
1	神经功能稳定，没有严重的内科疾病，血管造影风险大	1
2	神经功能稳定，合并严重内科疾病，血管造影风险大	2

危险分组	患　者　状　况	总病死率(%)
3	神经功能稳定,没有严重的内科疾病或血管造影风险	7
4	神经功能不稳定,合并严重内科疾病,血管造影风险大	10

81. 怎样选择颈动脉内膜剥脱术麻醉方法?

CEA 的手术刺激并不强烈,无论局部麻醉或全身麻醉均能为其提供良好的手术条件。早期的 CEA 手术多选择局部麻醉,但由于全身麻醉可提供更好的手术条件,可以保证气道安全和足够通气,同时全麻药物又具有脑保护作用,所以临床应用越来越普遍。近年来,因为局部麻醉在神经功能监测方面的优势,其临床应用又重新得到了人们的关注。

82. 颈动脉内膜剥脱术神经监测的方法有哪些?

(1) EEG:有人认为 EEG 是全身麻醉下实施 CEA 患者监测的金标准。若术中发现 EEG 背景快波减少 50% 以上、慢波增多或 EEG 波形全部消失,则提示存在脑缺血可能,是实施转流的指证。

(2) 躯体感觉诱发电位(somatosensory-evoked potentials,SSEP):理论上,SSEP 在监测脑缺血方面较 EEG 具有优势,可监测皮质及脑深部结构。但是,临床研究发现事实并非如此。SSEP 通常可发现脑缺血,但其特异性和敏感性不如 EEG,EEG 可较迅速地发现严重脑低灌注;当脑缺血逐渐出现时,SSEP 的改变则较 EEG 改变更为迅速。

83. 颈动脉内膜剥脱术分为哪三个时期?

颈动脉阻断前期、颈动脉阻断期和颈动脉开放期。

84. 颈动脉内膜剥脱术的麻醉管理要点是什么?

(1) 颈动脉阻断前期:维持术前基础水平。此期需要适当扩容、使用小剂量升压药物。另外,为防止血栓形成,阻断动脉前需对患者进行肝素化,通常目标活化凝血时间是 200~250 秒。

(2) 颈动脉阻断期:提升血压,以增加侧支循环血流,满足脑组织代谢要求。

建议将血压维持在基础值至高于基础值 20% 范围内。

（3）颈动脉开放期：患侧颅内血管呈代偿性扩张状态，颈动脉窦压力感受器功能失调，脑血流自动调节功能减退。开放颈动脉后，大量血液经通畅的颈内动脉进入颅内，极易出现脑高灌注状态，此时应适当降低血压，减少脑血流量（CBF）。

85. 什么是脑窃血现象？

如果颈动脉阻断后患者出现脑缺血表现，首选干预措施是升高血压。需要维持平均动脉压高于手术前水平 20%，以维持经过 Willis 环的灌注压。控制性低碳酸血症和高碳酸血症均曾被提出作为增强同侧脑血流量（CBF）的措施，但两者均存在风险：低碳酸血症可导致同侧脑血管收缩，可扩大脑缺血的范围；高碳酸血症可导致对侧脑血管扩张，出现脑内窃血现象。

86. 术前为预防缺血事件的发生，常用哪些药物？

抗血小板药物（阿司匹林、氯吡格雷）、降脂药物、ACEI 类降压药和 β 受体阻断剂。多中心研究发现，在颈动脉内膜剥脱术（CEA）后联合应用以上四种药物能减少再狭窄和术后并发症的发生。

87. 颈动脉内膜剥脱术全麻和局麻有什么优缺点？

对比如表 7：

表 7　颈动脉内膜剥脱术全麻和局麻的优缺点

	优　　点	缺　　点
局部麻醉	患者清醒，可直接进行神经功能评估； 血流动力学稳定； 手术后疼痛容易控制； 手术中一般不需采取转流；	不适合所有患者； 可能需要气道管理；
全身麻醉	手术中患者舒适； 大多数患者适用； 气道管理方便； 全麻药具有脑保护作用；	手术中部分患者需要血液转流； 血流动力学不稳定； 手术后恶心，呕吐；

88. 什么是颈动脉残端压？

颈动脉残端压（carotid stump pressure，CSP）是颈总动脉和颈外动脉阻断后在颈内动脉远端测得的压力,能反映经 Willis 环对手术侧半球的代偿性供血压力其优点是监测方便、费用低。CSP 过低时,意味着有脑灌注不足的风险,需要建立血液转流。

89. 什么是过度灌注综合征?

过度灌注综合征(cerebral hyperperfusion syndrome,CHS)是指血管再通后出现的局灶性脑损伤,通常由高灌注导致。但必须注意并非所有高灌注都会导致 CHS,只有发生脑损伤才能诊断为 CHS。因此,有学者建议用再灌注脑损伤来代替 CHS。

90. 过度灌注综合征诊断标准有哪些?

颈动脉内膜剥脱术(CEA)术后 CHS 的诊断标准为:① CEA 术后 30 天内发生;② 术后新出现的头疼、癫痫、偏瘫以及 Glasgow 评分 <15,或影像学有脑水肿、颅内出血的表现;③ 经颅多普勒、SPECT、MRP 等有高灌注的证据,或收缩压>180 mmHg;④ 排除脑缺血、颈动脉闭塞及导致代谢紊乱药物因素。

91. 为什么会发生脑高灌注?

答案如表 8:

表 8 原因与病理生理

原 因	病 理 生 理
脑血流自动调节机制和压力感受器功能障碍	血压波动 术后高血压 CPP 升高 低灌注脑组织出血 一过性心动过速和脑血流改变
慢性高血压、微血管病变和血脑屏障破坏	内皮功能障碍和微血管病变 血管通透性增高、白蛋白外渗 TGFβ 信号通路激活 释放 NO
自由基形成	脂质过氧化 血管内皮破坏 脑水肿

原　　　因	病　理　生　理
颈动脉狭窄	慢性低灌注 内皮损伤 扩血管化学物质失衡

92. 颈动脉内膜剥脱术后发生高血压的原因是什么？

术后高血压的发生率是 $25\%\sim58\%$。术前有高血压病史，血压控制不满意的患者，术后发生高血压的风险较大。术后高血压可能与手术切断颈动脉窦压力感受器传入神经有关，其他因素还包括缺氧、高 CO_2 血症、尿潴留及切口疼痛等。

93. 颈动脉内膜剥脱术后发生高血压或低血压的原因是什么？

低血压的发生率是 $8\%\sim10\%$。术后低血压可由麻醉药物残留作用或对高血压过度积极的药物控制所致，也有学者认为低血压的原因时颈动脉窦压力感受器过度敏感，其原因还有低心排（心功能衰竭、心肌梗死）或低血容量等。

94. 何谓血脑屏障？

血脑屏障（BBB）包括脑毛细血管内皮细胞基膜和胶质细胞足突三层结构。脑血管内皮细胞是组成 BBB 的基本骨架，它构成一个连续封闭的网，是大分子物质转运的主要障碍；基膜主要由Ⅳ型胶原和纤维蛋白构成，能防止由于静水压和渗透压改变引起的血管变形；星形细胞的足突组成一层坚韧的胶质膜，覆盖在毛细血管周围，增加了 BBB 的机械屏障作用。

95. 血脑屏障（BBB）有什么功能？

① 维持脑内环境稳定；② 保证神经元的正常活动；③ 血脑屏障在神经药理学中的作用。

96. 血脑屏障完整时补液应注意什么事项？

在 BBB 功能和通透性完好的条件下。输入大量等渗晶体液使血浆蛋白稀释性降低后，外周组织可出现水肿，而脑组织水含量和颅内压 ICP 并不增加。输入低渗溶液（如 0.45% 氯化钠）造成血浆渗透浓度降低可导致脑水肿，这是因为水沿着改变的渗透压梯度进入了脑组织。无论是对正常或已改变的 BBB,轻微的血浆渗透浓度降低(<5%)也会加重脑水肿,由此升高 ICP 和降低脑灌注压(CPP)。所以要严格避免低渗溶液的输注,神经外科体液管理的一个重要目标就是要防止血浆渗透浓度降低。

97. 颈动脉内膜剥脱术术后的并发症有哪些?

① 脑卒中;② 心肌梗死和急性冠脉综合征;③ 高灌注综合征;④ 术后血流动力学紊乱;⑤ 术后呼吸功能不全;⑥ 脑神经损伤;⑦ 术后认知功能障碍;⑧ 术区血肿形成和感染。

98. 颈动脉内膜剥脱术术后出现呼吸功能不全的原因是什么?

CEA 手术操作经常导致颈动脉体损伤或被切除。单侧颈动脉体损伤对通气反应的影响通常并不明显,患者可以没有临床症状;但若双侧颈动脉体均遭破坏,又加上阿片类药物的残留作用,就可能导致严重的呼吸抑制,甚至死亡。因此,对此类患者术后给予阿片类药物镇痛需十分慎重。

99. 颈动脉内膜剥脱术术后出现呼吸功能不全的怎样治疗?

提高吸入氧浓度,及时行辅助通气。术后早期严密监测,如果出现颈部血肿和气道受压的征象,需解开颈部包扎,解除对气道的压迫。

(时鹏才)

参考文献

［1］ 韩如泉,王保国,王国林. 神经外科麻醉学. 第 3 版. 北京:人民卫生出版社,2018.
［2］ 邓小明,姚尚龙,于布为,等. 现代麻醉学. 第 4 版. 北京:人民卫生出版社,2014.

创伤性脑损伤术的麻醉问题

1. 颅脑创伤怎样分级?

颅脑创伤的分级目前采用国际通用的格拉斯哥分级评分(Glascow - GCS 昏迷评分)(表 9)。此评分具体内容包括睁眼反应、语言反应和肢体运动三个方面,三个部分加起来的评分就是患者的昏迷评分,最高为 15 分,表示意识清楚,12~14 分为轻度意识障碍;9~11 分为中度意识障碍;8 分以下为昏迷。

表 9 格拉斯哥分级评分

分值	睁 眼 反 应	语 言 反 应	肢 体 运 动
6			能按吩咐完成动作
5		能正确回答	刺痛能定位
4	能自行睁眼	对话不正确、胡言乱语	刺痛肢体逃避
3	呼之能睁眼	词语不请	刺痛肢体屈曲
2	刺激能睁眼	仅能发音	刺痛肢体伸直
1	不能睁眼	不能发音	无反应

2. 基于运动反应的简易运动有哪些评分内容?

对于颅脑创伤严重不能配合的患者,可使用基于运动反应的简易运动评分(SMS),与颅脑创伤的严重程度及预后具有良好的相关性。SMS 分为三级:0 分,逃避疼痛的行为或对疼痛无反应;1 分,能定位疼痛部位;2 分,能进行指令性运动。

3. 颅脑损伤的发生因素有哪些？

造成脑损伤的基本因素主要包括两种：① 外力作用于头部，由于颅骨内陷和迅即回弹或骨折引起的脑损伤，常发生在着力部位；② 头部遭受外力后的瞬间，脑与颅骨之间的相对运动造成的损伤，这种损伤既可发生在着力部位，也发生在着力部位的对侧，即对冲伤。

4. 颅脑损伤怎样分类？

按脑损伤的发生时间和机制分为原发性脑损伤和继发性脑损伤。原发性脑损伤指外力作用于头部时立即发生的损伤，继发性脑损伤指受伤一定时间后出现的脑损伤。

按脑与外界是否相通分为闭合性脑损伤和开放性脑损伤。硬脑膜完整的脑损伤属于闭合伤；硬脑膜破裂，脑与外界相通者为开放伤。

5. 脑挫裂伤的定义及 CT 表现是什么？

脑挫裂伤是外力造成的原发性脑器质性损伤，既可发生于着力部位，也可发生在对冲部位。典型 CT 表现为局部脑组织内有高低密度混杂影，点片状高密度影为出血灶，高密度影则为水肿区。

6. 脑挫裂伤的病理表现有哪些？

脑挫裂伤轻者仅见局部软膜下皮质散在点状出血。较重者损伤范围较广泛，常有软膜撕裂，深部白质亦受累。严重者脑皮质及其深度的白质广泛挫碎、破裂、坏死、局部出血、水肿，甚至形成血肿。显微镜下可见脑组织出血，皮质分层不清或消失；神经元胞质空泡形成，尼氏体消失，核固缩、碎裂、溶解，轴突肿胀、断裂、髓鞘崩解；胶质细胞变性、肿胀。

7. 弥漫性轴索损伤的定义及临床表现有哪些？

弥漫性轴索损伤是头部遭受加速性旋转外力作用时，因剪应力造成的以脑内神经轴索肿胀断裂为主要特征的损伤。临床表现：意识障碍，伤后即刻发生长时间严重意识障碍是弥漫性轴索损伤的典型临床表现，但轻型者也可有清醒期，甚至能言语；瞳孔和眼球运动改变，部分患者可有单侧或双侧瞳孔散大，广泛损伤者可有双眼向损伤对侧和向下凝视，但此种表现缺乏特异性。

8. 弥漫性轴索损伤有何病理表现?

肉眼可见损伤区组织间裂隙和血管撕裂性出血灶,一般不伴明显脑挫裂伤和颅内血肿。显微镜下发现轴缩球是确认弥漫性轴索损伤的主要依据。轴缩球是轴索断裂后,近断端轴浆溢出膨大的结果,为圆形或卵圆形小体,直径为 $5\sim20\ \mu m$,一般在伤后 12 小时出现,2 周内逐渐增多,持续约 2 个月。

9. 弥漫性轴索损伤怎样分级?

根据病理所见,弥漫性轴索损伤可分为三级:Ⅰ级,显微镜下发现轴缩球,分布于轴索聚集区,以胼胝体和矢状窦旁白质区为主;Ⅱ级,除具有Ⅰ级特点外,肉眼可见胼胝体有撕裂出血灶;Ⅲ级,除具有Ⅱ级特点外,尚可见脑干上端背外侧组织撕裂出血灶。

10. 原发性脑干损伤有什么临床表现?

(1) 意识障碍:伤后立即出现,多较严重,持续时间长。

(2) 瞳孔变化:较常见,表现为双瞳不等大、大小多变或双瞳极度缩小,或双瞳散大。

(3) 眼球位置和运动异常:脑干损伤累及动眼神经核、滑车神经核或展神经核,可导致斜视、复视和相应的眼球运动障碍。

(4) 锥体束征和去脑强直:脑干损伤早期多表现为软瘫,以后出现腱反射亢进和病理发射,严重者可有去脑强直。

(5) 生命体征变化:伤后立即出现呼吸功能紊乱是脑干严重损伤的重要征象之一。同时循环功能亦趋于衰竭,血压下降,脉搏细弱,常伴高热。

(6) 其他:常见有消化道出血和顽固性呃逆。

11. 原发性脑干损伤的病理及影像学表现有哪些?

① 病理轻者仅有显微镜下可见的点状出血和局限性水肿;重者可见脑干内神经结构断裂,局灶性或大片出血、水肿和软化。② 影像学 CT 可以发现脑干内灶状出血,表现为点片状高密度影,周围脑池狭窄或消失;MRI 在显示脑干内小出血灶和组织撕裂方面优于 CT。

12. 下丘脑损伤有哪些病理表现?

多表现为灶状出血、局部水肿、软化及神经细胞坏死,亦可出现缺血性改变。

垂体柄和垂体常受累,发生出血、坏死。

13. 下丘脑损伤有哪些临床表现?

（1）睡眠、意识障碍：多为嗜睡,严重者昏迷。

（2）体温调节障碍：下丘脑前区受损可引起高热,后区损伤则可导致体温过低。

（3）尿崩症：下丘脑损伤的常见症状,尿量每日 4 000 mL 以上,多者达 10 000 mL,尿比重<1.005。

（4）消化道出血：临床表现为胃肠道黏膜溃烂出血,也可有胃肠道溃疡或穿孔。

（5）循环呼吸紊乱：下丘脑的外侧核和后核受刺激时诱发血压升高、心率加快;损伤时则产生相反症状。下丘脑后区有呼吸管理中枢,该中枢损伤可引起呼吸减慢或呼吸停止。

14. 颅内血肿怎样分类?

颅内血肿按症状出现时间分为急性血肿(3 天内)、亚急性血肿(4~21 天)和慢性血肿(22 天以上);按部位分为硬脑膜外血肿、硬脑膜下血肿和脑内血肿。

15. 硬脑膜外血肿的发生机制是什么?

硬脑膜外血肿主要发生在脑膜中动脉,该动脉经颅中窝底的棘孔入颅后,沿脑膜中动脉沟走行,在近翼点处分为前后两支,主干及分支可因骨折而撕破,由此诱发硬脑膜外形成血肿。除此之外,颅内静脉窦(上矢状窦、横窦)、脑膜中静脉、板障静脉或导血管损伤也可造成硬膜外血肿。少数患者无骨折,其血肿可能与外力造成硬脑膜与颅骨分离,硬膜表面的小血管被撕裂有关。

16. 硬膜外血肿有哪些临床表现?

（1）意识障碍：进行性意识障碍为颅内血肿的主要症状。

（2）颅内压增高：患者在昏迷前或中间清醒期常有头痛、恶心、呕吐等颅内压增高症状,伴有血压升高、呼吸和脉搏缓慢等生命体征。

（3）瞳孔改变：幕上血肿大多先形成小脑幕切迹疝,可出现意识障碍及瞳孔改变;早期因动眼神经受到刺激,患侧瞳孔缩小,随即出血患侧瞳孔散大;若脑疝继续发展,则双侧瞳孔散大。

（4）神经系统体征：当血肿增大引起小脑幕切迹疝时,可出现对侧锥体束征。

17. 硬脑膜下血肿的发生机制是什么？

（1）急性和亚急性硬脑膜下血肿：主要来源是脑皮质血管，大多由对冲性脑挫裂伤所致，好发于额极、颞极及其底面，可视为脑挫裂伤的一种并发症，成为复合型硬脑膜下血肿。另一种较少见的是由于大脑表面回流到静脉窦的桥静脉或静脉窦本身撕裂所致，不伴有脑挫裂伤，称为单纯硬膜下血肿。

（2）慢性硬脑膜下血肿：好发于老年人，出血来源和发病机制尚不完全清楚，可能与营养不良、维生素 C 缺乏、硬脑膜出血性或血管性疾病有关。

18. 急性和亚急性硬脑膜下血肿有哪些临床表现？

（1）意识障碍：伴有脑挫裂伤的急性复合型血肿患者多表现为持续昏迷或昏迷进行性加重，亚急性或单纯型血肿则多有中间清醒期；

（2）颅内压升高：血肿及脑挫裂伤继发的脑水肿均可造成颅内压增高，导致头痛、恶心、呕吐及生命体征改变；

（3）瞳孔改变：复合型血肿病情进展迅速，容易引起脑疝而出现瞳孔改变，单纯型或亚急性血肿瞳孔变化出现较晚；

（4）神经系统体征：伤后立即出现的偏瘫等征象是脑挫裂伤所致。逐渐出现的体征，则是血肿压迫功能区或脑疝的表现。

19. 慢性硬脑膜下血肿有哪些临床表现？

慢性硬脑膜下临床表现差异大，大致可归纳为三种类型：① 以颅内压增高症状为主，缺乏定位症状；② 以病灶症状为主，如偏瘫、失语、局限性癫痫等；③ 以智力和精神症状为主，表现为头昏、耳鸣、记忆力减退、精神迟钝或失常。

20. 脑内血肿的发生机制是什么？

脑内血肿有两种类型：浅部血肿多由于挫裂的脑皮质血管破裂所致，常与硬膜下血肿同时存在，多位于额极、颞极及其底面；深部血肿系脑深部血管破裂所引起，脑表面无明显挫裂伤，很少见。

21. 火器性颅脑损伤怎样分类？

（1）头皮软组织伤：头皮损伤，颅骨尚完整，少数患者局部脑组织可能有挫伤。

（2）非穿透伤：有头皮损伤和颅骨骨折，硬脑膜尚完整，脑组织多有挫裂伤，甚至形成颅内血肿。

（3）穿透伤：有头皮伤和颅骨骨折，硬脑膜破裂，脑组织损伤较严重，常合并血肿。此类损伤根据损伤发生形式又可分为非贯通伤、贯通伤和切线伤。

22. 火器性颅脑损伤机制是什么？

现代枪弹速度快，弹头尖且圆滑，穿透力强，容易造成贯通伤；弹片不规则，穿透力较弱，容易引起非贯通伤。致伤物射入颅腔内，造成的脑组织损伤可分为管道性损伤和膨胀性损伤。

23. 凹陷性颅骨骨折处理要点有哪些？

凹陷性颅骨骨折需尽快复位并在 24 小时内清创，以尽量减少感染风险。碎骨片和贯穿物可引起静脉窦或硬脑膜窦填塞，因此在急诊室不能处理碎骨片和贯穿物。

24. 火器性颅脑开放伤处理要点有哪些？

火器性颅脑开放伤由于同外界相通，颅内又存在异物残留，易导致颅内感染，不仅发生在伤后早期，晚期也易发生脑肿胀。因此，伤后需及时、彻底清创，使用大剂量抗生素减少感染。同时需注意，此类伤者创口及弹道出血较多，且往往合并其他部位的复合伤，易发生出血性休克。

25. 颅内血肿及脑挫裂伤处理要点是什么？

颅内血肿及脑挫裂伤早期存在休克者先处理休克，稳定生命体征，及早行 CT 检查，明确颅内病变，以作相应处理。怀疑有颅内大血管损伤者，可行 CTA 或 DSA 检查以明确开放伤导致颅内的血管损伤，或异物与血管的位置关系。

26. 颅脑外伤患者中枢神经系统会发生什么变化？

在原发性脑创伤的局灶性区域，脑血流（CBF）和脑代谢率（CMR）降低。① 随着颅内压（ICP）升高，颅内更多的组织出现低灌注和低代谢。② 当 ICP 持续升高时，CBF 的自主调节能力被削弱；同时合并的低血压将进一步加重脑组织缺血。③ 血脑屏障破坏导致的血管源性脑水肿和缺血导致的细胞毒性脑水肿将进一步增高 ICP，从而加重脑组织缺血和缺氧，甚至引起致命性的脑疝。

27. 颅脑外伤患者循环系统会发生什么变化？

继发性交感神经兴奋和（或）颅内高压引起的库欣反射对低血容量的闭合性颅

脑创伤患者而言常表现为高血压和心动过缓。镇静镇痛药物的使用,甘露醇和呋塞米降颅压措施,及硬脑膜的手术操作和(或)合并其他器官损伤致大量失血,都可使颅脑外伤患者出现严重的低血压、心动过速、心律失常和心排血量下降。心电图常见 T 波、U 波、ST 段、QT 间期等异常表现。入院时收缩压低于 90 mmHg 的患者病死率和病残率明显升高。

28. 颅脑外伤患者呼吸系统会发生什么变化?

颅脑创伤患者可出现低氧血症和异常的呼吸模式(如自主过度通气),并经常伴有恶心呕吐和反流误吸。交感神经兴奋可引起肺动脉高压,导致神经源性肺水肿。同时重度颅脑外伤后呼吸系统并发症十分常见,包括神经源性肺水肿、吸入性肺炎、下呼吸道感染、ARDS 和呼吸机相关肺损伤等。

29. 颅脑外伤患者免疫系统会发生什么变化?

由于血脑屏障的存在,正常情况下,中枢神经系统极少参与免疫调节,但颅脑外伤后血脑屏障完整性遭到破坏,神经元和胶质细胞在炎性介质的作用下大量释放多种细胞因子和调节物,导致脑和全身病情恶化。越来越多的研究提示,中枢神经系统参与调节外周免疫,颅脑损伤可激发免疫系统,快速调动外周的免疫反应。

30. 颅脑外伤患者血液系统会发生什么变化?

颅脑外伤早期受损脑组织可释放促凝血的组织因子,而后高凝状态下凝血因子不断消耗,最后导致机体呈低凝状态,导致出血风险增加。另外,创伤前服用华法林的老年患者死亡率高于服用阿司匹林者。

31. 颅脑外伤患者内分泌系统会发生什么变化?

颅脑外伤后由于直接损伤和 ICP 增高、低血压、缺氧及体温升高等激发因素可导致下丘脑-垂体-肾上腺轴功能障碍。垂体前叶损伤可引起 TSH、总 T3 和游离 T4 水平降低,导致对血管收缩药物的反应不良。颅脑外伤后垂体后叶功能障碍可导致尿崩症(DI)、抗利尿激素不适当释放综合征(SIADH)和脑性盐耗损综合征(CSWS)。

32. 甘露醇对颅内损伤的降颅内压作用机制是什么?

甘露醇降低颅内压(ICP)的作用机制:① 使血浆渗透压迅速提高,形成血-脑脊液间的渗透压差,促进水分从脑组织和脑脊液转移入血循环,由肾脏排出,进而导致细胞内外液减少,从而减轻了颅内水肿。② 可以加速脑脊液的吸收,从而促进颅内蛛网膜下腔脑脊液的清除。③ 可以通过短暂的充血和降低血液黏度来提高脑血流量,此外,还可使血管收缩,减少颅内血容量。

33. 颅脑损伤怎样应用高张盐水?

高张盐水具有降低颅内压(ICP)和液体复苏的治疗作用,适用于合并低血容量颅脑外伤患者。建议使用 3% 高张盐水负荷量 250～300 mL 或 7.5% 高张盐水 100～250 mL 持续静脉输注,并定期监测血钠。若血钠＞155 mEq/L,应停止使用高张盐水。

34. 颅脑损伤后,是否应实施去骨瓣减压术?

颅内高压是颅脑损伤患者死亡的主要原因,去骨瓣减压的目的主要是预防或治疗脑水肿引起的颅内压升高。颅高压的一线疗法包括给予甘露醇、适度低碳酸血症、镇静、保持正常体温,当上述方法无效时,可考虑选择去骨瓣减压,以避免脑疝的发生。但以往研究并未证实去骨瓣减压可以改善患者预后。因此临床推荐,当保守治疗控制颅高压无效时,再谨慎考虑行去骨瓣减压术。

35. 颅脑创伤患者的麻醉管理要点是什么?

对颅脑外伤患者做出快速全面的评估,采取及时有效的围术期管理,维持脑灌注压和氧供,防止和减轻继发性神经损伤,为神经外科医生提供满意的手术条件,改善颅脑外伤患者的预后。

36. 颅脑创伤患者手术气道管理具体包括哪些内容?

(1) 气道评估:是否存在饱胃、颈椎不稳定、气道损伤、颌面部骨折等问题。

(2) 气道建立:① 快速顺序诱导,所有患者均应视为"饱胃",注意颈椎损伤。在预给氧后,采用传统的环状软骨按压 Sellick 手法,在诱导用药与气管插管之间避免任何通气,防止反流误吸。② 存在颌面部骨折致声门暴露困难的患者,可使用纤支镜或光棒行气管插管。如存在严重颌面部创伤或咽喉部创伤,需行气管切开。③ 当可疑存在颅底骨折或严重颌面部骨折时,禁忌行经鼻气管插管。

37. 颅脑创伤机械通气有哪些管理目标?

建立气道后,给予非去极化肌松药进行机械通气。管理目标为:维持 $PaCO_2$ 33.5~37.5 mmHg,PaO_2>95 mmHg。其中,氧合最低限度为 PaO_2>60 mmHg。

38. 颅脑创伤 PEEP 如何使用?

PEEP 可安全应用于大多数严重脑损伤患者的机械通气改善氧合。但研究表明,PEEP 每增加 5 cmH_2O 会使颅内压(ICP)增加 1.6 mmHg,脑灌注压(CPP)减少 4.3 mmHg。PEEP 安全限值未有确定范围,指南建议可根据 CPP 进行调控,保持 CPP>60 mmHg,以降低继发性脑损伤恶化的风险。

39. 颅脑创伤术中一般监测内容有哪些?

呼气末二氧化碳($PetCO_2$)、脉搏氧饱和度(SpO_2)、有创动脉血压、中心静脉压、体温、尿量、动脉血气等。

40. 怎样监测颅脑创伤患者术中的颅内压?

适用于所有重度颅脑外伤患者(GCS=3~8)及 CT 显示脑外伤、颅内血肿或具有颅高压征象的患者。如果重颅脑外伤 CT 影像学的变化,但年龄超过 40 岁、运动征阳性或收缩压<90 mmHg 等高危因素,也应该继续颅内压(ICP)监测。监测探头置于脑室内最精确,其次为脑实质,蛛网膜下腔、硬膜下及硬膜外腔。

41. 颅脑创伤术中如何进行脑氧监测?

主要监测颈静脉球混合血氧饱和度 $SjvO_2$ 及脑组织氧张力($PbtO_2$)。$SjvO_2$ 可连续监测全脑的氧供情况,$SjvO_2$<50% 持续 15 分钟以上与不良的神经功能预后相关。$PbtO_2$ 通过置于脑组织中的有创探头监测局部脑组织的氧供,$PbtO_2$<15 mmHg 提示可能存在脑缺氧的风险。

42. 颅脑创伤术中怎样监测脑血流?

采用经颅多普勒超声(TCD)和近红外质谱(NIRS)技术。TCD 主要用于颅脑外伤患者脑血管痉挛、ICP 恶性升高、脑灌注压(CPP)降低、颈内动脉内膜剥脱及脑循环停止的诊断。NIRS 除了能够监测脑血流,与 $SjvO_2$ 类似也能够监测脑氧供情况,但其精确度较差,临床应用有限。

43. 颅脑创伤术中如何电生理监测?

EEG 用于监测昏迷深度、瘫痪或使用肌松剂患者的癫痫大发作或亚临床小发作及诊断脑死亡。感觉诱发电位(SEP)可以评价颅脑创伤患者残存的神经功能,但其临床意义有限。

44. 颅脑创伤术中如何脑温度监测?

颅脑创伤后,脑组织温度较体温高 3℃。升高的脑组织温度是已知的继发性脑损伤诱因之一。目前,无创和有创的脑组织体温探头在临床上均有应用。

45. 创伤性脑损伤后脑灌注压管理策略有哪几种?

(1) Lund 观点强调脑充血促进了颅内压升高,主张使用降压药物降低血压,同时维持脑灌注压大于 50 mmHg。而近年来 Lund 观点也做出了修改,即要求维持正常血容量,并要求大多数患者脑灌注压维持在 60~70 mmHg。但对颅内压控制不佳的患者,脑灌注压尽可能降到 50~60 mmHg。

(2) Edinburgh 强调脑损伤后脑血流量降低,脑自主调节功能受损,需维持脑灌注压至 70 mmHg。

(3) Alabama 大学提出了名为 Birmingham 观点,它的理论基础是脑的自主功能大部分完好,平均动脉压(MAP)的增加将引起脑自主调节介导的脑血管收缩,由此引发脑容量降低,进而使颅内压降低。

46. 颈内静脉氧饱和度的原理是什么?

脑血流量不足时将导致氧摄取率增加,从而使动-静脉氧含量差增大,混合血氧饱和度($SjvO_2$)降低。正常人的 $SjvO_2$ 正常值是 60%~75%,当 $SjvO_2$ 小于 50% 达 5 分钟时,通常认为是"颈静脉血失饱和"。

47. 脑组织 PO_2 监测用于创伤性脑损伤有哪些不足?

脑组织 PO_2($PbtO_2$)的正常值大于或等于 20~25 mmHg,如果小于或等于 10~15 mmHg 则被认为有发生低氧性损伤的风险。$PbtO_2$ 仅能够监测电极尖端周围脑组织很小区域的氧饱和状态,如果将电极放在离受损区域较远的地方来测量脑部整体的氧合,就不能及时"观察"到受损处的不良事件。如果监测部位位于不可逆性脑损伤区域,则该监测似乎也难以发挥指导治疗的作用。

48. 颅脑创伤手术术中循环有哪些管理目标?

脑灌注压(CPP)在 50～70 mmHg,CPP＝平均动脉压(MAP)－颅内压(ICP)。有关专家认为动脉血压升高可以对抗 ICP 升高的效应,有利于脑的灌注,临床上建议维持收缩压(SBP)>90 mmHg。

49. 颅脑损伤后高血糖症的发生机制是什么?

(1) 神经内分泌因素:颅脑外伤发生后,交感神经兴奋,下丘脑-垂体-肾上腺皮质轴功能活跃,可升高血糖。

(2) 胰岛素抵抗:颅脑外伤后下丘脑-垂体-肾上腺皮质轴及交感神经-肾上腺髓质系统激活,可影响胰岛素抵抗。

(3) 隐性糖尿病:某些患者颅脑外伤后潜在的糖尿病表现显现,常见于老年人。

(4) 下丘脑-垂体系统损伤:颅底骨折累及下丘脑和垂体,导致功能紊乱。

(5) 医源性因素:颅脑外伤后抢救措施、治疗用高渗糖物质,也可导致血糖升高。

50. 颅脑创伤术中如何作血糖管理?

颅脑外伤患者高血糖(血糖>200 mg/dl,11.1 mmol/L)与创伤后高死亡率及神经功能不良预后密切相关。引起围术期高血糖的独立危险因素包括:年龄>65 岁、严重颅脑创伤、术前存在高血糖、硬膜外血肿、全身麻醉和手术的应激。目前推荐围术期血糖维持在 6～10 mmol/L,同时避免血糖剧烈波动。

51. 神经外科手术麻醉药物的理想特性?

① 苏醒迅速利于早期神经功能的评估;② 维持完整的脑血管自主调节功能,保持脑血管对 CO_2 的反应;③ 降低脑代谢率,不改变脑血流/代谢偶联;④ 不增加颅内压;⑤ 无诱发癫痫的作用;⑥ 对其他器官系统影响轻微。

52. 影响脑血流的相关因素有哪些?

脑血流与以下因素有关:① 脑灌注压(CPP)和脑血管阻力,脑灌注压与平均动脉压(MAP)和颅内压(ICP)密切相关,CPP＝MAP－ICP。当 MAP 波动于 50～150 mmHg 时,可通过脑血管自动调节机制使脑血流量保持恒定。② 颅内压:当颅内压升高时,通过库欣反射引起血压升高、心跳加快,以维持足够的脑血流量。

但当颅内压超过 30～40 mmHg 时,脑血流量随颅内压的升高而下降。③ 化学调节:缺氧和动脉血二氧化碳升高会引起脑血流量增加。

53. 颅内压的影响因素有哪些?

颅内压的影响因素主要包括以下几点:① 颅内占位性病变:颅内出血、血肿、肿瘤、脓肿等;② 脑组织体积增加:主要见于创伤、炎症、中毒及脑组织缺血缺氧等;③ 脑脊液循环障碍:当各种因缘造成脑脊液增多时可导致颅内压升高;④ 颅腔狭小;⑤ 动脉血压或静脉压持续升高、恶性高热、输血输液过量等;⑥ 胸、腹内压长时间升高;⑦ 医源性体位不当(头低)、缺氧、二氧化碳蓄积可引起颅内压(ICP)升高;某些药物也可增加 ICP,如氯胺酮。

54. 颅脑创伤麻醉特点是什么?

① 大部分为急诊麻醉,术前准备的时间短;② 患者多为饱胃,甚至有酗酒史,伤后部分患者已发生反流、呕吐或误吸,或者麻醉诱导期反流、误吸可能性大;③ 患者多数伴有颅内压升高和意识障碍,难以配合检查和麻醉操作;④ 丘脑、脑干和边缘系统损伤或脑疝患者常出现生命体征不稳,随时可能发生呼吸和心跳停止。⑤ 可能伴随全身多器官系统的严重损伤,而且致命伤害可能发生在其他器官系统。

55. 为什么静脉麻醉药对脑血流、脑代谢和颅内压有影响?

(1)巴比妥类:是目前已知对脑代谢抑制作用最强的麻醉药物,同时可增强脑血管阻力,使用时脑流量下降明显。

(2)依托咪酯:引起脑血流、脑代谢和颅内压剂量相关性下降,但依托咪酯引起的脑血流降低先于脑代谢率降低。

(3)丙泊酚:呈剂量相关性抑制脑血流和脑氧耗,但不影响脑血管对 CO_2 的反应性。丙泊酚降低或不改变颅内压,但可降低脑氧耗。

(4)氯胺酮:唯一可增加脑血流和脑代谢的静脉麻醉药,同时可直接扩张脑血管,从而引起颅内压升高。

56. 吸入麻醉药对脑血流、脑代谢和颅内压的影响?

所有吸入麻醉药均具有脑血管扩张作用,都可增加脑血流,升高颅内压。其中氟烷脑血管扩张作用最强,恩氟烷次之,氧化亚氮、七氟烷和异氟烷作用最弱。氟烷和恩氟烷还可抑制脑血管自动调节,干扰其对 CO_2 的反应。氟类吸入麻醉药可降低脑代谢,而氧化亚氮可增强脑代谢。

57. 肌肉松弛药对脑血流、脑代谢和颅内压有哪些影响?

① 肌肉松弛药不能透过血脑屏障,对脑血管无直接作用。非去极化肌松药可因肌肉松弛作用引起有效循环血量减少,导致颅内压(ICP)轻微下降。② 泮库溴铵可阻滞窦房结、交感神经节和交感神经末梢中的 M 受体,或通过抑制交感神经末梢对去甲肾上腺素的正常摄取而使交感活动增强,诱发暂时性血压升高。当脑血管自动调节功能受损时,可能导致脑血流和 ICP 升高。③ 罗库溴铵(0.66~1.0 mg/kg)起效迅速,方便快速建立气道,对血流动力学影响小。④ 去极化肌松药琥珀胆碱由于引起肌纤维成束收缩也有可能导致 ICP 一过性增加。

58. 颅脑创伤手术术中监测空气栓塞有什么常用方法?

① 多普勒超声:提示空气进入特征性的"碾轮"样杂音;② 二氧化碳分压显示呼气末 CO_2 突然降低;③ 呼气末氮气监测;④ 经食道超声心动图(TEE)。

59. 颅脑创伤手术患者术中液体如何选择?

① 使用无糖的等张晶体液和胶体液可维持正常的血浆渗透浓度和胶体渗透压,减少脑水肿的发生。② 高渗盐水已被用于颅脑外伤患者的液体复苏。③ 4% 白蛋白可增加颅脑外伤患者死亡率,含糖液体的使用与神经功能的不良预后密切相关,应避免使用。④ 建议 Hb 小于 80g/L 和(或)血细胞比容低于 25% 时输注红细胞。

60. 影响脑代谢的因素有哪些?

(1) 神经系统功能状态:睡眠时脑代谢降低,而在感受应激、精神紧张或在某些原因的激惹状态时脑代谢提高。癫痫发作时脑代谢极度增高,颅脑创伤和全脑昏迷后局部脑代谢会降低。

(2) 温度:温度每降低 1℃,脑代谢降低 6%~7%。37~40℃时脑血流和脑代谢增高,但高于 42℃脑氧耗会急剧下降,引起蛋白变性。

(3) 年龄:成年后脑血流和脑氧代谢率呈渐进性减退。

(4) 麻醉药物对脑代谢的影响。

61. 导致缺氧和(或)缺血性脑损伤的因素是什么?

（1）全身性因素：低氧血症、低血压、贫血、低碳酸血症、高碳酸血症、发热、低钠血症、低血糖症、高血糖症。

（2）颅内因素：血肿、颅内压升高、水肿、癫痫、感染、脑血管痉挛、代谢和离子改变、神经化学变化、炎性改变。

62. 轻度颅脑创伤患者行 CT 扫描的指征是什么?

（1）加拿大标准：① 高危：伤后 2 小时 GCS<15 分；怀疑开放或压迫性颅骨骨折；颅底骨折征象；呕吐≥2 次以上；年龄≥65 岁；② 中危：遗忘>30 分钟。

（2）新奥尔良标准：短期记忆障碍（GSC15 分但有持续性顺行性遗忘）；药物或乙醇中毒；体检锁骨以上创伤的证据；癫痫；头痛；呕吐；凝血障碍。

63. 重型颅脑创伤如何治疗颅内高压?

插入颅内压（ICP）监测探头；维持 CPP 在 50～70 mmHg。

（1）第一阶梯治疗：脑室引流；静脉注射甘露醇 0.25～1 g/kg（患者血容量正常且血浆渗透压低于 320 mOsm/L 可重复使用）；过度通气使 $PaCO_2$ 维持在 30～35 mmHg。

（2）第二阶梯治疗：过度通气使 $PaCO_2$ 维持在 30 mmHg 以下［推荐监测混合血氧饱和度（SjO_2）、动-静脉氧含量差（$AVDO_2$）或脑血流量（CBF）］；大剂量巴比妥治疗；考虑低温治疗；考虑升压治疗；考虑手术减压。

64. 颅脑创伤患者 Cushing 综合征的发生机制及临床表现有哪些?

由于脑的代偿和脑自动调节机制的衰竭、脑血流下降，脑灌注压 CPP<40 mmHg 时，为了维持适当的 CPP，机体通过血管压力反应，释放儿茶酚胺，导致交感神经兴奋引发血管收缩和血压升高、脉搏变慢、脉压增宽和呼吸逐渐减慢。临床主要表现为缓脉、血压升高、呼吸缓慢等，严重时呈呼吸间断停顿。

65. 颅脑创伤患者神经源性肺水肿发生机制及临床表现有哪些?

神经源性肺水肿可能与颅内压（ICP）增高，作用于下丘脑、延髓、四脑室底和颈髓，导致交感神经异常兴奋，释放儿茶酚胺，引起周围血管收缩，导致肺动脉压和全身血压升高。肺静水压升高，导致肺毛细血管通透性受损伤，进而导致肺水肿；同时大量儿茶酚胺的释放又可直接损伤肺部，肺内皮细胞受损均促使肺部血管通透性增大,引发和加重肺水肿。神经源性肺水肿可表现为两种形式:① 早期或典型,在脑损伤数分钟至数小时发生,表现为气急、心悸、泡沫痰和肺啰音,发热和缺氧也可发生。胸片见双肺广泛或蝴蝶状病变或仅局限于肺上叶,心脏大小正常。② 迟发型,表现为缓慢进展性肺功能低下。

66. 神经源性肺水肿的诊断标准是什么?

① 双侧肺叶浸润;② PaO_2/FiO_2 低于 200;③ 没有左心房高压的证据;④ 合并中枢神经系统损伤或■;⑤ 不存在引发 ARDS 的其他原因,如误吸、大量输血、败血症等。

67. 颅脑创伤(TBI)脑心综合征的发生机制是什么?

TBI 后颅内压(ICP)迅速增高,引起血浆儿茶酚胺显著增多,心肌对儿茶酚胺类物质反应异常,导致系统高血压,加重心肌缺血缺氧,引起心肌纤维变性及心内膜下缺血致左心室劳损及 Q - T 间期延长、心律失常或传导障碍等各种心电图异常。

68. 颅脑创伤后 Takotsubo 综合征发生机制及临床表现?

颅脑创伤(TBI)后心脏发生收缩功能障碍,心脏收缩时左心室心尖呈气球样改变,出现短暂性心肌血管痉挛。临床中可有异常心电图表现,如 ST 段升高、异常 T 波等。此外血清肌酸激酶、肌钙蛋白 T 异常增高,患者常诉胸闷、胸痛、气短等症状。

69. 何谓 Takotsubo 综合征的诊断标准?

梅奥诊所对 TAKOTSUBO 综合征的诊断标准为:① 左心室中段收缩功能受限,超声心动图示节段性室壁运动异常超出单个心外膜血管分布范围;② 无阻塞性冠状动脉疾病或急性斑块破裂的血管造影证据;③ 新发心电图异常或肌钙蛋白水平轻度升高;④ 排除嗜铬细胞瘤、心肌炎及肥厚性心肌病。

70. 颅脑创伤急性期的手术治疗主要有哪些方法?

TBI 急性期的手术治疗主要包括颅内血肿清除术、去骨瓣减压术、凹陷性骨折复位术、脑室外引流术等。其中颅内血肿清除术又包括急性硬膜外血肿清除术、急性硬膜下血肿清除术及脑内血肿清除术。

71. 颅脑创伤患者颅内血肿清除术的手术指征有哪些?

① 血肿量大于 30 mL 的急性硬膜外血肿;② 血肿厚度大于 5 mm 的急性硬膜下血肿;③ CT 显示有占位效应、恶性颅高压、进行性神经功能恶化、额颞部血肿量大于 20 mL 伴中线移位或基地池受压或任何部位血肿量大于 50 mL 的脑实质内损伤灶(包括脑挫裂伤与脑内血肿)。

72. 美国颅脑创伤协会颅脑创伤救治指南的要点有哪些?

① 不推荐采用早期短疗程的预防性低温治疗弥漫性脑损伤患者(ⅡB级);② 如果给予脑室外引流控制颅内高压,给予脑脊液持续引流较间断引流更能有效降低颅内压(ICP),因此推荐 GCS<6 分患者,伤后 12 小时内使用脑脊液引流(Ⅲ级);③ 不推荐给予长时间的预防性过度通气(ⅡB级);④ 推荐 ICP 监测指导下的 TBI 救治,可以降低住院时间及伤后 2 周死亡率(ⅡB级);⑤ 推荐将 TBI 患者的 ICP 控制在 22 mmHg 以下以及脑灌注压(CPP)控制在 60~70 mmHg(ⅡB级)。

73. 美国颅脑创伤基金会对颅脑创伤患者过度通气的建议是什么?

① 在创伤性颅脑损伤后的 5 天内,尤其是重度颅脑创伤患者,最初 24 小时内不进行预防性过度通气($PaCO_2 \leqslant 35$ mmHg);② 在难治性颅内压(ICP)升高患者应用过度通气控制 ICP 时,$PaCO_2$ 应维持在 30~35 mmHg,以降低脑缺血的相关风险。

74. 阿托品为何避免用于创伤性颅脑损伤患者?

阿托品为抗胆碱能受体的代表药,具有兴奋延髓及高位大脑中枢的作用。临床剂量对中枢神经系统无明显影响,但当剂量达到一定程度时,可因中枢兴奋作用导致中枢抗胆碱能综合征(CAS),患者会出现烦躁不安、精神错乱、谵妄等毒性反应症状,严重者产生幻觉、定向障碍、运动失调及惊厥,进而转为抑制,出现昏迷、呼吸衰竭而死亡,因此应避免应用于颅脑创伤患者。

75. 何谓脑血流自主调节功能?

脑血流自主调节功能(CA)是脑组织自我保护的重要的血流动力学机制。当全身动脉血压发生变化导致脑灌注压在一个较大范围内发生变化时,脑可通过调节脑小血管的口径使脑血管阻力发生相应变化,从而使脑血流量维持恒定的一个复杂的多因素过程。一般,当平均动脉压(MAP)波动于 50~150 mmHg 时,通过脑血流自主调节功能,可使脑血流量保持(CBF)恒定。颅脑创伤则可导致脑血流自主调节功能受损。

76. 去骨瓣减压术术中血压如何管理?

① 在颅骨瓣打开前应维持平均动脉压(MAP)在 80 mmHg 以上,必须注意,血压过高可增加则可增加心肌负担和颅内出血的风险,应给予降压治疗,但一定要小剂量分次进行,以防低血压的发生。② 手术减压后(打开颅骨瓣或剪开硬脑膜)脑干压迫缓解,库欣反射消失,很多患者可表现为血压突然降低和心率增快,此期间应维持 MAP 高于 60~70 mmHg,可通过使用血管收缩药和加快输液提升血压。由于颅骨瓣打开后血压降低的程度很难预料,所以不提倡预先预防性应用升压药物。③ 在关颅期一般需要将 MAP 维持在 70 mmHg 以上。

77. 颅脑创伤手术麻醉恢复期如何管理?

① 术前意识清楚且手术过程顺利的患者,术后可考虑早期拔管,且拔管期应避免剧烈呛咳和血流动力学波动;② 术前意识障碍的患者,术后宜保留气管导管,待呼吸循环状态良好、意识恢复时再考虑拔管;③ 为抑制保留气管导管所致的呛咳反射,术后可应用小剂量镇静药物和阿片类药物;④ 高血压、咳嗽或气管导管引起的屏气可能引起颅内手术区出血,应尽量避免,可选用拉贝洛尔或艾司洛尔控制高血压,选用巴比妥类药物有助于镇静。⑤ 创伤程度重、预计需要长时间机械呼吸支持的患者,应及时实施气管切开术。

78. 重度颅脑损伤如何导致全身性炎症反应综合征?

重度颅脑损伤可激活各种免疫细胞、内皮细胞和单核-巨噬细胞系统,释放大量的促炎介质和细胞因子,包括肿瘤坏死因子(TNF)、白细胞介素-1、白细胞介素-2、白细胞介素-6,组胺、缓激肽、一氧化氮(NO)、血栓素 A_2(TXA$_2$)、血小板活化因子(PAF)、白三烯和补体片段等。炎性反应不断强化可形成瀑布反应,造成广泛的组织损坏,短时间内同时或相继出现两个或两个以上系统、器官功能障碍。如未及时治疗,患者病情可进一步加重,发展为多器官功能障碍综合征(MODS)。

79. 颅脑创伤发生急性呼吸窘迫综合征处理原则?

① 积极处理颅脑损伤;② 纠正低氧血症(机械通气,呼气末正压 5~10 cmH$_2$O);③ 应用糖皮质激素;④ 消除肺间质水肿;⑤ 防止感染及支持疗法。

80. 颅脑创伤手术术后高血压的因素是什么？

① 高血压患者术前未经系统药物治疗；② 苏醒过程中麻醉药物的作用逐渐消退，患者伤口疼痛、保留气管导管所致的呼吸道刺激、留置导尿管所致的不适等均可刺激交感神经导致血压升高；③ 低氧血症和高碳酸血症早期，患者代偿性做功增加，可引起强烈心血管反应，出现心率明显增快和血压明显升高；④ 心功能正常患者术中或术后输液、输血过多，使血管内血容量增加而导致高血压；⑤ 膀胱膨胀、颅内压增高使交感神经兴奋，引起血压升高；⑥ 低温、寒战、血管收缩药物使外周血管收缩引起血压升高；⑦ 机体自身调节机制受损后，脑血流量增加致使颅内压升高，继而通过库欣反射引起高血压。

81. 颅脑创伤手术术后高血压的处理要点是什么？

首先针对诱发因素，去除病因：躁动、伤口疼痛患者给予镇静镇痛处理；留置尿管的患者给予局部麻醉处理，并应用降低交感神经活性的药物；纠正缺氧和 CO_2 蓄积，以改善通气为主；血容量过多、颅内压增高的患者可给予利尿、脱水治疗；注意保暖；寒战者可应用曲马多；无留置导尿管的膀胱膨胀患者，可放置导尿管。如经过上述处理后血压仍持续增高，可应用抗高血压药物。

82. 颅脑创伤手术术后降压药物如何使用？

① 对于术中止血可靠的患者，钙通道阻滞剂在降低血压的同时还可扩张颅内小动脉，预防脑血管痉挛的发生；② 术中止血效果不佳的患者，应慎用钙通道阻滞剂，以避免颅内出血；③ 如患者术后出现高血压但无颅内高压，可积极使用药物控制血压以减轻脑肿胀和脑出血；如患者同时出现高血压和颅内高压，血压降低可使脑灌注压降低而导致脑缺血，因此降低血压应慎重。

83. 颅脑创伤手术术后低血压的因素是什么？

① 血容量不足：术中失血过多、补液不足、第三间隙形成、脱水降低 ICP 和利尿药物应用使细胞外液大量减少，引起血容量相对或绝对不足。② 外周血管阻力降低：大多数全身麻醉药物具有血管扩张作用。③ 心肌抑制：几乎所有全身麻醉药物对心肌收缩力均具有抑制作用。④ 颈髓或高位胸髓损伤后发生神经源性休克。⑤ 其他原因引起的低血压：如体位性低血压，严重低氧血症和严重酸中毒所致的心肌抑制和外周血管阻力降低也可引起低血压。

84. 颅脑创伤手术患者术后低血压如何处理?

主要是针对病因进行处理,同时维持重要脏器有效的血流灌注。容量不足者需迅速补充血容量,扩容效果不佳者可能存在手术部位的活动性出血,要综合评估患者的全身情况;如果出血突发低血压,则应考虑有无急性心肌缺血、气胸、心包压塞的可能;心功能不全患者治疗的重点是支持心脏功能,增强心肌收缩力或改善心肌缺血。

85. 在头部外伤患者的围术期管理中,预防性抗癫痫发作治疗有什么意义?

早期的创伤后癫痫发作(PTS)通常发生在伤后的第一周,绝大多数在第一个24 小时以内,常见于压缩性或开放性颅骨骨折和出血性脑挫伤的患者,常用左乙拉西坦单药预防术后早期创伤后癫痫。晚期的 PTS 出现在第一周以后,一般抗惊厥药物不能防止晚期 PTS。因此,头部损伤超过 1 周后,不推荐常规给予抗惊厥药物。而头部贯通伤可能需要相对更长的时期来预防 PTS。

86. 颅脑创伤手术术中静脉空气栓塞如何处理?

① 及时用生理盐水冲洗或者用湿面条填塞进气部位,用骨蜡封闭颅骨边缘,直至找到进气部位并将其封闭;② 立即停止吸入氧化亚氮,并吸入 100%氧气;③ 可尝试从中心静脉导管回抽空气;④ 加快补液,提高中心静脉压;⑤ 应用血管活性药纠正低血压;⑥ 压迫双侧颈静脉,增加颅内静脉压力;⑦ PEEP 可以增加脑静脉压力;⑧ 如果以上处理均无效,应将患者调至头低位,迅速关闭切口;⑨ 患者出现持续循环停止时,并立即按高级生命支持流程启动心肺复苏。

87. 可能影响颅脑外伤患者气管插管的因素有哪些?

① 颅内压增高;② 饱胃;③ 颈椎情况不明;④ 气道情况不明(可能存在出血、气道损伤或颅底骨折);⑤ 血容量情况不明;⑥ 患者不合作、躁动;⑦ 低氧血症。

88. 颅脑创伤后脑挫伤如何分类?

① 直接位于骨折处下方的脑挫伤;② 位于撞击部位之下的冲击性脑损伤;③ 位于远离撞击部位区域(但不总是在对侧)的对冲性脑挫伤;④ 疝性脑挫伤;⑤ 滑动性脑挫伤,常与弥漫性损伤相关。

89. 急性硬膜下血肿可能由哪些浅层血管破裂导致?

(1)桥静脉破裂:为最常见的类型,由头颅快速减速伴随低强度剪应力使脑表面经硬膜下间隙汇入矢状窦的静脉破裂所致；

（2）动脉源性硬膜下血肿：典型的"爆裂的脑叶"损伤以硬膜下血肿、极性挫伤、脑内血肿和半球肿胀为特点，系广泛的极性挫伤突破软膜聚集于硬膜下腔所致；

（3）挫伤所致的实质内小血管破裂和出血：这一类型常见于抗凝治疗或凝血因子消耗（弥散性血管内凝血）所致的凝血功能障碍时。

90. 脑震荡的临床特征是什么？

① 由对头、面、颈的直接击打或身体其他部位的暴力冲击传导到头部引起；② 通常表现为神经功能短暂性损害，可自行恢复；③ 可导致神经病理学改变，急性期临床症状以功能紊乱为主，而非结构损伤；④ 导致一系列不同程度的临床症状，可能伴有意识丧失；临床或认知症状的恢复通常遵循一定的规律；⑤ 神经影像学检查通常未见明显异常。

91. 中度颅脑创伤（TBI）患者急性期处理原则是什么？

处理措施：① 预防低氧血症，预防低血压；② 尽早进行 CT 检查；③ 进行毒理学或乙醇的筛查；④ 系统地进行神经系统检查；⑤ 收治入 ICU；⑥ 神经外科会诊；⑦ 如 GCS 评分未改善至 12 分以上或存在血肿占位则复查 CT；⑧ 血肿不消散或无法进行神经系统检查考虑行 ICP 监测；⑨ 手术清楚血肿或行其他手术；⑩ 营养支持；⑪ 预防深静脉血栓形成；⑫ GCS 评分＜10 分、挫伤或脑实质出血、硬膜外或硬膜下血肿、颅骨凹陷骨折患者注意预防癫痫；⑬ 对于有乏力、认知损害和躯体不适的患者可考虑进行垂体功能检查。

92. Stein 头部损伤标准？

标准如表 10：

表 10　Stein 头部损伤标准

分　类	GCS 评分	其 他 症 状
轻微	15	无意识丧失
轻度	14～15 合并其他症状	短暂意识丧失或健忘，或存在记忆损害
中度	9～13 或存在下列症状	意识丧失≥5 分钟或局灶性神经体征

续 表

分 类	GCS 评分	其 他 症 状
严重	5～8	
危重	3～4	

93. Marshall 分类具体有什么内容?

Marshall 分类(表 11)是一种基于 CT 检查的新分类体系,具体根据有无局灶性血肿、颅内压是否增高与中线是否移位对患者进行分类。

表 11 Marshall 分类

弥漫性损伤 I	CT 检查未见病变
弥漫性损伤 II	脑池存在,中线移位 0～5 mm,和(或)非高密度或混合密度病损＜25 mL,可能合并骨片或异物
弥漫性损伤 III(肿胀)	脑池受压或消失,中线移位 0～5 mm,且非高密度或混合密度病损＜25 mL
弥漫性损伤 IV(移位)	中线移位＞5 mm,且非高密度或混合密度病损＜25 mL
血肿(清除)	需外科清除血肿
血肿(未清除)	高密度或混合密度病损＞25 mL,未行外科清除血肿

94. 瞳孔与对光反射对于颅脑创伤患者预后的意义?

瞳孔直径与瞳孔括约肌反射是研究 TBI 的重要指标,有 I 级证据支持,双侧瞳孔固定(对光刺激无反应)和瞳孔散大(＞4 mm)对不良预后有超过 70% 的阳性预测率。BTF 给出下列建议:① 评价预后应包括双侧瞳孔对光反射结果;② 瞳孔散大及固定的持续时间均应记录;③ 瞳孔固定应定义为瞳孔括约肌对光刺激无反应;④ 当两侧不对称时应记录两侧差别;⑤ 检查瞳孔前应纠正低血压与缺氧;⑥ 应排除直接眼眶伤;⑦ 手术清除血肿后再次测量瞳孔。

95. Cushing 颅脑穿通伤如何分类?

I 级:头皮撕裂伤,颅骨完整;II 级:伴颅骨骨折的伤口,硬膜完整,有或无凹陷;Ⅲ级:伴颅骨凹陷骨折的伤口,硬膜撕裂伤;Ⅳ级:(沟槽性)伤口伴可控的碎片,通常突出于脑组织;Ⅴ级:穿通伤,弹片残留,脑组织通常突出;Ⅵ级:颅骨碎片(弹片、脑室穿通伤);Ⅶ级:累及眶鼻或耳岩骨区域的伤口,伴脑组织挤压;Ⅷ级:穿孔性伤口,大脑严重受伤;Ⅸ级:伴大块颅骨骨折的颅脑创伤。

96. 硬膜外血肿手术治疗结局的如何预测?

(1) 预后良好的预测因素:没有天幕裂孔疝体征(异常瞳孔,强直体位);脑疝体征出现时间极其短暂;入院时 GCS 评分高。

(2) 预后不良的预测因素:瞳孔对光反射异常;GCS 评分低或 GCS 运动评分低;血肿巨大,中线移位>10 mm,基底池受压或消失,并发其他颅内病变。

97. 硬膜外血肿的基本外科操作包括哪些?

① 当出血非来源于动脉和大静脉窦时,采用小切口、小骨瓣的血肿清除术;② 当累及矢状窦、横窦或棘孔时,则需更充分地暴露,此时硬脑膜已从颅骨内板上剥离,可行钻孔后开颅术。③ 存在骨折出血时,需在硬膜外置引流管。

98. 婴儿、儿童和青少年脑实质损伤手术指征的 Ⅲ 级证据是什么?

对于弥漫性脑肿胀,强化药物治疗难以控制的 ICP 增高,儿童重度颅脑创伤(TBI)患者,可考虑去骨瓣减压术;对于重度 TBI 和药物难以控制性 ICP 增高的头外伤婴儿和儿童患者,可考虑行去骨瓣减压术。

99. 去骨瓣减压术的手术要点是什么?

① 去大骨瓣,开放硬脑膜,最有效的技巧是避免脑组织疝出,是静脉血管引流通畅;② 单侧减压:对于单侧脑肿胀最有效;③ 双额减压技术:对弥漫性双额和双颞占位效应的损伤最有效,但需要考虑手术时间、出血量及患者是否能够耐受手术过程;④ 减压术后治疗:术后重新评估颅内压(ICP)、脑血流、脑代谢和顺应性以及生理改变。

100. 颅骨凹陷性骨折手术指征的 Ⅲ 级证据?

① 开放性(复杂性颅骨骨折),凹陷深度大于颅骨的厚度,应予以手术治疗,以预防感染;② 开放性颅骨凹陷骨折如没有临床或影像学证据显示出现硬膜破裂、颅内明显血肿、凹陷深度>1 cm、伤口感染、颅内积气等可以考虑非手术治疗;

③ 闭合性颅骨凹陷骨折可以选择非手术治疗。

101. 性别和雌激素对外伤性脑损伤的病理生理有何作用？

有试验证据显示雌激素和孕激素通过减轻脂质过氧化反应和减少炎症介质而对外伤性脑损伤有神经保护作用。与女性相比，创伤性头部损伤后，男性脑脊液中谷氨酸、乳酸、脂质过氧化反应的标志物 F_2 - isoprostane 升高。但女性内分泌功能稳态对头部损伤后病理生理功能影响仍不清楚，目前需要进一步证实。

102. 遗传因素是否影响颅脑损伤的预后？

APOEε4 与另外两种同性异构体 APOE2 和 APOEε2，神经保护功能更弱。携带有载脂蛋白 ε4 等位基因的患者，颅脑损伤后可能与不良预后有关。

103. 何谓目标温度管理？

目标温度管理（TTM）是指利用物理和化学（药物）方法，把核心体温快速降到目标温度，维持目标温度一定时间后缓慢恢复至正常生理体温，并避免体温反跳。

104. 目标温度管理保护脑神经功能的主要机制？

① 降低脑代谢，降低颅内压，减轻脑水肿；② 从起始阶段减少脑细胞凋亡和坏死；③ 减少局部乳酸的产生，减少兴奋性毒性物质的释放；④ 减轻脑组织炎性反应和全身炎性反应；⑤ 减少氧自由基的产生；⑥ 降低血管通透性，减少渗出，抑制血管性水肿。

105. 颅脑外伤术中如何做好体温管理？

① 颅内温度过高与 TBI 患者术后神经功能的不良转归密切相关。对于颅脑外伤患者至少维持正常生理体温；② 亚低温能够保护神经元的同时降低颅内压，颅内温度每降低 1℃，理论上可降低脑代谢率 5％～7％。对于重型颅脑外伤（GCS≤8）的患者，建议使用 TTM，目标温度为 32～35℃，至少维持 48 小时，以改善神经功能转归及降低病死率；③ 在儿童患者中进行低温治疗，预后较差，因此低温治疗不推荐用于儿童患者；④ 对于颅脑外伤患者，在治疗后仍有顽固性高血压时，建议使用 TTM 以降低 ICP，目标温度为 32～35℃。

106. 颅脑外伤手术术后管理要点？

① 营养：患者伤后 7 天接受营养支持治疗能明显改善患者预后；② 感染：围术期预防性使用抗生素能降低肺炎发生率，但并不能降低住院天数和死亡率。早期气管切开能减少机械通气的时间，但并不改变肺炎发生率及死亡率；③ 下肢深静脉血栓预防：采用充气长裤对下肢进行间断性加压有效，但下肢受伤者禁用。预防性使用低分子肝素可增加颅内出血风险，对其治疗方案尚未明确；④ 早期使用肾上腺皮质激素，有助于消炎、消肿、抗休克、改善循环和增强机体耐受力；⑤ 保护肾功能，根据生化检查结果，及时纠正酸碱和水电解质紊乱。

107. 重型颅脑损伤患者有什么急救措施？

① 迅速清理口咽、鼻腔呼吸道的分泌物，保持气道通畅，放置口咽通气道或喉罩吸氧。对呼吸道处理不理想者进行气管插管，对呼吸停止者进行呼吸急救；② 开放静脉通道，纠正低血压及低血容量；③ 严密观察生命体征，保持循环呼吸功能稳定，监测血压、脉搏、呼吸及尿量。④ 积极处理并发症，降颅压，为手术创造条件。

108. 颅脑外伤患者的理想监测系统？

① 能够揭示脑组织动态变化模式；② 能够确认脑功能紊乱状态及脑功能紊乱使脑组织受到的继发性损害的影响；③ 涉及颅内压自动调节及脑血管反应的技术；④ 支持脑灌注压的最优化；⑤ 存储原始数据；⑥ 依据不同标准探测继发性损害。

109. 颅前窝骨折、颅中窝骨折以及颅后窝骨折各自的临床征象是什么？

（1）颅前窝骨折：口鼻出血，脑脊液鼻漏，眼睑迟发性皮下瘀斑，形成"熊猫眼"。邻近颅神经损伤，也可有相应的脑损伤的症状和病征；

（2）颅中窝骨折：脑脊液耳漏或血性脑脊液自外耳道流出；如受累邻近颅神经，出现患侧听神经及面神经损害；伤及颈动脉海绵窦段，可出现搏动性突眼及颅内杂音。可有相应的脑损伤的症状和病征；

（3）颅后窝骨折：在乳突和枕下部可见皮下瘀血，在咽后壁发现黏膜下瘀血；骨折线居内侧者颅神经损伤。

110. 颅底骨折合并脑脊液漏患者的处理原则是什么？

① 早期应用抗生素预防感染；② 体位：半卧位，头偏向一侧，严格卧床；③ 不可堵塞、冲洗，不做腰穿，避免用力咳嗽、打喷嚏和擤涕；④ 如超过 1 个月仍未停止漏液，可手术修补。

111. 重度脑挫裂伤合并脑水肿有哪些手术指征？

① 意识障碍进行性加重或已有一侧瞳孔散大的脑疝表现；② CT 检查发现大脑中线结构明显移位，脑室明显受压；③ 在脱水治疗过程中病情恶化者。

112. 重度脑挫裂伤合并脑水肿如何做好手术管理？

① 保持呼吸道通畅；② 头位与体位：头部抬高 15°，定时翻身；③ 营养：早期肠外营养支持，肠功能恢复后恢复肠内营养；④ 尿潴留：保留导尿管；⑤ 促苏醒；⑥ 脑水肿的治疗：脱水常用甘露醇静脉滴注；应用糖皮质激素过度换气；其他包括巴比妥昏迷疗法及低温冬眠疗法；颅脑损伤并发急性脑疝者、开放性颅脑损伤需急诊手术。

（贾怡童　马艳辉）

后颅窝手术的麻醉问题

1. 什么是后颅窝?

后颅窝(posterior cranial fossa，PCF)是由枕骨和颞骨岩部后上面组成，属于大脑的一个组织。包含小脑下面、下蚓蚓部、扁桃体、第四脑室下部、延髓和颈髓交界处等结构。

2. 后颅窝的解剖结构都包含什么?

后颅窝主要由枕骨和颞骨岩部后上面组成。窝的中央有枕骨大孔，孔的前方为斜坡。在枕骨大孔前外侧缘处有舌下神经管内口。颅后窝后部中央有枕内隆凸，由此向下有枕内嵴；自枕内隆突向上有矢状沟；向两侧有横沟，横沟延伸到颞骨内面向前下走行，再转向前，叫乙状沟，最后通颈静脉孔。在颈静脉孔上方，颞骨岩部后上面中央，有内耳门。

3. 颅内压的构成有哪些?

颅内压(intracranial pressure，ICP)是指颅内空间的压力，目前只能通过有创技术直接测得。ICP 反映了颅内容物体积的变化及其适应能力之间的动态关系。颅内容积约为 1 700 mL，在解剖学上可分为三部分：脑实质约为 1 400 mL(80%，其中约 10% 为固体物质，约 70% 为液态水)；脑血容量(cerebral blood volume，CBV)约为 150 mL(10%)；脑脊液(cerebrospi-nalfluid，CSF)约为 150 mL(10%，脑池中约为 75 mL，蛛网膜下腔 50 mL，脑室中 25 mL)。

4. 脑血流由哪些因素决定?

脑血流(cerebral blood flow，CBF)由脑灌注压(cerebral perfusion pressure，CPP)和脑血管阻力(cerebral vascular resistance，CVR)共同决定。

$$CBF = CPP/CVR$$

脑血流受多种因素影响,最主要的因素为血压、动静脉压力差及脑血管阻力。影响脑血流的因素中血压是重要的因素。通常血压升高时,脑血流量增加;血压下降时,脑血流量减少。脑血管阻力和脑血流量成反比,即脑血管阻力增加时,脑血流量减少。影响脑血管阻力最大的因素是脑小动脉管径的大小,其他因素还有血液的黏稠度、颅内压的高低及脑血管的器质性变化等。

5. 后颅窝病变有哪些特点?

后颅窝是一个密闭空间,肿瘤常常与非常重要的组织直接相连,如脑神经或脑干。由于密闭空间留给术后炎性反应导致水肿的空间有限,所以后颅窝肿瘤,尤其是病变靠近脑干的患者,神经症状在术后几小时可因水肿而加重。

6. 后颅窝颅骨切开术适用于哪些手术?

① 颅后窝肿瘤,包括小脑、小脑桥脑角、第四脑室和枕骨大孔区等处肿瘤的切除。② 颅后窝外伤性或自发性血肿。③ 颅后窝需手术的血管性疾病,如动脉瘤、动静脉畸形等。④ 颅后窝的炎症或寄生虫性占位病变,如小脑脓肿、第四脑室内囊虫、蛛网膜黏连或囊肿等。⑤ 某些先天性疾病,如颅颈交界畸形。⑥ 某些梗阻性脑积水,如导水管阻塞,正中孔粘连,可行粘连分离或脑室-枕大池分流。⑦ 某些止痛手术,如三叉神经感觉根切断,神经血管减压和延髓三叉神经脊髓束切断等。

7. 后颅窝手术常见切口适用于哪类手术?

后颅窝开颅的切口有正中线直切口、旁中线直切口、乳突后切口、钩状切口和倒钩形切口。正中线直切口应用最多,适用于颅后窝中线部位和小脑半球病变。旁中线切口适用于一侧小脑半球或桥小脑角病变,切开因需较厚的项肌,术中出血较多,故应用不广。钩形及倒钩形切口以及乳突后的切口,适用于一侧颅后窝病变。两侧的弓形切口损伤大,目前已很少应用。

8. 后颅窝手术有哪些禁忌证?

① 患者全身情况不能耐受手术,如严重心、肺、肝、肾功能障碍。严重休克、水电解质平衡紊乱、严重贫血或营养不良者应暂缓手术。② 凝血功能差,出血不易

控制者。③ 严重高血压,特别是脑型高血压和严重脑血管硬化者。④ 全身或严重的局部感染急性期。⑤ 脑功能特别是脑干功能衰竭,救治无望者。⑥ 头部软组织或邻近组织感染。

9. 拟行后颅窝开颅术患者的术前评估有哪些特殊关注点?

① 该患者的颅内压是多少? ② 病理改变和慢性血压变化如何影响自身调节? 维持足够的脑灌注压和脑血流,平均动脉压需维持在什么范围? ③ 患者是否存在与颅内病变或治疗相关的电解质异常和激素异常? ④ 病灶是否存在增加术中大出血的可能性? ⑤ 可能采用何种体位? ⑥ 位于脑干附近的肿瘤可能会引起严重的自主血流动力学改变? ⑦ 基础神经功能状态是否会影响全身麻醉后拔管,或是否影响全身麻醉后早期神经功能评估? ⑧ 是否需要特殊监测?

10. 后颅窝手术一般选择什么麻醉和体位?

后颅窝手术多采用俯卧或侧卧位,手术时间较长,操作多邻近脑干,影响呼吸功能的机会较多,所以后颅窝开颅手术多采用气管插管全身麻醉。在神经根切断,神经血管减压时也可用局部浸润麻醉,便于术中观察疗效。个别情况下采用坐位手术。不论何种体位,头部多应保持前屈,以增大枕下区手术野的暴露,特别在需咬除寰椎后弓时,如头部后仰,寰椎深陷,手术十分困难,故用特制头架较为适合。坐位手术更需特制的手术床或椅。

11. 后颅窝手术体位选择坐位有哪些风险?

坐位使静脉空气栓塞(VAE)风险增加。坐位时,头部高于右心房水平,这将减少静脉出血;大量空气容易进入静脉循环,尤其是从切开的大的硬脑膜窦进入。当空气从右心扩散到肺循环时,严重的 VAE 可引起急性循环衰竭。在卵圆孔未闭患者中,空气可进入动脉循环,引起脑栓塞。坐位也使 VAE 的治疗复杂化,因为将患者头部快速置于心脏水平以下比较困难,也增加了气道管理和心肺复苏的难度。坐位也可引起低血压,降低了脑灌注压,增加了颅内积气导致术后嗜睡的风险。坐位也会压迫脆弱组织,如颈部屈曲压迫颈髓引起四肢麻痹,压迫口咽结构导致巨舌,压迫周围神经导致神经麻痹。

12. 后颅窝手术体位选择俯卧位有哪些主要缺点?

俯卧位时,头部通常稍高于心脏;因此具有发生静脉空气栓塞的危险。俯卧位

第七章

可导致肺顺应性明显下降,增加通气/血流比失调,导致肺不张、动静脉血掺杂和分流。同时,俯卧位可引起心排血量下降约 25%。

13. 后颅窝手术体位选择仰卧位有哪些主要缺点?

仰卧位后颅窝入路要求将颈部旋转,可引起颈静脉回流受阻,导致大脑静脉怒张,对颅内压、脑灌注压、手术视野和出血有潜在的不良影响。旋转颈部也可能引起臂丛神经损伤,引起喉部组织压力增加,有损伤声带的风险。放置支撑物能够抬高同侧肩部,可以减少颈部旋转。

14. 后颅窝手术如何摆放坐位?

标准坐位实际上患者处于半卧位,背部抬高至 60°,双腿抬高并屈膝。头部用三点头固定,颈部屈曲;双臂放置于身体两侧,手放在大腿上。

15. 后颅窝手术摆体位应注意哪些保护?

摆体位时小心谨慎,注意用棉垫保护受压的部位,如肘、坐骨棘、踝和前额。颈部过度屈曲可能引起静脉回流受阻,导致上呼吸道水肿。颈部过度屈曲还可能压迫颈髓,导致罕见四肢瘫痪。

16. 后颅窝手术坐位手术时发生气颅的风险增加的原因?

坐位时,由于脑脊液流失,空气不断进入蛛网膜下腔。脑萎缩患者脑脊液丢失更加显著;空气代替脑脊液占据脑组织表面和侧脑室。关闭硬脑膜后,颅内气体压迫脑组织,术后气颅可以导致苏醒延迟并损伤神经功能。

17. 后颅窝手术坐位体位的术前应评估哪些内容?

除了标准、细致的麻醉前评估和神经功能评估,术前评估还应包括患者是否存在心内分流;患者是否有潜在的颈动脉或椎基底动脉硬化;患者是否有颈椎管狭窄和隐匿性环枢椎不稳定;患者是否有巨舌症和阻塞性睡眠呼吸暂停等。

18. 后颅窝手术如何摆放体位可减少术后上呼吸道梗阻?

后颅窝手术后出现上呼吸道梗阻,以及咽部结构(包括软腭、咽后壁、咽部和舌根部)水肿,这是由于采用颈部屈曲位(为了术中更好地显露脑后部结构),长时间手术时,口部由于外来物(一般为口咽通气道)压迫使口咽结构发生损伤以及长时间缺血后再灌注而引起的水肿。为了防止口咽部前后径过度减少，常保持颏部和胸骨间至少两横指宽。固定患者体位时可考虑经口放置口咽通气道。当体位固定好以后，去除口咽通气道。用纱布卷放置于上下牙齿之间用作牙垫。

19. 麻醉诱导前口服的加巴喷丁和可乐定有什么作用？

麻醉诱导前口服的加巴喷丁和可乐定能够减轻喉镜置入和固定头架所引起的血流动力学不稳定，并且可能减少术后疼痛和恶心。

20. 后颅窝手术是否需术前用药？

神经外科患者术前普遍焦虑，颅内占位患者术前用药有导致神经失代偿的风险，超出了减少交感神经应激反应和提高患者满意度的获益。因此，颅内占位患者术前应避免在手术室外应用镇静药物，重点应放在非药物方法抗焦虑。麻醉医生进行专业的、详细的术前访视依然是降低术前焦虑的最理想途径。若术前必须给予镇静药物，应在全面监测以及麻醉医师直接指导下进行。

21. 坐位下的全身麻醉容易引起低血压的原因是什么？

由于坐位下肢静脉回心血量减少，前负荷下降，同时麻醉药物降低全身血管阻力，抑制心肌收缩力，导致每分钟搏出量和心排血量减少。对健康患者可通过增加心率和收缩血管代偿。但低血容量、术前利尿、恶病质、高龄、服用 β 受体阻滞药者会抑制这种代偿反应，使平均动脉压进一步降低。

22. 后颅窝坐位手术时围术期肾损伤的原因是什么？

为了维持血压，坐位时机体液体往往超负荷。在恢复平卧位时，过多的液体再分布导致心脏充盈压过高。此外，后颅窝坐位手术时前负荷不足，通常应用血管收缩药物来维持足够的平均动脉压，增加了终末器官特别是肾脏损伤的情况。如果并存电解质紊乱，可进一步加重围术期肾损伤。

23. 后颅窝手术需进行哪些监测？

除心电图（electrocardiography，ECG）、无创血压、脉搏氧饱和度、体温和二氧化碳监测外，开颅手术患者均应监测直接有创动脉压。中心静脉和右心导管并非常规放置，除非患者拟行坐位手术，术前并发疾病或治疗要求。如果手术入路允许，可进行麻醉深度监测。术中还可能进行特殊神经生理学监测（intraoperative neurophysiologic monitoring，IOM）。IOM 联合应用刺激电极和感应电极，监测感觉、运动、脑神经及相关神经束和（或）肌肉的功能的完整性，主要的监测模式包括肌电图（electromyography，EMG）、诱发电位 EP、和脑电图 EEG。

24. 后颅窝手术的麻醉目标是什么？

麻醉目标是保护大脑在围术期免于机械或生理的进一步损伤。主要如下：① 脑血流和脑灌注压管理。② 去除骨板前的颅内压管理。③ 保持大脑"松弛"，有利于手术视野暴露。④ 采用直接脑保护的药物治疗并管控用药时机。⑤ 严格管理可能会导致脑损伤的生理指标，如血糖、渗透压和酸碱平衡。⑥ 最大限度地减少麻醉药物、脑灌注和体温对神经监测的干扰。⑦ 进行早期神经功能评估。

25. 后颅窝手术麻醉诱导有何特殊风险？

对于颅内代偿能力接近极限的患者，麻醉诱导主要考虑呼吸暂停、麻醉药物以及插管操作对血流动力学的影响。长时间的呼吸暂停以及高碳酸血症引起脑血容量和脑血流增加，增加了颅内压。麻醉诱导期间，喉镜操作和呛咳引起的高血压可突然升高脑血流并进一步升高脑血容量，由此引起颅内压的升高和脑灌注压的降低，导致脑氧供减少和脑缺血。颅内顺应性差的患者还存在潜在的脑疝风险。

26. 后颅窝手术如何进行麻醉诱导？

通常情况下，诱导时给予大剂量的阿片类药物，可降低静脉麻醉药物的用量，减少诱导后低血压的发生。大剂量阿片类药物还可以抑制喉镜置入引起的应激反应和上头架时的高血压反应，有利于麻醉诱导期血流动力学的平稳；由于可以减少脑血流、脑氧代谢率（cerebral metabolic rate of oxygen，$CMRO_2$）和颅内压，丙泊酚和（或）依托咪酯是后颅窝手术合理的麻醉诱导药物；肌松药可以选择非去极化肌松药。

27. 后颅窝手术给予大剂量阿片类药物应注意什么？

给予大剂量阿片类药物，尤其是瑞芬太尼、阿芬太尼等强阿片类药物时，有可能会引起胸壁强直，从而影响通气和升高颅内压。联合应用肌松药可以减少胸壁强直的发生。应用大剂量阿片类药物前应评估患者通气条件。

28. 后颅窝手术应用琥珀胆碱时应注意哪些问题？

当要求快速顺序诱导，同时计划进行神经生理学监测时，优选应用琥珀胆碱，因为等效剂量的罗库溴铵可导致长期的肌肉松弛、干扰记录基础值。然而，由于肌束颤动可一过性升高颅内压，所以建议在给予琥珀胆碱前预注小剂量非去极化肌松药或者 1.5 mg/kg 的利多卡因。

29. 后颅窝手术为何不选用氯胺酮？

诱导剂量的氯胺酮升高脑血流、脑氧代谢率和颅内压，在颅内顺应性接近边界的患者中不宜应用。颅内顺应性是指单位颅内压力改变所引起的颅内容积的变化。颅内容积增加的早期，可通过减少脑血容量和脑脊液使内容量稳定而维持颅内压相对稳定；若容积继续增加并达临界点时，即使容积有小量增加（如血管扩张、高血压或 CO_2 蓄积），也可引起颅内压的明显升高。后颅窝手术因其空间狭小、出血风险大等因素，加之氯胺酮升高颅内压，所以对后颅窝手术不宜选用氯胺酮。

30. 挥发性麻醉药物扩张血管作用有否强弱顺序？

与静脉麻醉药物相反，所有挥发性麻醉药物均会导致剂量依赖性的脑血管扩张。扩张血管作用的强弱顺序约为氟烷＞恩氟烷＞地氟烷＞异氟烷＞七氟烷。

31. 挥发性麻醉药物对脑氧代谢率、脑血流和颅内压有何影响？

挥发性麻醉药物剂量依赖性会降低脑氧代谢率，但也有直接扩张脑血管的作用。在颅内病变的患者中，脑血流的增多会导致脑血容量的增加，在开颅前会潜在引起颅内压升高，或者去除骨瓣后妨碍手术视野暴露。吸入麻醉药低于 1 MAC 时，由于保留了脑血管对 CO_2 的反应性，正常脑组织可通过低 CO_2 完全逆转脑血容量和颅内压的升高。在病理状态下，这种代偿机制可被抑制。挥发性麻醉药物引起的脑血流量变化的单独作用受下列因素的影响：麻醉药物浓度、术前脑代谢抑制程度、血压变化合并脑自主调节功能异常以及 $PaCO_2$ 变化加上原发病引起的对 CO_2 的反应性受损。

32. 等效剂量下，不同挥发性麻醉药引起脑氧代谢率、脑血流和颅内压有哪些改变？

等效剂量下，异氟烷引起脑氧代谢率的降低程度最大，缓解了其直接脑血管扩张作用导致的成比例的一定程度的脑血流和颅内压升高。地氟烷具有与异氟烷类似的效果,导致 CO_2 含量正常患者和颅内病变患者颅内压的增加更显著。对颅内压升高患者,七氟烷可引起最低限度或者轻微的脑血流和颅内压改变。

33. 限制笑气在开颅手术中的应用的原因是什么?

单独使用笑气 N_2O 或联合应用吸入麻醉药物时,均会显著增加全脑脑血流、脑氧代谢率和颅内压,虽然联合应用静脉麻醉药物时此作用会被减弱,但 N_2O 会增加血管内血栓形成风险和术后恶心、呕吐发生率,以及潜在的颅内和血管内空气的扩张作用,因此应限制 N_2O 在开颅手术中的应用。

34. 静脉麻醉药对脑氧代谢率、脑血流和颅内压的影响?

静脉麻醉药(如巴比妥类药物、丙泊酚和依托咪酯)剂量依赖性地降低脑氧代谢率、脑血流、脑血容量和颅内压。静脉麻醉药的直接作用是降低脑氧代谢率,但没有血管舒张作用,脑血流、脑血容量和颅内压的降低源于正常的生理反射。静脉麻醉时,脑血管对 CO_2 的反应性得以保留。氯胺酮可提高脑氧代谢率、脑血流和颅内压。最新的研究显示氯胺酮有直接的神经保护作用,特别是与 GABA(γ 氨基丁酸)等药物合用时。

35. 术中过度通气应注意哪些问题?

$PaCO_2$ 的减小可引起脑血流和脑血容量迅速下降。因此,过度通气可快速有效减小颅内压,有利于手术术野的暴露。然而,过度通气有一定的局限性。当 $PaCO_2$ 低于 25 mmHg 时,脑血流明显减少,呼吸性碱中毒,氧解离曲线明显左移造成氧释放障碍,可引起脑缺血缺氧。长时间的过度通气,导致血清碳酸氢盐缺失,迅速停止过度通气将造成反弹性酸中毒。另外,过度通气导致的碱中毒引起游离钙离子浓度下降,使血流动力学不稳定和突触功能受影响,也使麻醉苏醒时间延长。

36. 开颅术利尿的目的是什么?

开颅术利尿的目的是使大脑脱水,以减少脑水肿。还有利于手术术野的暴露,可减少脑组织牵拉。

37. 甘露醇治疗颅内高压的使用剂量?

甘露醇是一种渗透性利尿剂,常用质量分数为 20%(20 g/100 mL)。初始剂量为 0.5～1.0 g/kg，如果初始剂量效果不佳，总量可以增加到 1.5 g/kg。更高剂量甘露醇可破坏心肌细胞功能，引起心搏骤停。甘露醇快速输注时可引起血容量一过性增加，导致颅内压增高，所以输注时间应该在 20～30 分钟以上。心功能较差的患者使用大剂量甘露醇有可能会引起充血性心力衰竭。

38. 袢利尿剂呋塞米的使用指征是什么？

如果使用甘露醇不能提供合适的外科手术条件，可以使用袢利尿剂呋塞米。常用初使剂量是 5 mg。呋塞米不会引起初期血容量增高，因此适用于心功能较差的患者。

39. 甘露醇与呋塞米联合应用可能导致什么风险？

呋塞米与甘露醇合用有时可获得较好的利尿和利钠效果。甘露醇和呋塞米可以改善肾内血流动力学异常和防止肾小管管型形成，其作用机制是甘露醇具有渗透性利尿的作用而呋塞米可抑制水分重吸收，防止肾小管蛋白管型的形成。甘露醇与呋塞米联合应用时可引起酸碱平衡紊乱（低钠、低钾、低氯血症）和机体严重脱水，导致患者血流动力学不稳定和心律失常的风险。

40. 严重的脑水肿除了使用甘露醇与利尿剂外，还可使用哪种方法利尿？

严重的脑水肿可使用质量分数高达 20% 的高渗盐水，对于难治性颅内高压可能有效，甚至可能优于常规的甘露醇利尿。对低血容量的患者因其可能产生严重的高钠血症，需谨慎应用。

41. 如何进行血容量管理？

如果血脑屏障（blood‑brain barrier，BBB）完整，决定脑组织中水分的主要因素是跨 BBB 的渗透压梯度。甘露醇、高张生理盐水等高张溶液可以减少组织间隙的水分，降低颅内压、有利于手术视野的暴露。使用乳酸林格液等低张溶液，可使水转移到脑组织间隙，形成脑水肿。在 BBB 不完整的区域，由于存在病理学改变和手术创伤，渗透微粒将从微毛细血管进入组织间隙。因此，使用高张溶液对这些区域没有益处，在开颅手术时建议使用等渗溶液来维持血容量。

42. 后颅窝手术可能存在哪些特殊问题？

在后颅窝手术时，还应关注梗阻性脑积水、脑干生命中枢可能受损、气颅、特殊体位、体位性低血压和静脉空气栓塞等。

43. 何种手术体位容易发生静脉空气栓塞？

当开放静脉的压力低于大气压时就容易发生静脉空气栓塞。无论采取何种手术体位(和任何手术操作)，只要手术切口高于心脏水平就有可能发生静脉空气栓塞。坐位开颅手术发生静脉空气栓塞的风险比其他体位高(20%～40%)，空气进入大的脑静脉窦使栓塞风险增加。

44. 静脉空气栓塞的生理表现取决于什么？

静脉空气栓塞的生理表现取决于空气体积、进入血管的速度以及患者是否存在心脏右向左分流[例如卵圆孔未闭患者(10%～25%发生率)]。若存在心脏右向左分流，空气可以通过右向左分流进入体循环，引起反常空气栓塞。

45. 静脉空气栓塞的生理特点是什么？

少量的气泡进入静脉后都留在肺循环，最终被吸收。大多数患者都可以耐受少量空气栓子。当进入静脉系统的空气量超过肺吸收能力，肺动脉压升高，导致右心室后负荷过高，最终导致心排血量减少。术前合并心肺疾病会加重空气栓塞的生理反应；较小量的空气就可能产生显著血流动力学变化。

46. 静脉空气栓塞的临床表现是什么？

只有当较大量的气体进入静脉才能表现出明显的临床症状，主要表现为血流动力学的波动，如低血压；由于肺无效腔增加(通气正常但血液灌注减少)，可能出现呼气末 CO_2 或者血氧饱和度下降。心脏内积聚大量气体会损害三尖瓣和肺动脉瓣功能，可能出现右心室流出道的突然梗阻。

47. 使用笑气(N_2O)对静脉空气栓塞有什么影响？

N_2O 可以进入气泡，使气泡体积变大，明显加重空气栓塞对机体的影响。动物实验表明，接受氧化亚氮麻醉的致死空气栓子体积是对照组的 1/3～1/2。

48. 反常空气栓塞多见于哪种类型的患者？

反常空气栓塞多见于存在心脏血液右向左分流的患者，尤其是心房压逆转(右心房压＞左心房压)的患者。

49. 反常空气栓塞可以导致哪些疾病？

反常空气栓塞可以导致脑卒中或者冠状动脉阻塞，而且可能在术后才出现症状。

50. 后颅窝手术中如何监测静脉空气栓塞？

目前，最灵敏的术中监测方法是经食管超声心动图（TEE）和心前区多普勒超声，最小可以监测到 0.25 mL 的气泡。呼气末 CO_2 的改变对于监测静脉空气栓塞来说敏感性欠佳，但是可以在出现明显的临床改变前提示静脉空气栓塞。肺动脉导管对静脉空气栓塞监测相对不敏感（0.25 mL/kg 的空气），其有创性方法限制了其在监测右心功能中的应用。

51. 经食管超声心动图如何监测静脉空气栓塞？

经食管超声心动图可以测量气泡体积，监测卵圆孔未闭导致的心房血液右向左分流和评估空气栓子对心功能的影响。

52. 心前区多普勒超声如何监测静脉空气栓塞？

把心前区多普勒超声探头置于右心房位置（胸骨右缘第三至第六肋间）。正常多普勒规律的嗖嗖声被突发的噪音打断，提示静脉空气栓塞。

53. 静脉空气栓塞造成的呼气末 CO_2 突然下降与什么有关？

静脉空气栓塞造成的呼气末 CO_2 突然下降的程度与肺泡无效腔量成正比；但血流动力学改变，例如心血输出量减少，也可导致呼气末 CO_2 突然下降。

54. 静脉空气栓塞晚期有哪些临床表现？

静脉空气栓塞晚期临床表现为脉搏细弱、甚至触不到脉搏；血压下降，甚至难以测出；瞳孔散大、心律失常，于心前区可以听到从滴嗒声至典型的收缩期粗糙磨轮样杂音。

55. 静脉空气栓塞的最佳处理方法是什么？

在右心房和上腔静脉交界处放置多腔导管。位置适当的中心静脉置管也可以用来回抽进入静脉的空气。

56. 放置右心房导管尖的位置、种类和型号应注意什么?

有高发静脉空气栓塞风险的患者,应考虑放置大孔径(14 号)、单腔、多孔右心房导管作为吸出空气的通路。导管尖端应放置在上腔静脉和右心房连接处远端 2 cm,可以通过经食管超声心动图、放射线或者血管内 ECG 引导进行定位。

57. 发生静脉空气栓塞时应如何处理?

① 及时填塞进气部位,用骨蜡封闭颅骨边缘。② 立即停止使用氧化亚氮,并吸入 100% 氧气。③ 从中心静脉导管回抽进入的空气。④ 血管活性药纠正低血压,加强补液。⑤ 压迫双侧颈静脉,增加颅内压,减慢静脉回流。⑥ PEEP 可以增加脑静脉压力;但是对于存在卵圆孔未闭的患者,当心房压力梯度逆转为右向左时,可能造成反常栓塞。⑦ 若以上处理均无效,应该降低患者头部,迅速关闭切口。⑧ 患者出现持续循环停止时,必须将患者置于仰卧位启动心肺复苏。

58. 梗阻性脑积水是如何产生的?

幕下肿瘤可以挤压第四脑室或者中脑导水管造成脑脊液梗阻。位置特殊的肿物尽管体积很小但也可以引起颅内压显著升高。

59. 后颅窝手术中刺激哪些部分可能有脑干刺激症状?

刺激脑桥下部、延髓上段和第 V 对脑神经的轴外部分可导致一系列的心血管反应。在第四脑室底部手术时常刺激脑桥下部和延髓上段,在桥小脑角或邻近部位手术时[如听神经瘤、第 V 对脑神经(三叉神经痛)、第 VI 对脑神经(半侧面部痉挛)或第 IX 对脑神经(舌咽神经痛)微血管减压术]常刺激脑桥下部和延髓上段。

60. 后颅窝手术可能损伤脑干哪些部位,其原因是什么?

后颅窝手术可能损伤脑干呼吸、循环中枢、脑神经及其核团。损伤的原因可能是手术操作直接损伤,手术牵拉缺血或者脑干血供受阻。

61. 后颅窝手术中脑干刺激患者监护应注意什么?

呼吸中枢受损通常都会导致循环改变,因此血压、心率或者心律的突然改变通常是可能发生了呼吸中枢损伤。心血管反应包括心动过缓和低血压、心动过速和高血压、心动过缓和高血压以及室性心律失常。手术操作中必须仔细观察心电图的变化并行直接动脉压监测,以便及时提醒外科医生,防止损伤邻近脑神经核和呼吸中枢。

62. 后颅窝手术中为什么要严格拔管指征？

当涉及第四脑室底部的分离手术时，可能损伤该区域的脑神经核，或术后该区域可能出现水肿，或者两者均发生。脑神经功能障碍，特别是第 IX、X 和 XII 对脑神经功能障碍可导致上呼吸道控制和开放功能丧失，脑干水肿可导致脑神经功能障碍和呼吸驱动力受损。颅后窝的空间相对较小，其代偿空间比幕上空间更为有限。相对较轻的水肿即可导致意识、呼吸驱动力和心脏运动功能异常。

63. 后颅窝手术中哪些步骤可以考虑改变监测呼吸模式？

当血管阻断（在椎基底动脉瘤手术中阻断破裂的血管时）"危及"脑干时，监测呼吸模式的改变可能具有意义，而牵拉或分离等直接机械动作损伤脑干时，监测呼吸模式的改变意义不大。

64. 放置三叉神经节球囊压迫如何判断压迫作用确切？

球囊压迫三叉神经节是通过 Meckel 腔内快速充气 Fogarty 式球囊以达到损毁第 V 对脑神经的目的，将该球囊从颊部和上颌骨下方经皮置入，穿刺针进入 Meckel 腔和球囊压迫可发生严重的短暂性心动过缓，这也是证实压迫作用确切的体征。

65. 后颅窝手术中可采用哪些电生理监测技术？

后颅窝手术可采用多种电生理监测技术，包含体感诱发电位，脑干听觉诱发电位和面神经肌电图监测。

66. 面神经肌电图监测对麻醉有何要求？

面神经肌电图监测要求患者处于无肌松或不完全肌松状态。

67. 监测脑干听觉诱发电位可以保护什么脑神经？

听神经瘤切除术中监测脑干听觉诱发电位可以保护第八对脑神经。

68. 脑干神经核团附近的手术可能导致哪些情况？

脑干神经核团附近的手术除可引起神经损伤，还可导致明显的血流动力学不稳。迷走神经张力急性增高最为常见,有些患者可能会导致长时间的心脏停搏,紧接着可能出现交感张力反射性增加。

69. 手术结束后,脑干受损可能表现是什么?

异常呼吸模式或者拔管后难以维持气道通畅。

70. 什么原因可以导致颅内压增高?

颅腔结构内任一组成部分(脑实质、脑脊液、颅内血液)体积增大都有可能引起颅内压升高,但机体也有一定的代偿机制,如颅内脑脊液可以流到脊髓脑脊液中,静脉血可以流入颅外静脉,这是颅内容物体积增大早期的代偿机制,减小了颅内压的改变。然而,这样的代偿是有限的,尤其是在颅内容物体积迅速增大时。到达代偿的极限时,即使颅腔内容物的体积少量增加,颅内压也会明显升高。

71. 颅内压增高的早期征象有哪些?

颅内压增加的早期征象包括晨起头痛(典型为枕部痛)、呕吐、轻微的行为改变和认知变缓。眼底镜检查常表现为视神经盘水肿。

72. 颅内压进一步增加有哪些临床表现?

颅内压进一步增加最终将导致压迫性神经功能障碍,典型表现为压迫第六对脑神经导致一侧瞳孔散大。高的颅内压使脑组织通过无顺应性的分隔形成脑疝,这将导致不可逆性的局部和全脑神经功能损伤,甚至出现运动功能障碍、生命体征的紊乱等。

73. CT 显示颅内压增高或颅内顺应性降低的指征有哪些?

CT 可显示颅内压增高或颅内顺应性降低,指征包括中线移位、基底池消失、脑沟回结构和脑室消失(或脑积水时脑室增大)以及脑水肿,脑水肿 CT 显示为低密度区。基底池 CT 显示为脑干上段周围的黑环(液性),包括脚间池(位于两侧大脑脚之间)、四叠体池(位于上、下丘脑之上)和周边池(位于大脑脚两侧)。

74. 肿瘤为什么会影响颅内压?

颅腔顺应性有限,颅内肿瘤必然会影响颅内压。影响的因素如下:① 体积:颅内占位通过其本身体积和周围水肿影响颅内压。② 生长速度:肿块快速增长的速度超出了代偿性容积改变的能力,就会导致颅内压的升高。③ 解剖位置:幕下占位最易出现肿瘤相关的颅内压改变。④ 局部组织功能障碍:颅内肿瘤对周围组织的局部效应包括侵袭性破坏,释放致癌因子诱导新生血管生成,压迫导致细胞缺血坏死。这将进一步造成组织水肿,进一步升高颅内压。

75. 术前治疗和干预颅内高压对麻醉管理有什么潜在影响?

① 皮质激素:可导致高血糖。② 头高位:注意保持 30° 头高位,同时注意搬运时应避免迅速降低头部。③ 利尿剂:可导致电解质或酸碱平衡紊乱及机体脱水。④ 等张或高张生理盐水治疗:可导致高钠血症,或高氯、非阴离子间隙型代谢性酸中毒。⑤ 过度通气:可导致代偿性碳酸氢盐和其他代谢性缓冲碱丢失。⑥ 脑室造口引流:意外的位置变化可以造成过度的脑脊液引流。⑦ 调整血压:避免反跳性高血压或低血压。⑧ 治疗性低体温:可导致凝血功能紊乱。

76. 降低颅内压有什么方法?

降低颅内压的方法包括:开颅手术切除占位或去除骨瓣减压;脑室切开脑脊液引流术;抬高头位,减少脑血容量;镇静、肌松和低温,降低代谢率,从而减少脑血流和脑血容量;甘露醇等渗透药物减少脑水含量;纠正缺氧;维持合理的脑灌注压,必要时可以给予血管加压素。紧急情况下,可采用适当的过度通气以减少脑血流和脑血容量,从而迅速降低颅内压。对于有颅内压升高倾向的患者,应当避免采用导致血管扩张的措施。术前用药应当避免呼吸抑制而引起的 $PaCO_2$ 增加,术中应当慎用吸入麻醉药,尤其是氧化亚氮。

77. 降低颅内压的治疗目标是什么?

颅内压维持在 20 mmHg 以内,维持适宜的平均动脉压使脑灌注压达到 60 mmHg 以上,保证脑的正常功能;避免一切加重颅内高压的不利因素。

78. 脑血流是如何调节的?

脑血流被高度精细调节,以满足神经组织的代谢需求,同时防止过多的血流导致颅内充血,这种现象被称为血流-代谢偶联。脑血流的精细调节是通过血管肌源性自身调节、代谢调节、神经源性调节等机制来改变脑血管阻力实现的,这些调节机制可以发生在局部或者全脑水平。

79. 平均动脉压对脑血流有什么影响？

平均动脉压在 $60\sim140$ mmHg 时，脑血流维持稳定。慢性高血压导致脑血流-平均动脉压相关性曲线右移。对于慢性高血压的患者，平均动脉压在 $60\sim70$ mmHg，时，脑血流也可能降低。

80. 代谢调节如何调节脑血流？

CO_2 是强效的脑血管扩张剂。它主要通过改变脑脊液的 pH 来发挥对颅脑脉管系统的作用。当血压在正常范围，$PaCO_2$ 在 $20\sim80$ mmHg 时，脑血流与 $PaCO_2$ 存在线性关系。$PaCO_2$ 每改变 1 mmHg，脑血流改变 $2\%\sim4\%$。超出 $20\sim80$ mmHg，血管直径已到极限限制了脑血流进一步改变。低血压或者吸入挥发性麻醉药可以减弱该代偿机制。

氧气：尽管生理范围内的 PaO_2 改变不影响脑血管阻力，急性低氧血症（<50 mmHg）导致脑血管扩张，约为 30 mmHg 时快速达到舒张极限。吸入麻醉药可减弱此代偿作用。

81. 神经源性调节是如何调节脑血流的？

与肌源性调节和代谢调节相比，自主神经系统在脑血流自身调节方面只起到微弱的作用。在重度高血压、低氧血症和高碳酸血症时，支配颅内小动脉的交感神经和循环中的拟交感物质都减弱了脑血流的增加。

82. 脑灌注压的管理目标？

脑灌注压管理的保守方法建议在基础血压正常的患者中，控制脑灌注压不要长时间低于 70 mmHg。脑灌注压的目标定义为 $60\sim70$ mmHg。尽管 γ-氨基丁酸（Gamma-aminobutyric acid，GABA）等麻醉药物可能提供潜在神经保护作用，但脑灌注压持续低于 60 mmHg 仍会对大脑造成损害。

83. 长时间低碳酸血症或高碳酸血症最终对脑血管阻力影响较小的原因是什么？

因为脑脊液会通过主动运输碳酸氢盐透过血脑屏障调节 pH 至正常。

84. 什么是脑窃血综合征？

任何颅内病变，包括肿瘤周围组织的缺血和炎症，均可导致局部脑组织自主调节功能降低和对血管活性药物不敏感。因此,病变区域的微血管阻力相对固定。如果颅内其他正常区域的血管舒张,血管阻力下降,理论上可导致病变区域的血液流向正常脑组织,加重病变区域缺血。这种现象称为"脑窃血"。

85. 在麻醉管理上,与脑窃血最密切相关的因素有哪些?

在麻醉管理上,高 CO_2 血症和吸入麻醉药的使用与脑窃血最密切相关。这两种情况均能导致正常脉管系统的血管舒张,从而降低病变区域的局部脑血流。

86. 什么是反窃血综合征?

低碳酸血症时,健康血管收缩,血液流向病变区域,使病变区域的血流量增加,这种现象被称为"反窃血"或"罗宾·胡德效应(Robin Hood effect)"。

87. 术前栓塞治疗有何作用?

血管丰富的肿瘤,特别是那些解剖部位上手术切除困难的肿瘤,术中存在大出血的风险。除了与大出血有关的全身风险外,肿瘤周围的出血造成手术视野的暴露困难,大量血液驱出到脑组织加重了神经和血管的炎性反应。术前栓塞治疗,可以减少肿瘤的血液供给,降低手术切除肿瘤时出血程度及大出血的风险,同时利于术野暴露,便于术者操作。

88. 如何进行术前栓塞治疗?

通常从股动脉置入动脉导管,在 X 线透视引导下置入肿瘤供血血管。需要小剂量全身肝素化使活化凝血时间在 200～300 秒以预防微血栓形成。此时,缓慢注入栓塞剂堵塞肿瘤供血血管,减少肿瘤的血液供给,降低手术切除肿瘤时出血程度。栓塞术通常需要全身麻醉。由于侧支形成和血供重建,栓塞仅在短时间内有效,通常是在开颅肿瘤切除前 48 小时内完成。

89. 术前栓塞治疗的栓塞剂哪些?

目前,应用的栓塞剂主要分为两种:微粒(使用不同物质,如弹簧圈、吸收性明胶海绵、纤维蛋白胶、聚乙烯醇)和液体(乙烯醇,高渗甘露醇)。栓塞剂种类选择取决于血管解剖位置、肿瘤血供、肿瘤组织学特点。

第七章

90. 术中如何管理血糖?

两个主要的治疗策略是维持血糖在 80～100 mg/dl 的强化胰岛素治疗 (intensive insulin therapy, IIT)和维持血糖低于 180 mg/dl 的标准治疗(standard therapy, ST)。稳妥的做法是术中控制目标血糖在 110～180 mg/dl,同时谨慎监测,避免低血糖。

91. 后颅窝手术如何实施控制性降压?

最常用硝普钠和挥发性麻醉药来实现控制性降压。硝普钠在短时间内可取得很好的降压效果,但可引起脑血管舒张。硝酸甘油也是一种强的脑血管舒张药,有类似的局限性。高浓度挥发性麻醉药也有直接舒张脑血管作用。应用阿片类药物和丙泊酚也可降压,但可能需要辅助使用 β 受体阻滞药。瑞芬太尼不会引起脑血流增加和脑血管舒张,可迅速达到临床深度且可快速代谢消除。钙通道阻滞剂尼卡地平起效快,适用于不宜使用阿片类药物和麻醉药物患者的降压。

92. 在脑干附近切除肿瘤时心率突然下降,应如何评估和处理?

脑干核团附近的外科手术可导致机体自主神经调节严重失衡。严重的迷走神经反射有可能导致心脏停搏,此时停止手术常可缓解症状。一旦血流动力学稳定,可预防性用药以稳定机体的自主神经调节功能。使用格隆溴铵直至心率增加 15%～20%;若存在交感神经反射,可使用 β 受体阻滞药。这种方法对减弱神经反射非常有效。突然发生的心动过缓常提示患者可能突然出现了颅内压增高,导致库欣反射。

93. 如何进行麻醉苏醒?

麻醉苏醒的同时可能伴有血压、$PaCO_2$、脑血流和自主神经功能的剧烈改变。应逐步减轻过度通气,以防发生酸中毒。可使用肾上腺素能受体阻滞药来减轻苏醒时或苏醒后出现的交感神经反射。如果患者存在难治性高血压或高反应性时,可以考虑给予尼卡地平或拉贝洛尔。应谨慎进行神经肌肉阻滞拮抗,避免患者出现自主运动不稳定。麻醉后期改为持续输注大剂量瑞芬太尼可在患者无反应的情况下排出体内吸入的麻醉药。通气和意识恢复后,可停止输注瑞芬太尼,拔除气管导管。

94. 后颅窝手术为什么使用止吐药？

术后反复出现的恶心呕吐常引起患者不同程度的不适，降低了患者对手术治疗的满意度。而且呕吐易导致水/电解质紊乱及酸碱失衡，严重者会造成伤口裂开、误吸性肺炎、甚至术后颅内出血等危及患者生命。后颅窝手术术后应积极使用止吐药，避免干呕或呕吐导致颅内压增高。

95. 如何预防后颅窝手术苏醒过程中出现的咳嗽或"呛咳"？

苏醒过程中出现的咳嗽或"呛咳"可引起颅内压急剧升高。预防方法包括静脉使用利多卡因，麻醉药以阿片类药物为主，或者在深麻醉下拔管。

96. 后颅窝手术深麻醉下拔管必须注意哪些问题？

深麻醉下拔管必须注意，患者存在因术中神经相关事件导致苏醒延迟或无法苏醒的风险，还可能有返流误吸的风险。

97. 后颅窝手术术后最关注哪些并发症？

苏醒后即刻进行的神经功能评估，包括颅底神经分析。神经或神经核团损伤可导致吞咽困难而引起反流误吸风险。应首要考虑是否有水肿或血肿形成压迫脑干或中脑结构，这可能在术后几小时内发生。脑干所处的解剖位置顺应性极小，即使轻微的水肿也可引起严重的神经功能损伤，而这种轻微水肿却能被大脑幕上手术患者很好地耐受。苏醒良好的患者，其神经症状可能在半夜恶化。在某种情况下，术后发生水肿的风险很高，应预防性保留气管插管。

98. 后颅窝手术术后有何镇痛方案？

患者自控镇痛（patient-controlled anesthesia，PCA）的阿片类药物给药方案已经安全地用于后颅窝手术术后患者。也可以选择多模式镇痛，以减少阿片类药物的用药剂量和不良反应。在无肝病的患者中可以应用对乙酰氨基酚。在手术结束前进行头皮阻滞或局部浸润可在术后早期改善患者疼痛控制。诱导前给予加巴喷丁，可降低术后疼痛和阿片类药物需求，但可引起深度镇静，延长拔管时间。曲马朵已经成功用于开颅手术术后镇痛，但可增加恶心和呕吐风险、降低癫痫发作阈值。

99. 丙泊酚的神经保护作用机制是什么？

丙泊酚可减轻脑缺血损伤，其脑保护是借助于 γ 氨基丁酸（GABA）受体，清除自由基和减少脂质过氧化而起作用的。其脑保护效能与巴比妥类、吸入性麻醉药相当。丙泊酚亦可降低脑氧代谢率。

100. 神经外科手术如何预防癫痫？

脑科疾患常常引起癫痫发作，抗癫痫药要持续使用到手术结束后一段时间。癫痫发作时，脑血流、脑血容量、颅内压增加，引起脑组织酸中毒，即便机体能维持正常的脑灌注压，也能引起大量的神经坏死。因此，对于有癫痫发作风险的患者，应预防并快速控制癫痫发作。抗癫痫药物治疗主要有左乙拉西坦、苯妥英钠、丙戊酸钠。由于目前国内极少有苯妥英钠注射剂型，因此丙戊酸钠注射液成为我国神经外科围手术期预防癫痫的首选药物。

（李　哲　曹学照）

参考文献

［1］ 邓小明，姚尚龙，于布为，等. 现代麻醉学［M］. 第 5 版. 北京：人民卫生出版社，2020.

［2］ Michael A. Gropper 著，邓小明，黄宇光，李文志译. 米勒麻醉学［M］. 第 9 版. 北京：北京大学医学出版社，2017.

［3］ Fun-Sun F. Yao 著，王天龙，李民，冯艺，等译. 姚式麻醉学问题为中心的病例讨论［M］. 第 8 版. 北京：北京大学医学出版社，2018.

［4］ John F. Butterworth，David C. Mackey，John D. Wasnick 著，王天龙，刘进，熊利泽译. 摩根临床麻醉学［M］. 第 6 版. 北京：北京大学医学出版社，2020.

［5］ Klein O，Boussard N，Guerbouz R，et al. Surgical approach to the posterior fossa in children，including anesthetic considerations and complications：The prone and the sitting position. Technical note. Neurochirurgie. 2021 Feb；67(1)：46 - 51.

［6］ Spektor S，Fraifeld S，Margolin E，et al. Comparison of outcomes following complex posterior fossa surgery performed in the sitting versus lateral position ［J］. J Clin Neurosci. 2015 Apr；22(4)：705 - 712.

［7］ Gale T，Leslie K. Anaesthesia for neurosurgery in the sitting position ［J］. J Clin Neurosci. 2004 Sep；11(7)：693 - 696.

［8］ Slbin MS，Babinski M，Maroon JC，et al. Anesthetic management of posterior fossa surgery in the sitting position ［J］. Acta Anaesthesiol Scand. 1976；20(2)：117 - 28.

［9］ Salova EM，Lubnin AIu，Israelian LA，et al.［Bilateral bispectral index monitoring during surgery for posterior cranial fossa tumors］. Anesteziol Reanimatol. 2011 Mar – Apr；(2)：52 – 8.

［10］ Drozhzhin VA，Snigirev VS，Salalykin VI，et al. Obshchaia anesteziia，gormony i gemodinamika pri udalenii opukholeǐ zadneǐ cherepnoǐ iamk［General anesthesia，hormones and hemodynamics during the excision of tumors of the posterior cranial fossa］. Anesteziol Reanimatol. 1992 Sep – Dec；(5 – 6)：40 – 4.

［11］ Khil'ko VA，Riabukha NP，Vereshchakov AV，et al. Anesteziologicheskoe obespechenie，posleoperatsionnyǐ　ukhod i rezul'tat khirurgicheskogo lecheniia bol'nykh s opukholiami osnovaniia zadneǐ cherepnoǐ iamki［Anesthesiological support，postoperative care and the results of the surgical treatment of patients with tumors of the base of the posterior cranial fossa］. Vestn Khir Im I I Grek. 1997；156(5)：10 – 5.

［12］ Guerit JM. Neuromonitoring in operating room：why，when，and How to monotor? Electroencephalogr Clin Neurophysiol. 1998 JAN；106(1)：1 – 21

第
七
章

第八章

神经外科介入手术的麻醉管理

1. 什么是神经外科介入手术?

神经外科介入手术是指在影像的导引下,应用相应设备或材料(导管、导丝、栓塞剂等)经血管内治疗中枢神经系统血管性或非血管性疾病的微创性手术。

2. 神经外科介入手术的主要有哪些分类?

神经外科介入手术主要分为堵塞和疏通两类。

3. 神经外科介入堵塞手术的适应证有哪些?

① 血管栓塞术,主要用于动脉瘤和血管畸形栓塞;② 肿瘤栓塞及导管区域药物灌注化疗。

4. 神经外科介入疏通术有哪些?

① 狭窄动脉血管成形术;② 经导管急性动脉闭塞溶栓术;③ 血管内血栓取出术;④ 慢性闭塞动脉再通术。

5. 主动脉弓分支分型主要有哪些?

主动脉弓分支分型:Ⅰ型,主动脉弓顶切线到头臂干起始部的距离等于或小于头臂干宽度;Ⅱ型,主动脉弓顶切线到头臂干起始部的距离等于 2 倍头臂干的宽度;Ⅲ型,主动脉弓顶切线到头臂干起始部的距离等于 3 倍或以上头臂干宽度。

6. 颈总动脉的走行是怎样的?

颈总动脉在颈动脉鞘内与颈内静脉、迷走神经和颈袢伴行,在末端扩张成颈动脉球。一般在甲状软骨和舌骨大角水平(也可位于 C1～C2 至 C6～C7 的任一水平)分为颈内动脉和颈外动脉。

7. 颈总动脉的来源？

右侧发自无名动脉，左侧直接发自主动脉弓。

8. 颈外动脉的分支有哪些？

根据分支血管的发出顺序，颈外动脉从近心端到远心端分别为：甲状腺上动脉、咽升动脉、舌动脉、面动脉、枕动脉、耳后动脉和颌内动脉。

9. 颈内动脉的分段都有哪些？

颈内动脉各段分为：颈段、岩骨段、破裂孔段、海绵窦段、床突段、眼动脉段和后交通动脉段。

10. 椎动脉的走行是怎样的？

椎动脉在颈长肌和前斜角肌之间、颈总动脉后方上行，平 C6 水平进入颈椎体横突孔，在 C2～C6 的横突孔内延续，继而在 C2 水平出横突孔后向后外侧走行，再折向上进入 C1 横突孔，在 C1 和枕骨之间向后内侧进入枕骨大孔。

11. 椎动脉的最大分支是哪个血管？

小脑后下动脉（the posterior inferior cerebellar artery，PICA）是椎动脉的最大分支。

12. 脊髓后动脉的走行是怎样的？

脊髓后动脉在延髓水平起于椎动脉或起于小脑后下动脉，向后走行分为前支和后支，并与来自椎动脉的微小穿支吻合。

13. 什么是 Willis 环？

大脑动脉环（威利斯环、Willis 环）位于脑底下方、蝶鞍上方，环绕视交叉、灰结节、乳头体周围，由前交通动脉、双侧大脑前动脉始段、双侧颈内动脉末段、双侧后交通动脉和双侧大脑后动脉始段吻合而成。此环主要沟通了双侧颈内动脉系与椎-基底动脉系。

14. Willis 环的侧支循环有哪些？

Willis 环的侧支循环包括：前交通动脉、双侧大脑前动脉始段、双侧颈内动脉末段、双侧后交通动脉以及双侧大脑后动脉始段。

15. 大脑的前循环是什么？

前循环指主要供应大脑半球前 3/5 部分（额叶、颞叶、顶叶以及基底节等）的血液循环，由颈内动脉系统，包括脉络膜前动脉、大脑前动脉以及大脑中动脉供血。

16. 大脑的后循环包括哪些？

后循环指主要供应脑后部的 2/5（包括脑干、小脑、大脑半球后部以及部分间脑）的血液循环，由椎基动脉系统（包括椎动脉、基底动脉）以及大脑后动脉供血。

17. 头颈静脉系统的特点有哪些？

特点包括：① 静脉解剖高度变异；② 头颈部静脉结构广泛相连；③ 颅内静脉系统没有静脉瓣；④ 颈部静脉瓣通常出现在多个可预测的部位。

18. 脑静脉回流系统有哪些结构组成？

包括颅外静脉（头皮静脉、眶静脉、面静脉、颈静脉）、颅骨静脉结构、脑膜静脉和颅内静脉窦（海绵窦、横窦、乙状窦和上矢状窦等）。

19. 诊断性血管造影在神经介入手术中有什么作用？

诊断性血管造影是指脑或脊髓血管结构的造影检查，是脑或脊髓血管疾病诊断的金标准，一般也是神经介入手术的第一步。

20. 神经血管造影的常见并发症有哪些？

常见并发症主要有神经系统并发症（可逆性和持久性）和非神经系统并发症（肾衰竭、动脉阻塞、动静脉瘘或假性动脉瘤、血肿等）。

21. 诊断性脑血管造影的适应证有哪些？

适应证包括：① 诊断原发性的神经血管疾病（如颅内动脉瘤、动静脉畸形、硬膜动静脉瘘、动脉粥样硬化狭窄、脑静脉痉挛、急性缺血性脑卒中、血管病变）；② 拟进行神经介入操作；③ 动脉瘤手术的术中辅助；④ 治疗后的影像学随访。

22. 诊断性脑血管造影的麻醉方式如何选择?

　　脑血管造影可给予：① 镇静麻醉,可静脉注射咪达唑仑和芬太尼。如患者出现异向的躁动(多见于老年患者),可应用氟马西尼逆转;② 对于完全无法配合或镇静效果不佳者,可使用全凭静脉麻醉或静吸复合麻醉。

23. 诊断性脊髓血管造影的适应证有哪些?

　　适应证包括：① 评估怀疑有硬脊膜动静脉瘘的脊髓病患者;② 对疑似脊髓动静脉血管畸形患者的诊断和评估(伴有脊髓髓内或蛛网膜下腔出血);③ 对疑似脊髓缺血性病变的评估;④ 拟行脊髓神经介入手术的患者;⑤ 在可能阻塞脊髓血管的脊髓或动脉手术前明确脊髓血管结构;⑥ 手术或脊髓血管损伤的术中辅助;⑦ 治疗后的影像学随访。

24. 诊断性脊髓血管造影采用什么麻醉方式?

　　诊断性脊髓血管造影可选择全麻或镇静麻醉。

25. 诊断性脊髓血管造影何时需应用全身麻醉?

　　对需要完全保持不动、和(或)需要延长呼吸间隙以提高显影质量,如胸腰部脊髓小血管造影。

26. 常用的神经介入手术包括哪些?

　　常用的有：颅内动脉瘤治疗;球囊闭塞实验;颅内栓塞性治疗;颅外栓塞性治疗;急性缺血性脑卒中取栓;颅外血管成型或支架术;颅内血管狭窄或痉挛的血管内治疗;静脉手术。

27. 什么是颅内动脉瘤?

　　颅内动脉瘤,即脑动脉瘤,是因脑动脉管壁局部的先天性缺陷和腔内压力增高引起的动脉局部异常扩张。

28. 颅内动脉瘤的常用介入治疗方式有哪些?

　　包括动脉瘤栓塞术、载瘤动脉栓塞术和血管重建装置术。

29. 什么是载瘤动脉栓塞术?

对于动脉瘤直接栓塞困难或栓塞失败的患者,经评估栓塞载瘤动脉不至于引起明显闭塞动脉供血区缺血时,可通过栓塞载瘤动脉来治疗脑动脉瘤。

30. 什么是颅内动脉瘤的血管重建装置术?

通过在动脉瘤部位放置密网支架,可减少涡流对动脉瘤的冲击,以恢复动脉瘤处的正常血流。

31. 颅内动脉瘤介入治疗的适应证有哪些?

① 巨大的、难以手术的动脉瘤(如海绵窦段、眼动脉起始部、椎基动脉系统的动脉瘤);② 高龄或不能耐受开放手术者;③ 手术失败者;④ 梭形宽颈或无颈动脉瘤、囊状动脉瘤;⑤ 无介入治疗禁忌证者均可试用介入治疗。

32. 颅内动脉瘤介入治疗的禁忌证有哪些?

① 动脉瘤过小;② 动脉瘤小且宽颈;③ 球囊难以通过。

33. 颅内动脉瘤介入治疗的并发症有哪些?

包括动脉瘤或血管穿孔;血栓栓塞;线圈移动或线圈栓塞;线圈拉伸;血管内膜损伤;动脉瘤复发。

34. 什么是球囊闭塞实验?

球囊闭塞实验(balloon occlusion test,BOT)是一种经皮经血管用球囊闭塞颈内动脉,以评估脑血管代偿供血能力的技术,可用于评价颅内侧支循环。

35. 球囊闭塞试验的适应证有哪些?

球囊闭塞试验适用于:① 颈内动脉自身病变,如巨大动脉瘤、颈动脉海绵窦瘘、外伤性或放疗后假性动脉瘤等;② 颈内动脉走形区域邻近病变,包括各种需要阻断颈内动脉的头颈部、鼻咽部和颅底占位性病变等。

36. 球囊闭塞试验的基本操作是什么?

① 诊断性血管造影,评估双侧颈动脉和椎基底动脉的结构、血供和血管情况;② 行肝素(5 000~10 000 IU)抗凝治疗;③ 置入导管至相应动脉,将不解脱球囊导

管置于目标位置,充盈球囊并造影确认血管阻断完全,根据耐受情况阻断血流 15～30 分钟,并进行神经功能评估和监测;④ 排空球囊,撤出导管,鱼精蛋白中和肝素。

37. 球囊闭塞试验时,何时可进一步应用降压实验?

BOT 试验 15～30 分钟后,临床耐受但侧支循环代偿不良,或虽代偿良好却处于临界状态的患者可继续行降压加强实验。应用硝普钠等逐步降压至基础血压的 2/3 并维持 20 分钟,同时观察神经功能,以降低 BOT 的假阴性率。

38. 球囊闭塞实验的并发症有哪些?

球囊闭塞实验相关的并发症,包括动脉夹层、栓塞性脑梗死、灌注不足性脑缺血。

39. 颅内栓塞性治疗的适应证有哪些?

一般适应证包括:颅内动脉瘤、颅内动静脉畸形、颅内动静脉瘘、颅内血管出血、颅内血管肿瘤(脑膜瘤、副神经节瘤、脊膜瘤)。

40. 颅内栓塞性治疗的相对禁忌证有哪些?

① 血管解剖条件不允许;② 显著的动脉粥样硬化性疾病或者高血流的血管病变,影响了载瘤血管;③ 威胁生命的造影剂过敏反应;④ 凝血功能障碍或者肝素超敏;⑤ 活动性细菌感染。

41. 颅内栓塞性治疗的神经系统并发症有哪些?

神经系统并发症包括:① 颅内血管的穿孔或破裂;② 血栓性栓塞;③ 动静脉畸形破裂发生脑实质内出血;④ 高血流瘘或动静脉畸形栓塞后发生恶心脑水肿;⑤ 微导管遗留、破损或形成栓子;⑥ 脑脓肿;⑦ 癫痫;⑧ 肿瘤栓塞后可能发生水肿甚至出血。

42. 颅内栓塞性治疗的非神经系统并发症有哪些?

非神经系统并发症包括:① 线圈、胶水或其他材料形成栓子,导致肺栓塞;② 碘造影剂或气压药物造成的过敏反应;③ 腹股沟血肿和腹股沟动脉损伤;④ 深静脉血栓;⑤ 麻醉相关并发症;⑥ 血管脆性综合征患者可能发生腹腔血肿、肠穿孔等系列结缔组织脆弱相关的并发症。

43. 颅外栓塞性治疗的适应证有哪些？

适应证包括：颅外的动静脉畸形（包括弥散 AVM、眶内 AVM、脊髓 AVM 等），浅表静脉和淋巴畸形，颅外动静脉瘘，出血（鼻出血、创伤、手术、肿瘤、放射等导致的出血），颅外血管肿瘤术前栓塞或姑息栓塞。

44. 颅外栓塞性治疗的禁忌证有哪些？

相对禁忌证包括：① 供血血管会影响重要结构的功能；② 血管解剖结构不允许进行手术；③ 显著的动脉粥样硬化性疾病或高血流的血管疾病，影响了载瘤血管；④ 威胁生命的造影剂过敏反应；⑤ 凝血功能障碍或者肝素超敏；⑥ 活动性细菌感染。

45. 颅外栓塞性治疗的神经系统并发症有哪些？

神经系统并发症包括：① 血栓栓塞，导致脑或脊髓缺血；② 卒中、失明、脊髓梗死；③ 颅神经受损；④ 栓子加重脊髓静脉充血，导致相关症状体征恶化；⑤ 大的动静脉瘘栓塞后导致引流静脉水肿和神经压迫症状；⑥ 入路血管（颈总动脉、锁骨下动脉）破损；⑦ 微导管或导丝破损形成栓子。

46. 颅外栓塞性治疗的非神经系统并发症有哪些？

非神经系统并发症包括：① 表浅血管栓塞导致皮肤、黏膜或其他组织缺血；② 肺栓塞；③ 碘造影剂或气压药物造成的过敏反应；④ 腹股沟血肿和其他腹股沟动脉损伤；⑤ 深静脉血栓；⑥ 麻醉相关并发症。

47. 介入栓塞治疗的麻醉选择？

除了特殊不能耐受的患者，均可采用全身麻醉。全麻尤其适用于：① 意识状态不清的患者；② 病损较小或比较远端，以及应用乙醇等药物会导致剧烈疼痛者；③ 非常焦虑的患者；④ 需要严格控制血压和（或）颅内压的患者。

48. 什么是急性缺血性脑卒中？

缺血性脑卒中是指由于脑的供血动脉（颈动脉和椎动脉）狭窄或闭塞、脑供血不足导致的脑组织缺血、坏死的总称。

49. 何谓急性缺血性卒中药物溶栓治疗的时间窗？

药物溶栓的治疗时间窗为：有适应证的患者，在发病 4.5 小时内可用重组组织型纤溶酶原激活剂(rt-PA)，6 小时内用尿激酶静脉溶栓治疗。欧洲卒中组织(ESO)2021 年急性缺血性卒中静脉溶栓指南建议将 rt-PA 静脉溶栓时间窗扩展为发病后 4.5～9 小时，但需 CT 或磁共振成像证实核心/灌注区域。

50. 何谓急性缺血性脑卒中急诊血管内手术治疗的时间窗？

急诊血管内手术的治疗时间窗为：与药物溶栓治疗联用，发病 6 小时内的可行桥接(先溶栓后血管内治疗)或血管内取栓治疗；发病 6～24 小时内的患者，经过多模式影像评估，符合适应证的患者可行血管内手术治疗。

51. 急性缺血性脑卒中的溶栓治疗有什么禁忌证？

绝对禁忌证包括：颅内出血，CT 显示大的低衰减区域和占位效应；相对禁忌证包括：神经症状减轻、腔隙性脑卒中、昏迷、癫痫、近期手术史或颅内出血史、近期心肌梗死、溶栓药物或碘造影剂过敏。

52. 什么是颅内动脉粥样硬化？

颅内动脉粥样硬化是脂质进行性在颅内血管沉积、纤维组织增生和炎性细胞浸润为特征的累及全身大、中型弹性和肌性动脉的慢性疾病在脑供血动脉系统中的表现。

53. 颅内动脉粥样硬化如何评价？

评价包括：① 血管腔狭窄程度，症状性颅内动脉狭窄患者，狭窄率均为 50%～99%；② 血管壁结构与斑块性质，易损斑块的风险较高；③ 侧支循环良好患者溶栓效果佳、预后好；④ 血流动力学与梗死灶面积和复发相关。

54. 脑侧支循环代偿如何分级？

根据开放层次，脑侧支循环可分为 3 级：① 一级侧支循环代偿即 Willis 环，可沟通颅内各主要动脉；② 二级侧支循环代偿主要指眼动脉和一级软脑膜侧支，前者可以沟通颈内动脉与颈外动脉，后者可在软脑膜形成广泛的血管网；③ 三级侧支循环代偿即新生血管，是最终的侧支代偿途径，也是目前治疗缺血性脑卒中的研究关键和热点。

55. 动脉粥样硬化评价的手段有哪些?

动脉粥样硬化评价的手段有：超声、磁共振血管造影(MRA)、CT 血管造影(CTA)、数字减影血管造影术、高分辨力 MRI(HRMRI)。

56. 颅内血管支架成形术的适应证有哪些?

颅内血管支架成形术的适应证包括：颅内动脉粥样硬化性狭窄(有症状,颅内血管狭窄＞50％以及药物治疗无效),动脉瘤性蛛网膜下腔出血后的脑血管痉挛。

57. 动脉粥样硬化性狭窄颅内血管支架成形术的适应证有哪些?

① 症状性颅内动脉狭窄＞60％；② 狭窄远端血管正常,后循环病变血管长度＜20 mm,前循环病变血管长度＜15 mm；③ 急性动脉溶栓、取栓后残余狭窄；④ 临床症状反复发作与狭窄血管供血区域相一致的神经功能障碍。

58. 神经外科介入静脉手术包括哪些?

静脉造影、静脉闭塞实验、静脉取样、经静脉栓塞、静脉溶栓或血栓切除术、静脉支架成形术。

59. 常用的静脉入路有哪些?

常用的静脉入路包括股静脉、颈部静脉、手臂静脉及锁骨下静脉。

60. 脑血管畸形的基本类型有哪些?

脑血管畸形的 4 种基本类型：脑动静脉畸形、脑静脉性血管畸形、脑海绵状血管瘤和颅内毛细血管扩张症。

61. 什么是脑动静脉畸形?

脑动静脉畸形(arteriovenous malformation,AVM)是一种先天性局部脑血管变异,即在病灶部位脑动脉和脑静脉之间缺乏毛细血管,致使动脉与静脉直接相通,形成动静脉之间的短路,导致一系列脑血流动力学的紊乱。

62. 脑动静脉畸形的临床表现有哪些?

AVM 临床上常表现为反复出现的颅内出血、全身性或部分性癫痫发作、短暂性脑缺血发作,以及进行性神经功能障碍。AVM 好发于男性,发病年龄高峰为

20～39 岁，是引起颅内自发性蛛网膜下腔出血的第二位病因。

63. 什么是脑静脉性血管畸形？

脑静脉性血管畸形（cerebral venous malformation，CVM），又称脑静脉血管瘤、脑静脉瘤，表现为单支扩张的静脉或一簇异常扩张的静脉，是较少见的血管畸形。

64. 脑静脉性血管畸形有什么病理学特点？

脑静脉性血管畸形多见于大脑浅、深静脉系统的交汇处，或靠近脑室室管膜表面，也好发于小脑或脑干。畸形静脉管壁较厚，周围脑白质正常。

65. 什么是脑海绵状血管畸形？

脑海绵状血管畸形（cerebral cavernous malformations，CCM）也称海绵状血管瘤，是大量薄壁血管组成的海绵状异常血管团，畸形血管一般紧密相贴，血管间几乎没有脑实质组织。瘤内血流缓慢，易发生出血和瘀血，外观呈桑葚状。

66. 脑海绵状血管畸形的组织学特征有哪些？

CCM 的组织学特征包括：① 血管由单层内皮细胞组成，缺乏弹性蛋白、平滑肌或其他成熟的血管壁成分，易发生出血；② 瘤内的血液流速缓慢，易发生血栓和钙化；③ 可发生在中枢神经系统的任何部位，病灶可能呈分支式或卫星投射式，或多发。

67. 什么是颅内毛细血管扩张症？

颅内毛细血管扩张症（intracranial capillary telangiectasia，ICT），也被称为脑毛细血管瘤，是一组小的毛细血管丛形成的脑血管畸形，其间含有正常的神经实质。是一种少见的隐匿型脑血管畸形，最常见于脑桥。

68. 颅内毛细血管扩张症的临床表现有哪些？

颅内毛细血管扩张症一般没有症状，较少发生大量出血，因此属于良性病变。但也可表现为出血、缺血、疼痛和占位效应，可合并海绵状血管瘤等其他脑血管而被意外发现。

69. 什么是烟雾病?

烟雾病是一种以颈内动脉末端和(或)其主要分支(大脑前动脉、大脑中动脉)起始部慢性进行性狭窄-闭塞为特征的脑血管疾病,并且常代偿性出现颅底的异常血管网即烟雾血管。

70. 淋巴管畸形是什么?

淋巴管畸形是一团起源于真皮或皮下淋巴管的丛状淋巴管病变,常出现在头面部,为小囊肿样病变。包含动脉、静脉、毛细血管、淋巴管成分的混合性血管畸形也是存在的,常发生于四肢,而且常为单侧生长。

71. 血管畸形根据血流动力学可分为哪些种类病变?

血管畸形根据血流动力学可分为低流量和高流量血管病变。静脉畸形、毛细血管畸形和淋巴管畸形是低流量血管病变;而动静脉畸形、动静脉瘘为高流量血管病变。

72. 临床中常用的两种测量脑血流量的图像技术是什么?

临床实践中主要用两种图像技术测量脑血流量(cerebral blood flow,CBF):① 血管内或非扩散性示踪技术;② 扩散性示踪技术。

73. 常用的临床测量脑血流动力学的参数有哪些?

常用的血流动力学参数包括达峰时间(造影剂从到达组织、到组织中造影剂水平达峰值的时间,单位为 s)、脑血容量(每 100 g 脑组织内包括毛细血管和大血管在内的血液容积总量,单位为 mL/100 g)、平均通过时间(造影剂从动脉到静脉的平均时间,单位为 s)以及脑血流量(单位时间内每 100 g 脑组织所通过的血液流量,单位为 mL/(100 g · min)。

74. 彩色多普勒超声如何评价血流?

在彩色多普勒超声中,红色提示血流方向朝向探头;而蓝色表示血流方向背离探头;亮度表示血流速度,可以检出极低速度的血流。

75. 影响血流速度的因素都有哪些?

影响因素包括:年龄、颅内压、血红蛋白、纤维蛋白原、心律失常以及药物。

76. 按释放方式,颅内脑血管支架有哪些种类?

　　常用的颅内脑血管支架包括自膨支架和球扩支架。自膨支架解除固定后可自扩张,多数支架为镍钛合金制;球扩支架需通过球囊加压扩张血管壁时释放,通常由不锈钢制造。

77. 按形态,颅内血管支架有哪几种?

　　根据支架网眼的形态,颅内血管支架可分为开环式和闭环式。开环式支架的网眼不闭合,顺应性和结构性支撑好,但径向支撑力差,易打折和出现毛刺。闭环式支架的网眼闭合,径向支撑力、结构性支撑和光滑度都较好,但顺应性差。

78. Wada 试验是什么?

　　Wada 试验,是一种选择性评价单侧大脑半球的方法。通过从单侧颈内动脉注射麻醉药物,实现对一侧大脑半球功能的暂时选择性麻醉,以了解该侧半球的语言、记忆和运动功能状态等,判断大脑半球功能的偏侧化,从而指导手术。

79. 神经外科手术中常见的神经电生理监测技术有哪些?

　　躯体感觉诱发电位(somatosensory evoked potentials,SSEP),运动诱发电位(motor evoked potentials, MEP),脑干听觉诱发电位(brainstem auditory responses,BAEP),视觉诱发电位(visual evoked potentials,VEP),肌电图(electromyography,EMG),脑电图(electroencephalogram,EEG)。

80. 神经外科手术中为什么要使用神经电生理监测技术?

　　原因包括:① 及时发现术中神经损伤及其原因;② 辨别特定的神经结构;③ 鉴别失去功能的神经结构;④ 进行动态神经功能对比。

81. 体感诱发电位怎样刺激和记录?

　　刺激外周神经,感觉冲动经脊髓上传至大脑,在整个传导通路上的不同部位放置记录电极,再经信号放大得到波形,即躯体感觉诱发电位。

82. 体感诱发电位的影响因素包括哪些?

　　躯体感觉诱发电位的影响因素包括:吸入麻醉药、静脉麻醉药、低体温。氯胺酮、阿片类药物和右美托咪啶对于体感诱发电位的影响较小。

第八章

83. 脑干听觉诱发电位的影响因素是什么？

脑干听觉诱发电位的影响因素：低体温。麻醉药物、肌肉松弛药对脑干听觉诱发电位的影响较小。

84. 运动诱发电位是什么？

运动诱发电位是指用电或磁刺激中枢运动神经（脑功能区或脊髓），在刺激点下方外周神经（神经源性运动诱发电位）或肌肉（肌源性运动诱发电位）记录反应电位。

85. 什么叫脑电图？

脑电图（electroencephalogram，EEG）是监测脑功能最基本方法，是将脑自发性生物电放大记录而获得的波形图，它反映了大脑皮层锥体细胞产生的突触后电位和树突电位的整合，包括原始脑电图、计算机处理后脑电图和双频谱分析。

86. 低血压对 EEG 有何种影响？

低血压导致的脑电图改变通常为全脑性的，即两侧半球的脑电图均呈减慢节律，低电压变化。

87. 神经外科介入手术的麻醉术前评估主要有哪几个方面？

麻醉术前评估包括：病史采集、体格检查、常规实验室检查、常规辅助检查。要特别关注高血压控制情况，抗凝药服用情况，肾功能是否正常，有无碘造影剂过敏史以及神经系统功能。

88. 神经外科介入手术的常规监测有哪些？

常规监测包括心电图、脉搏氧饱和度、无创血压监测。全身麻醉时，需监测呼吸末二氧化碳分压；进行蛛网膜下隙出血后血管痉挛治疗、动脉瘤栓塞术以及严重狭窄或者堵塞的血管重建术时，持续监测有创动脉血压；动脉瘤栓塞术或蛛网膜下隙出血后血管痉挛治疗术时，需监测颅内压。

89. 动脉有创测压的常见血管穿刺部位有哪些？

常见部位有桡动脉、股动脉、颈动脉、颈外动脉等。

90. 股动脉穿刺的并发症有哪些?

最常见的并发症是局部的、表浅的腹股沟血肿。不常见并发症包括假动脉瘤、动脉夹层、动静脉瘘、下肢末端血管的血栓栓塞、原部位的血栓形成以及股神经损伤。

91. 神经介入手术麻醉管理的基本原则是什么?

① 尽量减少影响麻醉安全性的因素;② 合理的麻醉方案,维持足够的麻醉深度,并保证患者术中、术后能够迅速苏醒;③ 保证术中对神经电生理监测不产生影响;④ 尽量减少患者体动;⑤ 积极防治手术并发症;⑥ 根据不同手术需要监测和管理血流动力学以降低不良反应,如暂时夹闭血管导致的颅内高灌注;⑦ 注意管理抗凝治疗;⑧ 准备随时进行抢救和重症管理;⑨ 注意减少射线暴露。

92. 神经介入手术麻醉的主要危险因素有哪些?

① 团队成员可能对麻醉管理认识不足;② 术中难以接触患者及患者气道;③ 手术外麻醉难以及时获得帮助;④ 麻醉医生对神经介入手术室的结构缺乏了解。

93. 神经外科介入手术的常规麻醉选择。

主要包括全身麻醉和镇静麻醉。

94. 镇静麻醉是什么?

镇静麻醉,又称监测麻醉(monitored anesthesia care,MAC),神经功能正常或仅有轻、中度损伤的成年患者接受多种神经介入手术时,均可采用此种麻醉方法。

95. 镇静麻醉的适应证有哪些?

镇静麻醉常用于单纯诊断性血管造影术或一些介入手术的开始阶段,如动脉瘤弹簧圈血管内栓塞术、支架植入术、动静脉畸形栓塞术等。

96. 镇静麻醉的优势有哪些?

镇静麻醉的优势包括血流动力学稳定,便于术中进行神经检查,患者周转可能更加迅速等。

97. 镇静麻醉的不足有哪些?

仅通过镇静麻醉,难以为神经介入治疗创造最佳手术条件,具体包括:① 不足以减轻患者的不适,可能导致剧烈体动;② 由于没有气道支持,可能因打鼾和气道梗阻所致的头部剧烈活动,增加手术风险。

98. 全身麻醉的优势是什么?

全身麻醉的优势包括:① 可以保持患者全身制动;② 机械通气下,可控制患者呼吸;③ 可减少医生宣教时间,避免患者的不适/不合作,从而缩短手术时间,减少 X 射线暴露和造影剂用量。

99. 对于颅内高压患者,选择麻醉药物时应注意什么?

应注意避免使用增加颅内压的药物,主要为氯胺酮。吸入麻醉药物可能轻微增加颅内压。静脉麻醉药物(如巴比妥类、丙泊酚和依托咪酯)虽可降低颅内压,但药物导致的低血压可引起脑灌注压下降,使用时需要权衡。

100. 神经外科介入手术术中麻醉血流动力学管理的目标是什么?

确保充足的脑灌注,避免颅内出血并发症。

101. 神经外科介入治疗的常见并发症有哪些?

常见并发症包括:脑梗死、蛛网膜下腔出血、过敏反应、微粒栓塞、动脉瘤穿孔、颅内出血、心血管并发症、局部并发症等。

102. 术中颅内出血应如何处理?

处理包括:① 过度换气、使用甘露醇等降低颅内压;② 如果患者已行脑室穿刺术,可引流脑脊液减低急性颅内高压;③ 应尽快请神经外科会诊并进行 CT 检查,以备手术减压。④ 必要时进行镇静或全身麻醉。

103. 术中过敏如何处理?

处理包括:① 停用引起过敏的药物;② 应用肾上腺素、吸入支气管扩张剂、抗组胺药和质激素,结合气道吸入、吸氧和缩血管药物。

104. 颅内血管痉挛的常见原因是什么？

常见原因包括：① 术中导管、导丝等介入治疗器械对血管壁的直接物理刺激；② 造影剂用量过大或浓度过高；③ 存在高危因素，如动脉粥样硬化、高血压、吸烟等。

105. 颅内血管痉挛的处理措施有哪些？

处理措施包括：① 应用高血压、高容量、血液稀释的 3H 方法治疗，但应警惕肺水肿、心肌缺血、电解质失衡和脑水肿等相关并发症的出现；② 动脉内灌注罂粟碱，但作用效应短暂，可能引起低血压、惊厥、瞬间颅内压增高、瞳孔散大、呼吸暂停等不良反应；③ 动脉内灌注尼莫地平、尼卡地平或酚妥拉明；④ 向血管内置入扩张器或实施血管成形术。

106. 神经外科介入术中出现颅内栓塞时如何处理？

处理措施包括：① 提升动脉压以增加相关的血流，并采取降温等脑保护措施；② 造影下可视的血栓可通过金属导丝或局部注射盐水实施机械碎栓；③ 通过微导管注射溶栓剂可治疗血栓；④ 血管成形术，2 小时内应用效果最佳；⑤ 肝素抗凝预防和治疗；⑥ 激素治疗栓塞引起的脑水肿。

107. 神经介入手术中的心血管并发症有哪些表现？

神经介入治疗过程中，特别是颈内动脉分支处的操作，可直接刺激颈动脉窦，产生减压反射，患者可出现心率、血压显著降低、烦躁、微汗、胸闷等症状。

108. 神经介入手术中的心血管并发症应如何预防？

① 术前：应建立可靠的静脉通路，积极扩容，正确使用血管活性药物，改善心脑供血，纠正心律失常；② 术中：应熟练操作，尽量减少牵拉刺激，重要操作时密切观察血循环的变化，对于频繁使用球囊扩张的，可给予注射阿托品；③ 术后：应监护循环系统，防止迟发性心血管事件。

109. 神经介入手术的造影剂过敏反应如何预防？

多数目前应用的非离子等渗造影剂，过敏的发生率大大降低。对于有过敏史的患者，术前应给予激素、抗组胺药预防。

（钟海星）

参考文献

［1］ M. Harrigan，MD John P. Deveikis. Handbook of cerebrovascular disease and neurointerventional technique（Contemporary medical imaging）. Humana Press. 2018. （3rd edition）

［2］ Fonseca AC，Merwick Á，Dennis M，et al. European Stroke Organisation（ESO） guidelines on management of transient ischaemic attack. Eur Stroke J. 2021 Jun；6 （2）：V.

［3］ Robert W. Hurst，Robert H. Rosenwasser. Neurointerventional management：Diagnosis and treatment. Chemical rubber company press. 2012.

［4］ 王月兰，姚尚龙. 介入手术麻醉学［M］. 北京：人民卫生出版社. 2013.

第九章

小儿神经外科手术的麻醉问题

1. 小儿神经外科手术麻醉管理的主要特点是什么？

小儿神经外科手术的麻醉管理应根据患者的发育阶段而相应变化。小儿患者群体围手术期并发症发病率、死亡率显著增加，小儿患者各个器官系统的发育差异对麻醉安全实施所使用的药物和技术有重大影响。小儿神经外科手术麻醉管理实施者需要通过颅骨发育、脑、血管生理和神经病变的年龄依赖性差异将新生儿、婴儿和儿童与成人区别开来，特别是在生命前 2 年，此时中枢神经系统（CNS）经历了较大的结构和生理变化。

2. 小儿脑脊液生成受哪些因素影响？

脑脊液产生率与血清渗透压呈负相关，血清渗透压增高导致脑脊液生成减少；脉络丛乳头状瘤引起脑脊液过度分泌较罕见，且主要发生于小儿；有些药物，包括乙酰唑胺、呋塞米和糖皮质激素，对暂时性减少脑脊液的产生有轻微效果；脑脊液的产生仅受颅内压改变的轻微影响，在脑积水患儿中该效应可忽略。

3. 小儿脑脊液主要在哪些部位吸收？

蛛网膜绒毛是脑脊液再吸收进入静脉系统的重要部位，脊髓蛛网膜下腔和脑室管膜可能发生一些吸收作用。

4. 小儿脑脊液再吸收受哪些因素影响？

小儿脑脊液再吸收随颅内压增加而增加；阻碍蛛网膜绒毛或干扰脑脊液流动的病理过程，如颅内出血、感染、肿瘤和先天性畸形，会降低脑脊液吸收。

5. 小儿脑脊液生成速度与成人比较是否有差异?

成人脑脊液生成率约为 0.35 mL/min 或 500 mL/d,小儿脑脊液相比较虽容积较小,但脑脊液的生成速度与成人相似。

6. 小儿颅内高压临床表现与成人相比有何不同?

颅内压(ICP)增高的临床征象在小儿中可能存在较大差异。ICP 增高时,小儿人群的临床症状及危相通常较成人出现更迟或不出现。有些小儿患者虽监测到颅内压增高,但可能不出现视盘水肿、瞳孔扩张、高血压和心动过缓等表现;颅高压死亡的小儿病例甚至也可能不出现视盘水肿表现。正常颅内压小儿也可能出现这些症状。小儿意识水平下降和对疼痛刺激的异常运动反应通常与颅内压增加有关。计算机断层扫描(CT)或磁共振成像(MRI)可以有效辅助诊断。

7. 小儿颅内高压的体征有哪些?

囟门饱满、颅缝扩张、头围增大、视盘水肿、颅神经(III 和 VI)麻痹或落日征、颅内压增高、Cushing 三联征(血压增高、心动过缓、呼吸深慢或不规则),脑疝征象瞳孔改变等。

8. 小儿颅内压较成人相比有何不同?

正常的小儿颅内压(ICP)小于 15 mmHg,足月新生儿颅内压为 2~6 mmHg;在早产儿中可能更低。在囟门开放的小儿中,尽管有明显的颅内病理过程,ICP 仍可保持正常,头围增加可能是该类患儿第一临床体征。当颅内病理改变慢性影响ICP 时,可表现为囟门凸起伴发育迟缓。

9. 小儿有创颅内压监测方式主要有哪些?

主要有脑室置管测压及硬膜外测压。

10. 小儿有创颅内压监测主要的并发症是什么?

感染及出血。

11. 小儿 ICP 增高是否与成人相比较少发展成脑疝?

这与小儿颅骨发育情况有关,小儿后囟门大约在生后 6 个月闭合,前囟门在12~18 个月时闭合,而最后一次颅缝闭合可能晚于 10 岁。因此小儿在病理条件下的 ICP 增高,特别是在非急性情况下,可通过开放的囟门和颅缝的顺应性产生一定补偿,不易发生脑疝;但如果 ICP 增加速度极快,即使是囟门开放的儿童也可能发生脑疝。

12. 小儿脑血流量与成人相比有何差异?

在成人中,脑血流量(CBF)约为每分钟 55 mL/100 g 脑组织。对于一个只占体质量 2% 的器官来说,这几乎占其心输出量的 15%。对儿童 CBF 的估计不太统一。3~12 岁儿童的正常 CBF 约为每分钟 100 mL/100 g 脑组织,相当于心输出量的 25%。6 月~3 岁小儿 CBF 约为每分钟 90 mL/100 g 脑组织。新生儿和早产儿的 CBF 大约为每分钟 40 mL/100 g 脑组织,低于儿童和成人,婴儿的 CBF 受睡眠状态和喂养的影响。

13. 小儿脑氧代谢率($CMRO_2$)与成人比较有何差异?

在儿童中,脑氧代谢率($CMRO_2$)大约为每分钟 5.2 mL/100 g 脑组织,高于成人的每分钟 3.5 mL/100 g 脑组织。与成人一样,儿童的 $CMRO_2$ 与 CBF 密切相关(脑代谢耦合),较高的 CBF 和增加的葡萄糖使用量与 $CMRO_2$ 的增加相适应。新生儿有较低的 $CMRO_2$(每分钟 2.3 mL/100 g 脑组织)和较低的 CBF,对低氧血症有相对耐受性。

14. 小儿脑糖代谢率(CMRGlu)与成人比较有何差异?

在儿童中,小儿脑糖代谢率(CMRGlu)大约为每分钟 6.8 mL/100 g 脑组织,高于成人的每分钟 5.5 mL/100 g 脑组织。有研究发现出生时 CMRGlu 为每分钟 13~25 μmol/100 g 脑组织,3~4 年后升至每分钟 49~65 μmol/100 g 脑组织。直到 9 岁后稳定在每分钟 19~33 μmol/100 g 脑组织。

15. 小儿脑血流量受血压自动调节的规律与成人一致吗?

小儿脑血流量(CBF)亦接受血压的自动调节,即在一定血压(脑灌注压)范围内脑血流量可保持基本恒定,超出该调节极限值,脑血流量会发生急剧变化。正常婴儿和儿童的自动调节极限尚不清楚,但自动调节的绝对值可能低于成人。成人的自动调节脑灌注压的下限约为 50 mmHg,但该数值在新生儿中显然更低。有研究发现小于 6 个月的儿童在七氟烷麻醉下直到平均动脉压低至 38 mmHg 时才出现 CBF 数值下降。

16. 脑血流量接受血压自动调节在小儿人群中是否具有较大异质性?

脑血流量(CBF)接受血压的自动调节在小儿中具有较大异质性,其调节限值在不同年龄小儿中有较大差异。早产儿、创伤性脑损伤、神经血管异常、缺氧性脑损伤、颅内出血、炎症过程和先天性心脏缺陷都对其有较大影响。尤其对于新生儿,最近的证据表明,健康足月新生儿脑血流的自动调节功能较好,但低胎龄、低出生体质量和系统性低血压的危重早产儿中该调节机制可能并不完善。

17. 小儿脑血流量与 PaO_2 的关系如何?

与成人类似,小儿 CBF 在一定 PaO_2 范围保持基本恒定,当 PaO_2 低于一定限值时,CBF 急剧增加。

18. 小儿脑血流量与 $PaCO_2$ 之间的关系如何?

$PaCO_2$ 在 $3.5 \sim 8\ kPa$ 与 CBF 之间的关系接近线性表现,$PaCO_2$ 降低,CBF 与脑血容量相应降低,$PaCO_2$ 的变化对 CBF 的直接影响及其对脑血容量(CBV)的影响是过度通气降低颅内压(ICP)的基础。中度过度通气已被用于快速降低 ICP,但一些循证医学证据显示过度通气可能加剧脑灌注受损小儿的脑缺血损害。

19. 小儿颅腔在何时真正闭合?

后囟门大约在出生后 6 个月时闭合,前囟门在出生后 $1 \sim 18$ 个月时闭合,但最后一次颅缝闭合可能晚于 10 岁。

20. 新生儿及低龄小儿心肌发育的主要生理特点是什么?

与较大年龄儿童及成人相比,新生儿或低龄小儿心脏心肌发育不成熟,心肌细胞较少,结缔组织成分多,心室顺应性差,对增加前负荷以增加心输出量的反应有限,主要靠增加心率提升心输出量。新生儿的高代谢率要求心输出量按比例增加,但其心率和每分钟搏出量已接近最大值,代偿能力低下。

21. 新生儿及低龄小儿心肌发育特点对神经外科手术围术期管理的影响有哪些?

神经外科手术创伤大、时间长、出血多,要求围术期更精确的容量管理,既要避免容量负荷过重或快速增加带来的心衰风险,也要重视容量不足引起组织低灌注及内环境紊乱的不利影响。

22. 低龄小儿神经外科手术患者围术期为什么易受低钙血症影响？

新生儿和婴儿，心肌肌浆网不成熟，心肌钙储存少；而神经外科手术围术期常需补充血制品，血制品中的保护剂柠檬酸盐可加重低钙血症。因此，这些人群对外源性（血液离子化）钙有更大的依赖性，并对具有钙通道阻断活性的挥发性麻醉药引起的心肌抑制具有更高敏感性。

23. 小儿与成人气道的主要解剖差异是什么？

小儿和成人气道的解剖差异主要是由于上气道、喉头和气管树的大小和方向。新生儿和婴儿在这方面与成人差异最大，在出生两年后喉部的形态与成人相似。婴儿的喉部呈漏斗状，在环状软骨水平处最窄，该区域是婴儿上气道中最小的横截面。

24. 小儿气道发育特点对神经外科手术气道管理有哪些影响？

神经外科手术时长相对更长，而低龄小儿上气道最狭窄处于声门下，这使得低龄小儿在长时间气管插管后，气管黏膜肿胀引起危及生命的声门下梗阻的风险更高。神经外科手术常需特殊体位，如果小儿头部屈曲以枕下入路进入后颅窝或颈椎时，气管插管在体位变换过程中相对更易移入一侧主支气管。因此，麻醉医师应在体位安放后再次听诊两肺野，以排除导管误入一侧主支气管的可能。

25. 小儿肾脏生理的主要特点是什么？

肾血流量在出生后的前 2 周内快速提升近一倍，其后继续增加直到 2 岁左右接近成人值。肾小球滤过率（GFR）也在出生前 2 周翻倍，并持续增加到 1～2 岁接近成人水平。与儿童和成人相比，新生儿或低龄小儿肾脏保水及排水的能力差。新生儿或低龄小儿肾脏排钾的效率也很低，与成人相比，新生儿和低龄小儿血钾的正常值范围可能更高。低龄小儿特别是新生儿血 pH 及血浆碳酸氢盐浓度，与儿童和成人相比较低，体现对酸负荷较弱的缓冲能力。

26. 小儿肾脏生理特点及对小儿神经外科麻醉管理有哪些影响？

由于小儿肾脏较弱的保/排水、排钾以及对酸负荷的缓冲能力，而神经外科手术创伤、时长及出血相对其他手术更显著，因此，在长时间手术和大量失血或液体转移的低龄小儿病例中，尤其须注意液体出入量的精细管理以及电解质、酸碱平衡的维持。

27. 小儿肝脏生理的主要特点是什么？

　　小儿肝脏发育不成熟，肝细胞数量少，细胞更小，药物代谢及糖代谢均受影响；新生儿或低龄小儿细胞色素 P450 酶系统酶总量少，活性低，其他代谢如硫酸化、乙酰化和糖醛酸化等共轭转化反应也较成人弱，18 个月后才接近成人水平，此时药物清除显著受抑制；除了肝脏酶活性的差异外，肝脏血流和机体成分差异也显著影响酶解药物的降解；小儿肝脏蛋白合成能力低，导致蛋白结合降低及血浆游离药物成分增加。

28. 小儿肝脏生理特点对麻醉药物代谢有哪些影响？

　　一般来说，由肝脏清除的药物的半衰期在新生儿中增加，在 4～10 岁的儿童中减少，到青春期达到成人水平。新生儿及低龄小儿通常对药物在神经、呼吸和心血管方面的影响更敏感，需要相对更低的剂量以达到预期效果。早产儿对麻醉药物更敏感，需要的血液浓度更小。由于对麻醉药物的酶活性、循环容量和不同的神经和血流动力学反应的复杂性差异，建议调整所有早产儿和新生儿滴定药物剂量以达到预期效果。

29. 小儿神经外科择期手术患者术前禁饮禁食有无特殊要求？

　　小儿神经外科手术患者术前禁饮禁食的目的是尽量减少诱导时胃内容物误吸的风险，其要求与小儿其他类型择期手术一致。但必须承认，一些神经外科疾患，由于颅内病变及颅内压改变的影响，在咽反射及意识受损害的同时，更易发生呕吐，增大了胃内容物误吸的风险；对于小儿，长时间的禁饮禁食易导致低血容量和低血糖，加剧了麻醉状态下的血流动力学和代谢的不稳定性；这些情况需要综合考量。

30. 小儿神经外科手术麻醉诱导采用吸入麻醉的优缺点各是什么？

　　小儿神经外科手术患者采用吸入麻醉诱导时主要使用七氟烷，吸入麻醉诱导可以在无静脉通路下进行，具有起效快、较平稳、无痛苦及易被接受等优点，在诱导同时建立静脉通路。但是七氟烷在吸入浓度超过 1.1 MAC 时，也有扩张脑血管增加脑血流及 ICP 的风险，还易产生癫痫样脑电波。

31. 小儿神经外科手术为什么不推荐使用笑气？

　　笑气（N_2O）由于显著增加脑代谢及脑血流、颅内压，且有增加脑内气腔风险及不能提供足够的麻醉深度而不推荐使用。

32. 小儿神经外科手术静脉麻醉诱导的优缺点?

小儿神经外科患者静脉麻醉诱导采用的麻醉药物有咪达唑仑、丙泊酚、阿片类药物、肌松剂等,静脉麻醉诱导可以产生满意的麻醉效果,且诱导迅速;静脉麻醉药物,除氯胺酮外,均能显著抑制脑代谢及脑血流,降低颅内压(ICP)。但是,静脉麻醉诱导需要完善的静脉通路,而小儿患者无麻醉及镇静条件下建立静脉通路相对困难;丙泊酚注射痛明显,小儿不易接受;如不使用肌松剂,阿片类药物用于小儿易诱发胸壁僵直。

33. 小儿神经外科手术必须建立中心静脉置管吗?

非必须,除非考虑手术可能造成大量液体丢失,对于大多数小儿开颅手术来说,完善的外周静脉通路是足够的。

34. 小儿神经外科手术建立中心静脉通路的首选位置及缘由是什么?

小儿神经外科手术患者建立中心静脉通路首选股静脉置管,因为股静脉置管建立难度相对更低,且无损伤胸腔结构的风险,不干扰脑部静脉回流。

35. 小儿神经外科手术建立中心静脉通路时为什么须避免选择颈内静脉?

因为在小儿颈内静脉置管输液对于脑部静脉回流干扰较大,尤其是在Trendelenburg体位时;在小儿行颈内静脉置管操作相对易损伤胸腔结构;行颈内静脉置管操作时有损伤临近动脉及形成血肿的风险,后续压迫过程可能加重脑静脉回流的干扰及损害脑灌注;离手术区域近,术中观察及管理不易。

36. 小儿神经外科手术患者建立直接动脉压监测的位置有哪些?

小儿神经外科手术患者建立有创动脉内压力监测首选桡动脉及足背动脉,其次胫骨后动脉,肘窝肱动脉,股动脉亦可备选。

37. 小儿神经外科手术直接动脉压监测时换能器安放位置有何要求?

小儿神经外科手术直接动脉压监测时换能器高度建议置于外耳道水平,这一点与成人开颅手术一致,利于更准确评估脑灌注。

38. 小儿神经外科手术采用颅骨固定装置固定头部体位后出现颅高压表现，其常见原因是什么？

小儿颅骨相对较薄，采用颅骨固定装置头钉固定时，有颅骨凹陷骨折和头钉下颅骨穿孔出血的可能，之后出现的颅高压表现很可能与此相关。如果怀疑是颅骨凹陷骨折或颅内出血，紧急用 CT 或磁共振成像（MRI）扫描可以发现损伤的范围和位置，并立即清除血肿。

39. 为什么小儿神经外科手术术中容易出现低体温？

小儿体温调节中枢发育不完善，皮肤及周围血管运动神经调节功能不全，体温调节机能弱；体表面积相对体质量的比例较大，容易散热，易随周围环境温度而波动；而神经外科手术时长较长，液体交换幅度较大；因而术中容易出现低体温，须加强保温措施。

40. 小儿神经外科手术循环血容量如何估算？

可通过体质量估算其循环血容量，早产儿的循环血容量约为 100 mL/kg，足月新生儿为 90 mL/kg，婴儿血容量为 80 mL/kg。

41. 小儿神经外科手术最大允许出血量如何计算？

最大允许出血量（Maximal allowable blood loss，MABL）可以用一个简单的公式来估计：MABL＝估计循环血容量×（基础红细胞压积－最小可接受红细胞压积）/基础红细胞压积。

42. 小儿神经外科手术术中补液首选液体是什么？

目前尚无小儿神经外科手术患者术中补液的"理想液体"，临床实践中常用生理盐水，由于轻度高渗可以减少脑水肿，但快速输注超过 60 mL /kg 时可能导致高氯血症性酸中毒。低龄小儿尤其是新生儿，可能需要补充一定量葡萄糖以维持血糖水平，避免低血糖，但出于血糖水平对神经系统预后影响的顾虑，建议在血糖监测下补充。

43. 小儿神经外科手术术中循环动力学崩溃的主要原因是什么？

大量出血和静脉空气栓塞（venous air embolism，VAE）。

44. 小儿神经外科手术术中静脉空气栓塞如何防治？

　　小儿神经外科手术手术过程中可能发生静脉空气栓塞（VAE）。保持血容量正常水平，避免低静脉压及不必要的头高位可以将这种风险降到最低；连续的经食道或心前区多普勒超声有助于早期发现 VAE，并早期干预；一旦 VAE 造成血流动力学不稳定，必须将患者置于 Trendelenburg 体位（头低 $15°\sim30°$），以改善脑灌注，并防止空气进一步进入静脉；通过大静脉留置右心腔导管抽吸空气可能有一定帮助；需警惕新生儿和低龄小儿因为右向左心脏混合病变导致空气栓塞进入动脉系统的风险；在严重心脏衰竭的情况下，一些儿科中心有快速反应体外膜氧合（ECMO）团队，在标准心肺复苏难以应对危机时，可以提供必要的心肺支持。

45. 小儿神经外科手术术中降颅压的措施有哪些？

　　小儿神经外科手术术中降低颅内压的方法包括过度通气、高渗盐水、加深静脉麻醉或使用巴比妥类药物等；调控循环血压及促脑静脉回流也有一定帮助；中度低温降低代谢需求，也可能降低脑血流（CBF），从而降低颅内压（ICP）。

46. 小儿神经外科手术患者苏醒期拔除气管导管后易出现上呼吸道梗阻的原因是什么？

　　小儿患者本身为喉痉挛好发人群；一些神经外科手术的体位要求及手术时长导致气管导管对喉部组织及气管的损伤相对更显著；术中失血，在容量治疗过程中晶体替代比列失衡导致组织水分相对过多，易产生气道和面部水肿，并可能导致拔管后气道阻塞。此外，破坏脑神经核或脑干的手术可能导致气道反射和呼吸驱动的损害。这些因素是导致小儿神经外科手术患者苏醒期拔除气管导管后易出现上呼吸道梗阻。

47. 常用的麻醉剂中，增加脑代谢的药物有哪些？

　　笑气（N_2O）增加脑代谢率（$CMRO_2$）、脑血流量（CBF）和颅内压（ICP）；氯胺酮被发现轻度增加 $CMRO_2$，增加 CBF，但总体水平不影响 ICP 或仅有轻度增加。正是由于此特性限制了这些药物在神经外科患者中的使用。

48. 小儿神经外科手术中哪些类型术中容易出现大量出血？

　　在小儿经常进行的神经外科手术中，脑部肿瘤切除术、外伤性硬膜下或硬膜外血肿清除或减压术、脑动脉瘤切除术、动静脉畸形切除术和颅缝早闭修复中的穹窿重建术是造成严重出血的高危手术。在小儿肿瘤患者中,脑膜瘤和血管球瘤较容易引起术中失血;肿瘤累及颅窦和较大血管时亦极大增加大量失血的可能性。

49. 小儿术前贫血的常见病因是什么?

小儿手术前贫血的常见病因是营养性缺铁性贫血和医源性贫血(由于经常性的抽血检查)。术前贫血与死亡率升高相关,已被证明是新生儿和儿童术后死亡率的独立危险因素。

50. 小儿神经外科手术中血液保护措施有哪些?

① 采用有助于控制出血的外科技术,包括采用能够减少出血的手术技巧,术中导航系统定位及血管、病变的精确界定,微创手术,局部止血剂的使用等等。② 术中自体血液回收是一种选择,对于恶性肿瘤患者,使用白细胞滤过器和辐射技术(50 Gy)可以将肿瘤细胞转移的风险降至最低;急性等容性血液稀释(ANH)和高容性血液稀释(HH)在较大的小儿神经外科手术中有效,但对于低龄小儿,因为患者易并存贫血且对循环动力学影响较大而不推荐。③ 完善的体温管理,避免低体温有助于减少对凝血系统的影响,减少出血。④ 使用抗纤溶药物有助于减少术中失血。

51. 小儿神经外科手术减少术中失血常使用的抗纤溶药物有哪些?

常用的有氨甲环酸和氨基己酸。

52. 小儿神经外科手术抗纤溶药物有何给药方案?

尽管不同的文献已经描述了不同的剂量方案,但根据药代动力学和药效学数据支持使用最低有效剂量:氨甲环酸在小儿神经外科手术中的推荐剂量为10 mg/kg 体质量负荷量输注,然后每小时 5 mg/kg 体质量维持;在较高出血可能性的小儿神经外科手术中,氨基己酸建议先给予负荷剂量 100 mg/kg 体质量,随后持续输注每小时 40 mg/kg 体质量。

53. 小儿神经外科手术应用氨甲环酸的主要顾虑有哪些?

诱发癫痫、静脉血栓形成和使用时急性药物反应。

54. 小儿神经外科手术异体输血的血红蛋白阈值与成人比较有何不同？

在小儿神经外科手术中，血红蛋白低于 70 g/L 考虑异体输血是一个可接受的标准，这与成人一致，有研究发现在神经外科手术中，70 g/L 与 100 g/L 输血阈值相比预后无差异，可见神经外科手术无特殊的输血要求。

55. 小儿进行神经外科手术时血小板水平应高于多少为宜？

小儿进行神经外科手术时血浆血小板含量保持在 80×10^9/L 以上时，活动性出血的可能性可以降到最低。

56. 小儿神经外科手术患者输注新鲜冰冻血浆的指征及输注量如何掌控？

相关循证医学指南建议，当出现持续的临床微血管出血，PT>1.5 倍正常值或 INR>2，及 PTT>2 倍正常值，或输血量超过其估计血容量且实验室检查结果未能及时获得时，用新鲜冷冻血浆（FFP）输注纠正凝血因子缺乏，剂量为 10～15 mL/kg 体质量。然而，这个值在小儿可能过低，因此对于活动性出血的小儿，建议使用 15～30 mL/kg 体质量的 FFP 来纠正凝血因子缺乏。在不出血的情况下，不建议预防性输注 FFP。

57. 神经阻滞技术对小儿神经外科手术麻醉有哪些益处？

头颈部周围神经阻滞可以钝化手术应激反应，减少全麻药物需求，并最大限度地减少阿片类药物相关的不良反应，如显著降低恶心、呕吐、瘙痒和呼吸抑制的发生率；有利于术中神经监测及患儿早期意识、呼吸恢复，可尽早观察神经功能恢复情况；神经阻滞技术提供良好的术后镇痛效果，有利于患儿苏醒期的平稳过渡。

58. 小儿后颅窝开颅手术主要处理哪些神经外科疾患？

后颅窝是婴幼儿神经外科常见的病变部位，包括小脑、脑桥和延髓。常因为占位性病变（肿瘤、出血）和小脑的结构缺陷（Arnold-Chiari 畸形）而需要外科治疗。

59. 小儿后颅窝肿瘤常见的类型有哪些？

小儿后颅窝肿瘤发病率依序为髓母细胞瘤、小脑星形细胞瘤、室管膜瘤、脑干胶质瘤、非典型畸胎瘤或横纹肌瘤。

60. 小儿后颅窝开颅手术围术期关注点主要有哪些?

小儿后颅窝病变患者的围手术期治疗的目标包括稳定颅内压(ICP),防止脑干损伤,避免静脉空气栓塞等。后颅窝肿瘤浸润及邻近结构直接压迫可表现为颅神经功能障碍、长束体征和严重脑积水,脑干严重受损的患者可能有声带麻痹、咽部反射丧失和呼吸驱动障碍,这些情况也需要术前充分评估并重点关注。

61. 后颅窝病变患儿为什么易发生颅内高压?

后颅窝病变患儿易出现不同程度的颅内高压。后颅窝肿瘤及畸形可阻碍脑脊液流动,导致梗阻性脑积水;肿瘤引起的血管源性水肿也会增加颅内压。

62. 围术期如何应对小儿颅内高压?

轻度颅内高压患儿可使用糖皮质激素减轻水肿;重度颅内高压患儿可放置脑室导管或分流。术中应将患儿置于 $10°\sim30°$ 头高位,以促进脑静脉引流;患儿俯卧位可减少腹部受压,降低对呼吸的影响和对静脉回流的干扰;新生儿和低龄小儿颅骨较薄,避免使用头部固定系统,因可增加颅骨骨折和硬膜外血肿的风险,又可进一步加重颅内高压,建议使用非针型头枕。

63. 小儿神经外科手术控制急性颅内高压甘露醇的常用剂量是多少?

常用剂量为 $0.25\sim1$ g/kg。

64. 为什么小儿后颅窝开颅手术有一定的空气栓塞风险?

尽管小儿后颅窝开颅手术极少采用坐位进行,但俯卧位或侧卧位仍不能消除空气栓塞的风险,这类手术常采取 $10°\sim30°$ 头高位改善脑静脉回流可能是原因之一。另外该类手术中液体丢失可能导致静脉压过低。低龄及先心病小儿由于心脏分流通道未关闭,空气栓塞可进入动脉系统导致相应后果。

65. 小儿神经外科手术围术期尿崩症主要表现是什么?

尿崩症以突发性多尿($>$每小时 4 mL/kg)、高钠血症和血浆高渗透压为主要特征,可导致电解质和血流动力学紊乱。

66. 小儿中脑幕上的哪些肿瘤较常见?

依次为颅咽管瘤、视神经通路肿瘤(胶质瘤、神经纤维瘤)、垂体腺瘤和下丘脑肿瘤(错构瘤、胶质瘤和畸胎瘤等)。

67. 小儿大脑半球的肿瘤以哪些病理分型多见?

主要是星形胶质细胞瘤、髓突胶质细胞瘤、室管膜瘤和胶质母细胞瘤。

68. 小儿脑积水主要的手术方式是什么?

小儿脑积水主要的手术方式是脑脊液引流或分流,植入分流器引流脑脊液最常见的部位是腹膜腔,右心房和胸膜腔也可选择。还可采用神经内窥镜技术,行第三脑室底脑室造口术,并烧灼脉络膜丛来减少脑脊液的过度产生。

69. 小儿脑积水手术麻醉管理中主要的关注点有哪些?

麻醉管理中应注意患儿头围增大及颅内病变可能导致困难气道,需做好预案,气管导管置入后妥善固定。该类小儿中枢系统易受药理和生理方面的损害,须注意优化麻醉药物使用,预防缺氧和低血压,避免加重神经损伤。小儿脑室空间小,术中操作有可能导致颅压升高甚至危象的风险,须加强监测及时应对。植入分流器引流脑脊液至右心房有空气栓塞可能,需注意预防。

70. 先天梗阻性脑积水小儿麻醉可以使用氯胺酮吗?

使用氯胺酮一直以来有升高颅内压的顾虑,尽管近年来对氯胺酮与颅内压改变之间的关系已经有了许多的新见解,包括支持氯胺酮应用于易并发高颅压的颅脑外伤患者,但其对脑脊液流动有结构性障碍患者的益处仍缺乏足够的循证医学证据,相反有不少该类患者应用时增加颅内压的报道。目前来看,氯胺酮应用于梗阻性脑积水小儿的益处尚无足够循证医学证据支持,所以不建议在此类患者中使用氯胺酮。

71. 小儿神经内窥镜手术有哪些适应证? 该类手术麻醉的基本要求有哪些?

小儿神经内窥镜手术常见的适应证包括脑积水、脑室旁肿瘤、先天性蛛网膜囊肿、颅缝早闭和一些深部的、入路困难的立体定向手术病灶。该类手术麻醉的基本要求有以下几点:① 维持脑血流;② 控制颅内压(ICP);③ 患儿制动;④ 为术中神经生理监测提供便利条件;⑤ 麻醉后迅速苏醒并恢复神经/认知功能以进行神经评估。

72. 小儿癫痫患者应用七氟烷会诱发癫痫吗?

七氟烷是儿科手术常用的麻醉药物,可导致癫痫波样脑电活动增强,因而有人担心七氟烷有诱发癫痫的可能。然而,七氟烷在临床应用中通常不会转化为癫痫发作,且它相比其他吸入麻醉剂,如异氟烷,吸收更快,对气道的刺激更小,更适合于麻醉诱导及维持。

73. 小儿癫痫病灶切除术一般流程如何? 哪些阶段需要麻醉介入?

小儿癫痫患者行癫痫病灶切除之前需要对病灶进行精确定位,可首先尝试非侵入性表层脑电图监测来定位致痫灶(第一阶段),如不成功则通过植入皮层和深度电极来检测(第二阶段),经过数天监测后再次进入手术室行病灶切除(第三阶段),后 2 个阶段需在全身麻醉下进行。

74. 神经外科患儿抗癫痫药物应用对麻醉管理有何影响?

首先,需要考虑不同抗癫痫药物应用可能带来毒性效应的影响,例如丙戊酸钠可能会导致血液功能异常,如凝血异常、红细胞、白细胞或血小板计数减少等。另外,一代抗癫痫药物,如苯妥英钠、苯巴比妥、丙戊酸钠等长期使用可能通过上调细胞色素 P450 系统来增强一些麻醉药物(如苯二氮䓬类、阿片类和非去极化肌肉松弛剂)的代谢,这些药物的用量会上升,而该类手术常需术中神经监测配合,要求控制在较浅的麻醉深度,因此麻醉管理的难度增加。

75. 小儿癫痫病灶切除术手术难点是什么?

小儿癫痫病灶切除术需要准确定位病灶并切除,且避免损伤周围控制重要功能的脑组织,特别是当癫痫病灶邻近如脑皮层运动、感觉、语言和记忆控制区时。年龄较大的患儿可以在清醒开颅技术下不断评估和反馈,以确定功能区不被损伤。

76. 对小儿患者能否施行清醒开颅手术?

一般来说,小儿对清醒开颅手术依从性差,低龄小儿或任何年龄的不合作患儿都可能无法耐受清醒开颅手术,整个手术过程中需要全身麻醉。以往曾有对 7 岁患儿成功进行清醒开颅手术的报道,年龄越大的小儿耐受清醒开颅手术的可能性越大。但必须承认,随着神经监测技术的进步,清醒开颅手术会越来越少。

77. 施行小儿清醒开颅手术的麻醉管理有哪些难点？

除了常规清醒开颅手术所需考量内容外，与成人相比，由于小儿依从性差，需尽量减少小儿意识清醒的时程，小儿更适合睡眠-清醒-睡眠麻醉模式，而非监护性麻醉，并备好预案，随时改变麻醉方式。另外，小儿大脑具有较低的癫痫发作阈值，这会导致小儿清醒开颅手术中防控癫痫发作的管理难度增加。小儿肝、肾功能与成人相比发育不全，尤其是低龄小儿，这不但影响药物代谢也限制了他们应对液体补充和溶质负荷变化的能力。综合起来，这些改变会增加麻醉调控的难度。

78. 小儿颅脑外伤患者为控制高颅压行高渗脱水治疗可选择高渗盐水吗？

目前颅内高压患儿推荐使用3%的高渗盐水。急性期使用的推荐有效剂量为2～5 mL/kg体质量，滴注时间超过10～20分钟。须持续输注高渗盐水时，剂量范围为每小时0.1～1.0 mL/kg体质量，根据监测调整输注速度，采用维持颅内压（ICP）< 20 mmHg所需的最小剂量；对于难治性ICP升高，可考虑更高浓度盐水，国外指南推荐使用23.4%高渗盐水，建议剂量0.5 mL/kg体质量，最大剂量30 mL；在降ICP综合治疗的情况下，应避免血钠水平>170 mEq/L超过72小时以预防血小板减少和贫血等并发症，避免血钠水平持续>160 mEq/L以预防深静脉血栓等。

79. 小儿颅脑外伤患者中高渗脱水治疗为什么甘露醇不被推荐？

因为颅脑外伤患儿应用甘露醇控制颅内高压的循证医学文献极少，所以最新相关指南未做推荐。

80. 颅脑外伤患儿控制颅内高压的措施有哪些？

控制颅内高压的措施主要包括高渗性脱水治疗，恰当的镇静、镇痛，人工低温，脑室外引流及手术治疗减压等。过度通气仅适合难治性颅内高压，但使用时建议采用相关神经监测来评估脑缺血，并且不推荐在损伤后最初48小时进行$PaCO_2 <$ 30 mmHg的预防性过度通气。大剂量巴比妥仅适用于治疗血流动力学稳定的，其他治疗手段无效的顽固性颅内高压患儿，且治疗过程需要持续的动脉血压监测和心血管支持以维持足够的脑灌注压。

81. 颅脑外伤患儿围术期需要人工低温治疗吗？

预防性中度人工低温（32～33℃）与维持正常体温相比，在改善患儿整体预后

第九章

方面并不具有优势,因此并不推荐用于改善患儿预后。但中度人工低温对于控制 ICP 有效,使用时需注意缓慢复温(每 12~24 小时 0.5~1.0 ℃或更慢的速度)以避免并发症。另外,如果在低温治疗期间使用苯妥英钠,建议监测和调整剂量,以最大限度地减少其毒性,特别是在复温期间。

82. 颅脑外伤患儿围术期需要预防性抗癫痫治疗吗?

最新循证医学指南推荐颅脑外伤患儿预防性使用抗癫痫治疗以减少早期创伤性癫痫的发生。临床常用药物包括左乙拉西坦和苯妥英钠,根据预防早期创伤性癫痫的疗效及应用毒性评估,目前尚无足够证据表明临床应用左乙拉西坦优于苯妥英钠。

83. 应用糖皮质激素类药物可以改善颅脑外伤患儿的预后吗?

应用糖皮质激素类药物并不能改善颅脑外伤患儿的预后,相反糖皮质激素冲击治疗甚至可能带来更多问题。因此,最新循证医学指南不推荐使用糖皮质激素类药物来改善颅脑外伤患儿的预后或降低 ICP,但需要慢性糖皮质激素替代治疗、肾上腺抑制或下丘脑-垂体类固醇轴损伤的患者除外。

84. 颅脑外伤患儿颅内压及脑灌注压控制的阈值是多少?

最新循证医学指南建议,对于颅脑外伤患儿,以 ICP < 20 mmHg 为阈值进行治疗;建议不同年龄患儿的 CPP 最低值目标在 40~50 mmHg,确保将 CPP 维持在 40 mmHg 以上。该范围可能存在年龄特异性,婴儿处于该范围的低端,而青少年处于或高于该范围的高端。

85. 评估颅脑外伤患儿健康结果的三个主要临床结局是什么?

分别为整体预后,颅内压(ICP)控制水平及是否有效预防创伤后癫痫发作。

86. 颅脑外伤患儿并发颅内高压的风险高吗?

大量的临床研究显示颅脑外伤患儿并发颅内高压的风险较高。最新循证医学指南仍推荐中重度颅脑外伤患儿予以有创颅内压(ICP)监测并将 ICP 控制在 20 mmHg 以下。

87. 颅脑外伤患儿应用过度通气时的主要顾虑是什么？

颅脑外伤患儿应用过度通气时的主要顾虑是其对脑血流的影响，可能诱发脑缺血。颅脑外伤患儿过度通气的主要目的是控制颅内压（ICP），但有研究表明，尽管 ICP 降低、脑灌注压（CPP）升高，几乎所有过度通气患儿的脑血流量（CBF）降低。目前建议以正常 $PaCO_2$ 水平（35～45 mmHg）为目标进行通气，过度通气仅适用于治疗难治性颅内高压，并建议使用时采用相关神经监测评估脑缺血情况。

88. 需采取手术治疗的小儿脑血管疾病有哪些？

以下小儿脑血管疾病常采取手术治疗：① 病理性血管结构（如动静脉畸形、海绵状畸形）；② 进行性动脉病变（如烟雾病）；③ 原有血管的结构性改变（如动脉瘤、动脉夹层）。

89. 小儿脑卒中发病率低于成人吗？

新生儿脑卒中发病率约 1/1 600，年龄较大的儿童脑卒中发病率为每年 2.3～13 例/10 万人，只是小儿脑卒中的生存率远远超过成人，但超过一半的小儿仍会留下永久性的神经后遗症。小儿脑卒中发病率并不低。

90. 小儿动脉瘤的特点是什么？

只有不到 2% 的动脉瘤患者是小儿，在成人中常见的囊状动脉瘤，在小儿中并不常见，在儿科人群中最常见的动脉瘤类型是复杂动脉瘤，包括巨大的、霉菌性的、创伤性的、多发的或夹层动脉瘤。因此如果动脉瘤在儿童时期破裂，则往往是致命的。

91. 小儿动脉瘤手术术后血管痉挛常见吗？

血管痉挛是动脉瘤手术术后常见并发症，但在小儿中相对罕见，即使发生，也是在术后较晚的时期（术后 4～14 天），因此在成人所推荐的血管痉挛的防治策略之一，应用钙通道阻滞剂尼莫地平，在小儿动脉瘤手术的应用仍存在争议。

92. 小儿动脉瘤手术中控制性低血压如何把控？

在小儿动脉瘤手术中，目前尚不能明确控制性低血压的益处，尤其对于颅内压（ICP）升高的小儿，控制性低血压显著降低脑灌注压（CPP），导致脑缺血和 ICP 进一步升高的风险；如确因手术需要，婴儿中心静脉压（MAP）不应低于 40 mmHg，小儿不应低于 50 mmHg,青少年不应低于 55 mmHg。

93. 小儿自发性脑实质出血和出血性卒中的最常见原因是什么?

小儿自发性脑实质出血和出血性卒中的最常见原因是动静脉畸形(AVM)。

94. 小儿神经血管介入手术时,频繁使用造影剂的并发症有哪些?

造影剂一般有一定的肾毒性,应用于小儿时要注意安全剂量;另外造影制剂通常具有较高的渗透压,频繁、大量使用可能促使组织内液体向血管内转移,导致血管内容量负荷增大,易诱发心衰。

95. 小儿神经血管介入手术时的适应证有哪些?

脑血管栓塞,血管异常如动静脉畸形(AVMs),动静脉瘘,动脉瘤和肿瘤的动脉内化疗。

96. 小儿动静脉畸形行介入栓塞手术时血容量管理需要注意哪些方面?

在术前应建立足够的静脉通道,并常规备血;考虑到手术时长(可能持续数小时),及术中肝素化,应警惕股动脉鞘部出血导致血容量不足的可能性,尤其是低龄、低体质量小儿;同时介入医师可能给予大量的肝素化盐水及注射大量的造影剂,这也可能导致血管血容量负荷过载的风险。

97. 什么是盖伦氏静脉畸形?

盖伦氏静脉畸形(Vein of Galen Malformation,VOGM)又称大脑大静脉瘤或 Galen 静脉动脉瘤样畸形,是一种较少见的脑动静脉畸形;其主要病理改变是脑动脉与脑静脉之间的短路,使大脑大静脉极度扩张呈圆形,静脉壁灰白、增厚、坚韧,直径常超过 3 cm。本病多发生在新生儿及幼儿,常伴有明显的心力衰竭临床症状。

98. 盖伦氏静脉畸形小儿手术麻醉管理重点需要注意什么?

盖伦氏静脉畸形患者血管内介入手术治疗效果优于开放性手术;这些小儿的麻醉管理常因 VOGM 低阻力回路伴发的心力衰竭问题而复杂化,该类小儿麻醉介入时心血管状况已相当脆弱,一般已在使用强心及血管活性药物。因此,麻醉管理中患儿循环、呼吸、心脏功能监测必须强化,药物使用(包括麻醉药物)建议滴定法至预定目标,循环、呼吸等支持程度必须随时因病情而改变。

99. 什么是 Moyamoya 病？它好发于哪类人群？

　　Moyamoya 病指烟雾病，是一种病因不明的、以双侧颈内动脉末端及大脑前动脉、大脑中动脉起始部慢性进行性狭窄或闭塞为特征，并继发颅底异常血管网形成的一种脑血管疾病。由于这种颅底异常血管网在脑血管造影图像上形似"烟雾"，故称为"烟雾病"。烟雾病最早是在 20 世纪 60 年代在日本发现的，Moyamoya 病是日语"烟雾"的发音。总体上，该病好发于小儿及壮年，好发年龄呈现双峰型分布。第一个高峰在人生的前 10 年，第二个高峰在人生的第 4 个 10 年。另外，东亚人群的患病率较高。

100. Moyamoya 病患儿行颅内外血管重建术时，需要过度通气来辅助控制颅内压吗？

　　小儿 Moyamoya 病的主要病理改变是供血动脉进行性狭窄或闭塞，继发异常血管网形成，并逐步发展为缺血性脑卒中。这些缺血性改变通常是由脑血流减少引起，因此维持脑血流对这些患者至关重要，而过度通气引起的低碳酸血症可收缩脑血管，进一步减低脑血流，这在 Moyamoya 病手术患者中应尽量避免。正常血压和正常碳酸水平是该类患者麻醉的两个基本目标。

101. 颅缝早闭综合征小儿围术期气道管理有什么特点？

　　颅缝早闭综合征小儿常伴有面部相关的发育异常，如中面部发育不全和后缩。这些小儿可能插管困难甚至面罩给氧困难，可能需要适当的困难气道准备。另外，颅缝早闭综合征小儿常伴发上气道阻塞和阻塞性睡眠呼吸暂停。一些小儿由于存在上气道阻塞和睡眠呼吸暂停可能需要术后进行气管插管和机械通气。在严重的病例中，一些小儿在婴儿期就需要气管切开，在成长期进行中面部矫形手术会有一定改善。

102. 颅缝早闭综合征小儿手术麻醉管理有何特殊关注点？

　　颅缝早闭综合征小儿气道管理难度较大，需完善的术前评估及准备，麻醉诱导时备好困难气道预案；该类小儿常伴有高颅压，有明显高颅压迹象的小儿可能需要静脉诱导以进行更有效的控制，术中颅内压调控难度亦上升；手术创面较大，时程长，术前须准备充足的静脉通路，术中加强循环、容量监测及血液保护，准确评估失血并及时替代或纠正治疗。

103. 先天性脑脊膜膨出患者手术时机选择原则是什么?

先天脑脊膜膨出应在确诊后及早行神经外科手术治疗,只要无明显手术、麻醉禁忌,小儿出生后即可接受手术治疗。甚至有学者推荐有条件脊髓脑脊膜膨出患儿进行宫内手术及早修补。

104. 吸入麻醉用于胎儿宫内手术麻醉有哪些主要优点?

吸入麻醉剂抑制子宫收缩力的效应一般强于静脉麻醉剂,更有利于子宫松弛及手术暴露;较低的宫内压力也可以降低胎盘早剥的风险。

105. 胎儿宫内神经外科手术的适用症有哪些?

诊断明确的胎儿脑积水和脊髓脑脊膜膨出。

106. 胎儿宫内手术治疗脑积水的主要术式有哪些?

胎儿脑室-羊膜分流术,术中用带瓣导管将脑脊液引流到羊水中,以防止羊水逆行流入脑室。但其疗效目前还存在争议。

107. 先天性脊髓脑脊膜膨出宫内手术麻醉的管理要点有哪些?

母亲建议预先予以椎管内麻醉并留置硬膜外导管补充给药及术后镇痛;母亲复合全身麻醉气管插管,由于需要大剂量吸入麻醉或硝酸甘油松弛子宫,须直接动脉测压并加强循环支持;适度限制液体输入,预防母体肺水肿;如需要可由外科医生胎儿肌注阿片类药物(芬太尼 20 μg/kg 体质量)和肌肉松弛剂(维库溴铵 0.2 mg/kg 体质量);多学科介入,建议监测连续胎儿超声心动图,超声监测子宫动脉血流,维持胎盘灌注。

108. 先天脑膜脑膨出患儿手术中气道管理的特点是什么?

脑膨出不同程度地与气道受累有关:膨出病变可能影响面罩的放置及有效通气;巨大脑膨出可能妨碍患儿气管插管时的体位,枕部脑膨出可能需要侧位插管。对于这些小儿,应准备困难气道预防措施和技术。另外,该类手术常须特殊体位,应注意气管导管妥善固定,一旦脱出,再次建立人工气道极其困难。

109. 什么是 Arnold-Chiari 畸形?

是指小脑扁桃体下疝到椎管内或伴延髓和第四脑室延长下移,从而引起一系列症状。主要临床表现有神经损害症状和颅内压增高症状。

110. 为什么 Arnold-Chiari 畸形小儿术后误吸风险高?

Arnold-Chiari 畸形小儿本身由于后颅窝先天发育不良,容积小而使小脑扁桃体下部疝入到枕骨大孔。因此常伴有后组颅神经、上颈段脊神经受累表现,其中包括咽反射失调,吞咽困难,易呛咳、呼吸困难等表现。加上手术、麻醉等急性因素影响,使得 Arnold-Chiari 畸形小儿术后误吸风险较高,预防误吸是该类患者围术期管理的一项重要内容。

111. 为什么神经外科重症监护的患儿需谨慎使用呼气末正压?

尽管呼气末正压(PEEP)通常应用于大多数机械通气患者,但神经外科重症监护患儿必须谨慎使用,尤其是对低龄小儿。即使是少量的 PEEP 也可能导致血流动力学问题。这些问题包括静脉回流障碍、心输出量降低和最终脑灌注损伤。须充分平衡好心输出量和氧合之间的关系,以保证足够的脑灌注。另外,在小儿患者中,在排除对心输出量和脑灌注的影响因素外,除非使用较高水平的 PEEP,否则 PEEP 水平增加并不能增加颅内压(ICP)。

112. 神经外科患儿术后易出现低钠血症的可能原因是什么?

这种低钠血症通常与包括手术后恢复期的小儿常规服用低钠溶液有关。此外,抗利尿激素(ADH)水平升高也是诱发低钠血症的原因之一,它可由多种因素引起,包括手术应激、特定脑区操作、术后疼痛和恶心、液体组织转移引起血管内低血容量等。而突然的、未被识别的低钠血症会诱发癫痫发作,并可能危及生命,在该类患者术后管理中须引起重视。

113. 为什么神经外科重症监护患儿须密切监测血糖?

小儿代谢旺盛,能量需求高,低龄小儿,尤其是早产儿,糖原储备及糖异生活动有限,本身须及时补充葡萄糖以维持血清水平。因此,该类患儿重症监护期间极易发生低血糖,而未及时察觉的低血糖危害极大,甚至危及生命。另外,手术、创伤应激和由此产生的胰岛素抵抗亦可产生高血糖,这被认为与神经外科患者的不良预后相关。

114. 哪些神经外科重症监护患儿需进行有创颅内压监测？

有脑肿胀或颅内出血风险的和（或）颅内占位有快速增大风险的神经外科患儿均建议行有创颅内压监测。

115. 神经外科重症监护患儿血流动力学监测的目标是什么？

神经外科重症监护患者血流动力学目标主要是避免低血压和维持足够的脑灌注压（CPP），但是对于小儿，尽管大家都认可中心静脉压（MAP）和脑灌注压（CPP）的目标阈值须依据年龄而定，但具体的随年龄而适应的目标 MAP 和 CPP 阈值尚无统一、公认的数据，实际应用时可参照不同年龄段小儿正常数据水平调整。

116. 小儿神经外科重症监护患者应使用哪些镇静药物？

丙泊酚、阿片类＋苯二氮䓬类、右美托咪啶。

117. 右美托咪定用于神经外科重症监护患儿镇静有什么优点？

右美托咪定有显著的镇静效应，并有一定程度的镇痛效应，它可以作为一种速效的单剂镇静剂在术后使用；右美托咪定不存在呼吸抑制的问题，即使在较大剂量使用时；右美托咪定具有一定神经保护效应。

118. 神经外科重症监护患儿癫痫发作的管理原则是什么？

癫痫发作是儿科神经系统疾病的常见表现。重症监护室活动性癫痫患儿应遵循急性患儿的基本管理原则，重点是维持氧合、通气和血流动力学稳定。其次予以药物控制癫痫发作活动。对于不明原因的，精神状态改变的儿童，非惊厥性癫痫状态也是一个重要的考虑因素。围术期的预防，特别是对颞叶或颞叶周围手术的患者，以及对新发癫痫活动的积极治疗也是术后管理的重要内容。

119. 神经外科重症监护患儿控制癫痫发作的药物有哪些？

苯妥英钠是最常见的癫痫防治药物，但须注意久用骤停可使癫痫加剧或诱发癫痫持续状态。左乙拉西坦已成为许多医疗中心防控癫痫发作的药物首选。其优点包括较少的不良反应，无需监测血清药物水平，广泛的抗癫痫活性，与其他药物有限的相互作用，静脉和口服具有相似的生物利用度。此外，与苯妥英钠或苯巴比妥等传统药物相比，左乙拉西坦对血流动力学和意识水平的影响很小。此外，苯二氮卓类药物、苯巴比妥、卡马西平、丙戊酸也可用于小儿神经外科术后患者的抗癫痫药物。

120. 神经外科重症监护患儿难治性癫痫持续状态如何控制?

采用麻醉药物诱发较深麻醉状态是目前控制患者难治性癫痫持续状态的常见方式。戊巴比妥、咪达唑仑或苯巴比妥可在连续脑电图监测指导下进行滴定至脑电爆发抑制出现,患者需要机械通气和有创血压监测,因为治疗过程经常导致低血压和心肌抑制。治疗过程可辅用肌松剂,且常应用血管活性药物维持血压。丙泊酚也可用于控制癫痫持续状态。

121. 小儿神经外科患者围术期液体管理有无"理想液体"?

神经外科患者围术期液体管理的"理想液体"还未达成共识。对于神经外科患儿,尤其是低龄患儿,补充一定含糖盐溶液是合适的。围术期婴儿期患者,尤其是早产儿,须连续输注 $5\sim6$ mg/kg·min 的葡萄糖以维持血清水平,避免低血糖,术中由于应激反应增强,可酌情减少糖摄入。0.69% 氯化钠溶液具有 308 mOsm/L 的渗透压且可以减少术后低钠血症的发生,可用于神经外科患儿围术期液体管理。但输注量超过 60 mL/kg 体质量时,存在高氯+代谢性酸中毒的风险,须加强水、电解质监测。

(钟　涛)

参考文献

[1] Gropper MA. Miller's Anesthesia(9th Edition). Churchill Livingstone/Elsevier. 2020.

[2] Kochanek PM, Tasker RC, Carney N, et al. Guidelines for the Management of Pediatric Severe Traumatic Brain Injury, Third Edition: Update of the Brain Trauma Foundation Guidelines. Pediatr Crit Care Med. 2019 Mar; 20(3S Suppl 1): S1-S82. doi: 10.1097/PCC.0000000000001735. Erratum in: Pediatr Crit Care Med. 2019 Apr; 20(4): 404. PMID: 30829890.

[3] Lamsal R, Rath GP. Pediatric neuroanesthesia. Curr Opin Anaesthesiol. 2018 Oct; 31(5): 539-543. doi: 10.1097/ACO.0000000000000630. PMID: 29985182.

[4] Soriano SG, McClain CD. Essentials of Pediatric Neuroanesthesia. University Printing House, Cambridge CB2 8BS, United Kingdom. 2019.

第十章

颅外神经外科手术的麻醉问题

1. 颈动脉内膜剥脱术英文全称及其简写是什么？

颈动脉内膜剥脱术的英文全称为 carotid endarterectomy，简写成 CEA。

2. 何谓颈动脉内膜剥脱术？

颈动脉内膜剥脱术是切除增厚的颈动脉内膜粥样硬化斑块，预防由于斑块脱落引起脑卒中的一种方法，已被证明是防治缺血性脑血管疾病的有效方法。

3. 何谓颈动脉内膜剥脱术的手术适应证？

① 凡症状性颈动脉粥样硬化性者狭窄＞70％。② 有卒中高危因素的患者，有症状性狭窄＞50％，无症状性狭窄＞60％。③ 双侧颈动脉狭窄：仅一侧有症状时，该侧先行手术，除非对侧狭窄和血流动力学改变更严重；双侧均有症状时，血流动力学改变明显侧先行手术，7～14 天后再行对侧手术。④ 一侧颈动脉狭窄，对侧闭塞者。⑤ 颈内动脉颅内、颅外段均狭窄或合并有冠状动脉狭窄：手术指征同①。⑥ 颈动脉狭窄继发椎基底动脉系统 TIA 者。

4. 颈动脉内膜剥脱术术后有哪些常见并发症？

① 脑卒中：围手术期的发生率为 5％。可由于 CEA 术中斑块脱落所致，也可能是术后颈内动脉闭塞之原因。② 急性心肌梗死：ACS 是 CEA 术后最常见的非神经系统并发症，发病率大约 3.9％。③ 脑高灌注综合征：由于慢性脑缺血引起的区域失去自动调节后重新灌注而发生的。表现多为同侧血管性头痛或眼痛，或合并癫痫发作，还可引起脑内出血。④ 神经损伤：术后神经损伤常见为舌下神经、迷走神经、喉返神经及面神经损伤。⑤ 其他：颈部血肿、感染和颈动脉再狭窄可能。

5. 颈动脉内膜剥脱术术后早期有哪些最严重并发症?

颈部血肿引起窒息。

6. 颈动脉内膜剥脱术手术常用哪种麻醉方式?

全麻是 CEA 中最常用的麻醉方法。

7. 颈动脉内膜剥脱术的绝对禁忌证有哪些?

CEA 唯一的绝对禁忌证是无症状的颈动脉完全闭塞。

8. 颈动脉内膜剥脱术的相对禁忌证有哪些?

既往颈部放疗导致皮肤和皮下组织"木质纤维化";气管切开术后;既往有(或)无放疗的根治性颈清扫术;既往颈动脉内膜切除术导致对侧声带麻痹;非典型病变位置,无论是高位还是低位,手术都无法到达;严重复发性颈动脉狭窄;不可接受的高医疗风险(如不稳定的心脏状态)。

9. 颈动脉内膜剥脱术期间血流动力学不稳定的原因是什么?

在颈动脉夹层和颈动脉窦的手术操作过程中,交感神经刺激可能导致心动过速和高血压,或者可能增加副交感神经亢进,从而导致心动过缓和低血压。注射局部麻醉剂可能减少反射性心动过缓以及由于颈动脉操作导致的血流动力学不稳定性。

10. 颈动脉内膜剥脱术期间,何时是血流动力学不稳定和(或)心肌、脑缺血风险最高的时期?

颈动脉窦和颈动脉的手术操作和颈动脉阻断和松开。

11. 颈动脉内膜剥脱术期间血流动力学不稳定预防措施有哪些?

为了在血流阻断过程中时优化侧支脑灌注,通常维持收缩压在患者基线血压至高于基线 20% 的范围内,可连续输注去氧肾上腺素。也可维持较高的平均动脉血压以实现这一目标。

12. 颈动脉内膜剥脱术手术用全麻的优点是什么?

全麻优点是术中更好地保持患者的体位,减轻患者心理负担,容易控制通气,减少脑代谢,增加脑对缺氧的耐受性。

13. 颈动脉内膜剥脱术手术用全麻的缺点是什么?

缺点是不能完全准确地判定脑灌注的状态,特别是在颈动脉夹闭时。

14. 颈动脉内膜剥脱术手术用局麻的优点是什么?

局麻的优点是能持续观察患者的神经功能状态,而不需要额外使用其他监测手段,能更准确地决定是否需要术中转流。

15. 颈动脉内膜剥脱术手术用局麻的缺点是什么?

局麻的缺点是在紧急情况下不易控制通气道,术中血压波动比较明显,要求患者能够主动配合才能完成手术。

16. 颈动脉支架手术的术中血压控制范围是多少?

术前应充分评分颈动脉狭窄的程度及其代偿程度,以及评估患者是否合并高血压、冠心病、糖尿病等慢性疾病,以便于设定术中心、脑、肾共保护的血压水平。狭窄解除前,需要将血压控制在不低于基础值水平至基础值水平的120%,或者收缩压在 $140\sim180$ mmHg,舒张压<105 mmHg,双侧颈动脉狭窄≥70%的患者收缩压不宜低于160 mmHg。麻醉诱导期间应用去氧肾上腺素或去甲肾上腺素连续输注,减少低血压发生风险。支架打开前实施球囊扩张常会引起心动过缓甚至心搏骤停,预防性应用阿托品 0.5 mg/次,可提升心率,降低心脏不良事件发生。血管再通后,宜与神经介入医师沟通目标血压值,合理确定血压控制范围,尤其对于高龄或合并冠心病的患者,低于基线血压20%可能导致围术期心肌损伤,甚至急性心肌梗死。

17. 颈动脉内膜剥脱术患者全麻苏醒延迟的原因及如何处理?

患者颈动脉狭窄或闭塞,脑组织的血供来自对侧或基底侧支,为保障脑细胞的最低血流量,血管扩张已最大化,血管壁已变得很薄。颈动脉血流开放后,血流量和压力突然增高,可能会导致脑水肿和脑出血,从而可能导致苏醒延迟。

18. 体感诱发电位的英文全称是什么?

体感诱发电位,somatosensory-evoked potentials,简称为 SSEPs。

19. 体感诱发电位监测的适应证是什么？

适应证：① 脑血管疾病的早期诊断。② 缺血-再灌注损伤中脊髓功能变化的监测。③ 脑缺血相关疾病的研究；④ 脑功能监测、法医学鉴定、预后判断、心理学及药效研究。

20. 静脉麻醉药物对体感诱发电位的影响？

在常用的麻醉药物中，苯二氮䓬类药物会使体感诱发电位波幅轻度降低，丙泊酚和巴比妥类药物会使体感诱发电位波幅逐步降低及潜伏期延长，阿片类药物会使体感诱发电位 潜伏期轻度延长，氯胺酮会使体感诱发电位波幅增强，不同剂量的依托咪酯会使体感诱发电位波幅显著增强，右旋美托咪啶对体感诱发电位的波幅和潜伏期没有明显抑制作用。

21. 体感诱发电位反映什么？

体感诱发电位在一定程度上反映了特异性躯体感觉传入通路、脑干网状结构及大脑皮层的机能状态。

22. 吸入麻醉药物对体感诱发电位有何影响？

吸入性麻醉药物对 SSEPs 监测的影响呈剂量相关性变化，使 SSEPs 波幅显著降低。体感诱发电位监测中应用肌松药，可增强信号清晰度。

23. 哪些生理改变会影响 SSEPs？

影响体感诱发电位的生理因素包括：体温、组织灌注、血氧水平与通气、颅内压及中心静脉压等其他生理学变量。

24. 体感诱发电位的监测时麻醉有哪些注意事项？

高浓度吸入麻醉药可影响体感诱发电位的监测。静脉麻醉药对体感诱发电位的影响要较吸入药物小很多。因此，进行体感诱发电位监测手术，首选静脉麻醉或者低浓度的吸入麻醉。如需进行运动诱发电位、肌电图和运动性脑神经监测，应不用肌松药物。

25. 急性脊髓损伤对循环系统有何影响？

脊髓损伤对循环系统的影响包括低血压、心动过缓和其他心律失常，以及较早的自主神经反射障碍。因此,准备接受麻醉的患者可能处于血流动力学不稳定的状态。此外,脊髓损伤的患者可能存在其他创伤性损伤;当情况合适的时候,应排除引起低血压的其他原因,如失血性休克、心包填塞和气胸。

26. 急性脊髓损伤自主神经功能失调有何表现?

自主神经反射障碍是一系列过度交感神经活动的症状和体征,以作为机体对T6 或更高脊髓损伤水平之下刺激的反应。自主神经反射障碍通常被定义为收缩压增幅大于 20%,常伴有心动过缓或心律失常、潮红、发汗、头痛、视物模糊和鼻充血。自主神经反射障碍更常见于损伤后的慢性期,但也可出现于急性期。严重颈段脊髓损伤患者面临尤其高的风险,常出现与躯体痛、腹部膨隆、粪便嵌塞及膀胱膨胀等相关的发作。

27. 何谓自主神经反射异常?

自主神经反射异常(AD)发生在脊髓损伤尤其是损伤平面在 T6 以上患者中的一 种急性自主神经系统功能紊乱。

28. 慢性脊髓损伤成人患者术中自主神经反射异常临床表现有哪些?

临床表现主要有急性血压升高、心动过缓(有时为心动过速)、发汗(损伤 平面以上)、竖毛(损伤平面以下)、颜面潮红、头痛、视力模糊和鼻塞等。

29. 慢性脊髓损伤成人患者术中自主神经反射异常如何防治?

脊髓损伤平面以下的皮肤和内脏刺激均有可能触发自主神经反射异常(AD)。即使是在麻醉深度看似充分的情况下,术中仍可能会发生 AD,应迅速对其进行处理。去除不良刺激、加深麻醉、纯氧吸入并给予血管扩张剂等对症处理。

30. 何谓脊髓血管畸形?

脊髓血管畸形主要是动静脉畸形,其次为海绵状血管畸形,发生率较低,常为先天型畸形,可位于髓内和髓外。

31. 何谓脊髓栓系综合征?

人在生长发育过程中,脊椎管的生长速度大于脊髓,因此脊髓下端相对于椎管下端逐渐升高。脊髓栓系综合征由于脊髓末端受到异常韧带牵拉不能随着生长发育逐渐升高,引起的一系列神经功能异常的临床症状,如疼痛、下肢进行性无力和行走困难,皮肤感觉麻木或感觉减退。膀胱和直肠功能障碍常同时出现。常伴有脊髓脊膜膨出、椎管内脂肪瘤、脊髓纵裂和脊柱畸形等病理形态学改变,也有脊髓栓系患者可不表现出任何临床症状。

32. 脊髓栓系综合征可以进行腰麻吗?

对于未矫正的脊髓栓系患者,由于穿刺针直接损伤脊髓和神经根的风险增加,应避免使用椎管内麻醉。对于矫正手术后脊髓栓系的患者,我们仅在神经外科会诊和腰椎磁共振成像(MRI)复查显示脊髓圆锥的精确位置和椎管内麻醉的最佳空间后才考虑椎管内麻醉。在已矫正的脊髓栓系患者中,在椎管内手术前可使用腰椎的术前超声来准确识别目标椎内水平。

33. 正常脑脊液量有多少?

正常成年人脑脊液总量为 $110\sim200$ mL,平均 130 mL。

34. 正常脑脊液生成速度是多少?

其生成速度为 $0.3\sim0.5$ mL/min,每日生成 $400\sim500$ mL。

35. 人的脑脊液来源是哪里?

正常人的脑脊液约 2/3 由脑室内的脉络丛所产生,其余来源于室管膜和脑实质的毛细血管。

36. 颅外神经外科手术包括哪些?

颈总动脉内膜切除术、三叉神经痛经皮治疗术、周围神经病变、损伤,包括周围神经鞘瘤、脊髓占位、损伤、栓系综合征、脑脊膜膨出,还有狭颅症,Arnold-Chiari 畸形等。

37. 何谓 Arnold-Chiari 畸形?

基底压迹综合征,又称 Arnold-Chiari 综合征。本病指小脑下部或同时有脑干下部和第四脑室之畸形,向下作舌形凸出,并越过枕骨大孔嵌入椎管内。

38. 什么是神经纤维瘤病?

神经纤维瘤病(neurofibromatosis, NF)是一种良性的周围神经疾病,属于常染色体显性遗传病。根据临床表现和遗传形式可分为三种类型:神经纤维瘤病 1 型(NF1)、神经纤维瘤病 2 型(NF2)和神经鞘瘤病。

39. 1 型神经纤维瘤病的临床表现有哪些?

咖啡牛奶斑(Café-au-lait 斑):Café-au-lait 斑是扁平的、均匀的色素沉着斑疹,出现在出生后的头 2 年。出现 6 个及以上咖啡斑的存在高度提示 NF1,但不能诊断。腋窝和腹股沟雀斑:雀斑比牛奶咖啡斑小,出现较晚,通常成簇出现在皮肤皱襞中,而不是随机出现。Lisch 结节-Lisch 结节是虹膜上凸起的棕褐色错构瘤。用直接检眼镜可以看到浅色虹膜上的大结节,但裂隙灯检查更可靠。Lisch 结节是 NF1 特有的,但在 6 岁之前并不常见。神经纤维瘤:离散性皮肤神经纤维瘤是 NF1 中最常见的神经纤维瘤类型;其他形式包括丛状和结节状。其他肿瘤:患有 NF1 的人在一生中会以更高的频率患上良性和恶性肿瘤。到 6 岁时,大约 15% 的儿童会出现视神经胶质瘤(OPG)。不太常见的肿瘤包括肉瘤、血管球瘤、恶性血液病和乳腺癌。骨异常:NF1 中的骨异常包括骨发育不良、假关节病、身材矮小、脊柱侧弯、非骨化性纤维瘤、蝶骨发育不良和骨质疏松症。神经系统异常:神经系统疾病包括认知缺陷、学习障碍、头痛、癫痫发作、发育迟缓和大头畸形。其他:高血压在患有 NF1 的成年人中很常见,并且可能在儿童时期出现。

40. NF2 最常见的临床特征包括哪些?

神经系统病变:双侧前庭神经鞘瘤,一般在 30 岁前发生——90%～95%;其他颅神经的神经鞘瘤——24%～51%;颅内脑膜瘤——45%～77%;脊柱肿瘤(髓内和髓外)——63%～90%;周围神经病变——高达 66%。眼部病变:白内障——60%～81%;视网膜前膜——12%～40%;视网膜错构瘤——6%～22%。皮肤病变:皮肤肿瘤——59%～68%;皮肤斑块——41%～48%;皮下肿瘤——43%～48%。

41. NF2 患者前庭神经鞘瘤的治疗是包括哪些?

NF2 患者前庭神经鞘瘤的治疗目标是保持功能和维持生活质量。因此,肿瘤本身的识别并不是治疗的指征,潜在的益处必须与积极干预的风险相平衡。当存在脑干受压、听力下降和(或)面神经功能障碍的风险时,通常需要治疗。手术是治疗 NF2 最主要的方法,但手术指征及手术时机没有统一标准。一种观点认为应较早进行手术干预来保护听力,理由是较早的手术治疗可保留蜗神经,术后可通过人工耳蜗置入来恢复听力。另一种观点认为应延缓手术干预直到出现明显的压迫症状,甚至在有效听力完全丧失后,理由是尽量保护现有的有用听力。近年来,提倡针对患者的发病症状、经济基础、治疗预期等制定个体化的治疗方案。

42. 多发性神经纤维瘤手术麻醉中应关心的问题是什么?

大量研究表明,NF1 患者对非去极化肌松剂的敏感性增加,对去极化肌松剂琥珀胆碱的敏感性报道有增加、降低和正常三种说法。神经纤维瘤病患者在使用神经肌肉阻滞药物时应进行神经肌肉监测。丛状神经纤维瘤可能导致严重出血,可能出现在不受控制的、弥漫性的和其他不明原因的术中大出血,应关注围术期血液管理。

43. 脊髓损伤如何分级?

脊髓损伤一共分为 5 级。一级:损伤程度为完全损伤,临床表现为骶 4~5节,无感觉和运动功能;二级:损伤程度为不完全损伤,损伤水平以下包括骶 4~5节,有感觉功能,无运动功能;三级:损伤程度为不完全性损伤,临床表现为损伤水平以下运动功能存在,大多数关键肌肌力小于三级;四级:损伤程度为不完全损伤,临床表现为损伤水平以下运动功能存在,大多数关键肌肌力大于等于三级;五级:损伤程度为正常。

44. 急性脊髓损伤的血流动力学管理原则是什么?

急性脊髓损伤通常与交感神经去神经支配导致的低血压、相关损伤引起的低血容量有关,或两者兼而有之。应谨慎管理这些患者的血压,以保持脊髓灌注并防止继发性脊髓损伤。脊髓灌注取决于平均动脉压(MAP),并根据全身血压进行广泛地自身调节。脊髓损伤后可能会失去自身调节,使脊髓更容易出现低血压缺血。目前尚缺乏用于指导脊髓损伤后目标血压具体建议的前瞻性对照数据。美国神经外科医师协会的血压管理指南包括急性颈脊髓损伤后 5~7 天内保持 MAP 85~90 mmHg,并避免收缩压低于 90 mmHg。

45. 脊柱肿瘤手术的血液保护方案有哪些?

脊柱肿瘤常与周围重要脏器或大血管毗邻或粘连,椎板内静脉丛极为丰富,手术操作极易损伤血管造成大量出血,因此做好血液保护至关重要。首先,由于肿瘤患者自体血回收属禁忌,所以术前需要做好充足的血液。术中推荐进行目标导向液体治疗,以心排血量变异度或脉搏压变异度作为导向,合理进行晶胶体输注。不推荐高容量血液稀释,特别是对老年患者,高负荷容量对心肺功能造成负面影响。在分离瘤体前应使用吸入麻醉药物、阿片类药物及血管活性药物合理地控制性降压。此外,多学科合作对血液保护也起到重要作用。介入科可栓塞肿瘤的主要血管,腹主动脉内放置球囊可短暂阻断切除腰骶部肿瘤的血流。

46. 为什么神经外科手术之前要给予充足剂量的镇痛药物?

因为气管插管、放置头钉及开皮肤、骨膜切开都是神经外科手术刺激最强的操作,阿片类药物对血流动力学影响极微,可以有效抑制这些反应,所以开颅之前要给予充足剂量的镇痛药物。

47. 如何评估神经外科术后可否拔除气管导管?

气管导管拔除前应该评估患者依赖人工气道的病因是否已经去除,患者呼吸功能是否恢复正常。脱离机械通气是拔除气管导管的前提,在此基础上,还应需要考虑自主的呛咳能力的恢复情况。此外,神志恢复程度也是决定是否拔除气管导管的重要因素。气管拔管在充分评估和计划准备后,更要重视拔管后的处理,拔管后保证患者维持有效的通气,避免气道刺激,并且持续管理监测。

48. 什么是延迟苏醒?

当患者从麻醉中苏醒缓慢时,原因可能与手术、麻醉、先前存在或生理因素有关。如果患者有明显的术前神经功能缺损,苏醒可能会延迟,拔管可能需要推迟。当外科手术很有可能改善患者的精神状态时(例如清除大块硬膜外血肿),可以尝试进行神经系统检查并考虑拔管。

49. 如何分析延迟苏醒的原因?

生命体征:应评估血压、体温、氧饱和度、呼吸频率和 $ETCO_2$ 并纠正异常。肌松药的逆转:应使用 TOF 神经刺激器评估。残留麻醉药:应注意呼气末吸入麻醉药;应考虑残留丙泊酚和(或)阿片类药物的影响。可通过 BIS 值辅助监测。如果可能出现阿片类药物效应,可谨慎尝试用纳洛酮(每 2～4 分钟静脉注射 40～80 μg)逆转,纳洛酮可能逆转镇痛并引起突发高血压。如果可能产生苯二氮䓬效应,可以尝试用氟马西尼逆转(氟马西尼 0.2 mg IV 超过 15 秒,必要时每隔 1 分钟重复一次,最大静脉注射 1 mg)。代谢状态-应测量血糖、动脉血气和电解质。手术原因-脑水肿、脑内血肿和缺血(动脉完全闭塞或灌注不足)是延迟苏醒的潜在手术原因。应检查患者对疼痛和反射的反应。当不能确定延迟苏醒的原因时,应进行急诊 CT 扫描以评估颅内出血、脑水肿、气脑或其他病理。

50. 颅脑手术苏醒期躁动的危害有哪些?

颅脑手术苏醒期躁动可引起血流动力学波动、术后出血、引流管脱落、坠床等。

51. 如何预防颅脑手术苏醒期躁动?

可采用输注瑞芬太尼输注技术,使患者在耐管的情况下,意识完全清醒且能遵循指令。对于长期抽烟或者气道高反应患者可气道予以利多卡因以及静脉予以长托宁减少气道分泌物。手术后尽早拔出尿管等刺激的留置物增加患者舒适度。

52. 如何处理苏醒期躁动?

使用镇静药物对症处理,同时分析原因对因处理,包括分析是否存在麻醉药物代谢不全、呼吸功能不全引发的低氧、高碳酸血症、低体温、电解质紊乱、术后疼痛、导尿管刺激或神经功能紊乱等等。

53. 神经外科手术后患者是否需要镇痛泵予以镇痛?

目前有研究显示,开颅手术术后疼痛的发生率和疼痛程度常被低估。此外,由于神经外科疾的特殊性以及科医师对患者病情评估的需要,多数医院尚未实施对神经外科患者术后镇痛的诊疗措施。现建议针对神经外科患者不同手术类型及疼痛评分予以对应多模式镇痛处理。对于中重度疼痛患者可与予以舒芬太尼等阿片类药物,而轻中度疼痛患者可予以曲马朵或其他弱阿片类药物。由于 NSAIDs 对于血小板的功能影响尚不推荐神经外科术后镇痛使用。

54. 如何降低颅脑手术拔除气管导管导致的术后呛咳和躁动?

神经外科手术术后拔出气管导管前应充分评估拔管的指征之上,应了解术中各类全身麻醉药物代谢清除情况。避免七氟醚在 0.3～0.66 MAC 值的情况下予以吸痰等可诱发术后躁动的刺激操作。避免使用拮抗药物及催醒药物。为避免神经外科患者拔管引发的呛咳、躁动及血流动力学波动,可采用输注瑞芬太尼输注技术,使患者在耐管的情况下,意识完全清醒且能遵循指令。对于长期抽烟或者气道高反应患者可气道予以利多卡因以及静脉予以长托宁减少气道分泌物。手术后尽早拔出尿管等刺激的留置物,增加患者舒适度。

55. 神经外科手术中实施术中神经电生理监测,常见的神经监测手段有哪些?

对于接近重要神经功能区域的颅脑肿瘤,外科医生常常需要神经电生理监测以免造成重要功能损伤。常用的神经监测方法有:脑电图监测、诱发电位监测、肌电图监测及脑神经功能监测等。

56. 颅脑外科手术常用的神经电生理检测技术有哪些意义?

它的主要作用是:① 及时发现手术操作引起的神经损伤及其原因,以便立即采取干预措施,在不可逆的神经损伤发生之前将其消除或减至最小,避免神经并发症的发生。② 解剖上辨别特定的神经结构,确保重要的神经组织不受损伤。③ 术中鉴别失去功能的神经结构,帮助术者采取更积极的手术策略,比如肿瘤和癫痫灶切除。④ 对特定的神经结构进行功能评估,指导术者决定随后的手术步骤,如术中评估臂丛神经的损伤程度,以确定哪一部分不可能再生、需要移植,而非简单的神经松解。⑤ 帮助分析导致神经损伤的手术操作,改进手术技术和技巧。⑥ 预测术后神经功能恢复情况。⑦ 监测术中系统性的变化(如药物、缺氧和低血压等)对神经功能的影响等。

57. 神经外科手术期间静脉空气栓塞的危险因素有哪些?

静脉压力低于大气压,手术切口高于右心房。呼气末正压(PEEP)突然释放。自主呼吸,间歇性胸内负压被传送到手术部位的静脉系统。有气压伤风险的高压机械通气。

58. 如何针对可能发生的空气栓塞进行有效监测?

目前用于监测静脉空气栓塞的方法有:经食管超声心动图(TEE)、心前区多普勒(PCD)、$P_{ET}CO_2$、$P_{ET}N_2$、肺动脉导管测压、术野的直接观察等。

59. 颅脑外科手术常用的神经电生理检测技术有哪些?

神经外科手术中常见的神经电生理监测技术包括:躯体感觉诱发电位(somatosensory evoked potentials, SSEP),运动诱发电位(motor evoked potentials，MEP)，脑干听觉诱发电位(brainstem auditory responses，BAEP)，视觉诱发电位(visual evoked potentials，VEP)，肌电图(electromyography，EMG)和脑电图(electroencephalogram，EEG)等。

60. 清醒开颅手术有哪些适应证?

清醒开颅术（AC）最常用于使用脑皮层功能定位技术进行脑肿瘤切除的手术，偶尔用于临近对语言、运动和记忆功能至关重要的大脑皮层区域的血管病变或癫痫病灶。AC 也可以用于绘制脑皮层电图用于癫痫病灶定位，以减少麻醉药物的干扰。

61. 清醒开颅手术有什么禁忌证?

患者拒绝，空间恐惧症，不能控制咳嗽，不能保持安静，年龄过小，病态肥胖，认知障碍，情绪不稳定，此外，清醒开颅手术不仅仅适用于功能区肿瘤，除了胶质瘤以外，还可以做颅内动静脉畸形、动静脉夹闭、PD 脑深部电刺激等。

62. 对于颈椎损伤情况不明的急诊脑外伤患者该如何气管插管?

可采用快速诱导顺序气管插管，但手法应保持轴线固定，这样脊髓损伤风险很小，同时准备好环甲膜切开装置。插管失败时，喉罩可作为临时处理装置，用于引导气管内插管。

63. 神经外科手术麻醉苏醒期始于头部包扎完毕还是手术缝合最后一针?

麻醉苏醒期始于头部包扎完毕。在外科医生包扎头部时的扭动可能带动气管导管移动，引起严重的呛咳、屏气及高血压。

64. 颅脑手术中使用糖皮质激素的注意事项有哪些?

肾上腺皮质激素和地塞米松有降低颅内压的作用，前者对血管源性脑水肿疗效较好，但不应作为颅内高压症治疗的常规用药。地塞米松降低颅内压主要是通过减少血脑屏障的通透性、减少脑脊液生成、稳定溶酶体膜、抗氧自由基及钙通道阻滞等作用来实现。激素降低颅内压的作用较高渗脱水剂慢而弱，当原发感染的病原不明或不易控制时要慎用激素。

第十章

65. 神经源性休克如何处理用药原则?

① 发生神经源性休克时,立即应用肾上腺素,迅速补充有效血容量,应用胶体。② 病情较重者可应用地塞米松。③ 收缩压低于 80 mmHg,应用多巴胺或间羟胺。④ 酌情使用止痛药物。

66. 特发性脊柱侧弯麻醉与手术常见并发症?

常见的并发症:大出血、伤口感染、神经损伤、切口瘢痕、软组织疼痛以及肺部并发症等其他系统并发症等。

67. 围术期失明常见于哪些手术的并发症?

围手术期失明常见于脊柱俯卧位手术和心脏手术。

68. 如何避免失明这一脊柱手术的并发症?

其相关危险因素包括肥胖、男性、威尔逊框架的使用、更长麻醉时间、更多失血量等。这些危险因素造成静脉压升高和间质水肿,导致视神经受压、静脉梗死或直接机械压迫而受损。目前 POVL 没有有效的治疗方案,诊断往往是不可逆转的,因此必须将工作重点放在预防和风险因素的调整上。

69. 如何确定脊髓损伤的平面?

脊髓损伤的平面的综合判断主要以运动平面为依据,但 T2~L1 节段运动平面难以确定,所以主要以感觉平面来确定。C4 损伤可以采用膈肌作为运动平面的主要参考依据。

70. 急性脊髓损伤对呼吸系统有何影响?

急性脊髓损伤后呼吸肌不同程度瘫痪、咳嗽功能下降、支气管分泌物增多及支气管痉挛。

71. 有颈枕融合内固定术病史的患者是否可能是困难气道?

极有可能是困难气道,插管前应该充分准备。

72. 急性脊髓损伤患者水电解质平衡如何改变?

急性脊髓损伤可引起电解质异常。低钠血症较为常见,可能与调节肾素-血管紧张素反应的肾交感神经通路破坏有关。

73. 椎管内手术神经电生理监测麻醉用药有哪些注意点？

不同麻醉药物对椎管手术神经电生理监测有不同影响，除了氯胺酮可能会增强监测波形外，其他药物均有不同程度的抑制作用，尤其是吸入麻醉药和肌肉松弛药。

74. 三叉神经根微血管减压术常见的并发症是什么？

常见并发症为面部感觉缺失、感觉迟钝、麻木性疼痛、角膜麻痹、邻近颅神经受损（如听力下降、面神经麻痹）、无菌性脑膜炎、共济失调、颅内感染或血肿、脑脊液漏、小脑损伤等。但严重的围术期并发症可有：急性硬膜下血肿、小脑内血肿并急性脑水肿等而危及生命。

75. 颈枕融合内固定术患者拔管注意事项是什么？

寰枕畸形手术部位靠近延髓，且患者颈椎与枕骨融合，呈强迫头位。另外，长时间俯卧位手术，可能造成舌体肿大，引起上呼吸道梗阻。术后一般保留气管导管，但要及早恢复自主呼吸，以观察手术对中枢的影响，不主张术后早期拔管。插管也可考虑经鼻插管，便于术后保留气管导管1～2天，待患者完全清醒，再考虑拔管。考虑到强迫头位下，可能出现的气道梗阻、辅助通气困难以及再插管困难等，拔管时一定要在准备有紧急通气抢救措施下，慎重拔管。

76. 颈椎手术术后疼痛怎么处理？

颈椎后路手术切口大、软组织破坏严重，因此围手术期的疼痛管理，尤其是针对切口痛的管理对术后 ERAS 的实施至关重要，应重视颈椎后路手术患者围手术期个体化、全程化疼痛管理。术前提倡预防性镇痛的理念，采用以非甾体抗炎药为基础的术前镇痛方案；术中关闭切口时采用"鸡尾酒"局部预防镇痛（长短效局部麻醉药混合使用）；术后基于患者疼痛的个体化评估，采用多模式镇痛方案。提倡以非甾体抗炎药为基础，辅以患者自控镇痛（PCA）、中枢性镇痛药及抗惊厥药。需重视术后可能出现的神经痛在足量规律使用非甾体抗炎药的基础上，联合使用肌松剂（如盐酸乙哌立松）和神经修复剂（如甲钴胺）和抗惊厥药来进行神经根性疼痛管理。

77. 慢性脊髓损伤成人患者术中自主神经反射异常怎么处理?

自主神经反射异常（AD）发生在脊髓损伤尤其是损伤平面在 T6 以上患者中的一种急性自主神经系统功能紊乱。临床表现主要有急性血压升高、心动过缓（有时为心动过速）、发汗（损伤平面以上）、竖毛（损伤平面以下）、颜面潮红、头痛、视力模糊和鼻塞等问。脊髓损伤平面以下的皮肤和内脏刺激均有可能触发 AD。即使是在麻醉深度看似充分的情况下，术中仍可能会发生 AD，应迅速对其进行处理。去除不良刺激、加深麻醉、纯氧吸入并给予血管扩张剂等对症处理。

78. 是否推荐诱导性低血压以减少脊柱手术术中出血?

目前尚不推荐对接受脊柱手术的患者使用控制性降压。过去曾主张将诱导性降压作为减少多种手术期间失血的一种机制。其作用机制是动脉血压降低可导致创口血流减少。然而，硬膜外静脉丛压力和骨内压均是脊柱手术失血的重要决定因素，而这些因素与动脉血压无明显不相关。

79. 脊髓肿瘤有哪些类型?

脊髓肿瘤可发生在脊髓内或脊髓附近，可以是原发性的或转移性的。原发性脊髓肿瘤占所有原发性中枢神经系统（CNS）肿瘤的 2%～4%。脊髓肿瘤可根据其解剖位置进行分类：髓内、硬膜内髓外、硬膜外肿瘤。

80. 闭合性脊柱裂英文全称是什么?

闭合性脊柱裂即 closed spinal dysraphism，简称为 CSD。

81. 闭合性脊柱裂是什么疾病?

闭合性脊柱裂（也称为隐性脊柱裂）是指由于后椎弓异常融合而导致椎体融合失败，神经组织未暴露，覆盖缺陷的皮肤完好。更常见和最不严重的形势包括孤立的椎骨缺损。然而，椎体缺损可能与其他更严重的脊髓和骶骨结构异常有关，例如分裂脊髓畸形（SSCM）或脊髓的各种空洞缺损。

82. 闭合性脊柱畸形的类型有哪些?

脊索发育异常：神经肠囊肿；分裂脊索综合征；分裂脊髓畸形；骶部脑膜囊肿或骶部脑膜膨出；背侧真皮窦道和囊肿。

83. 闭合性脊柱裂手术适应证有哪些?

尽管尚无明确共识,但神经外科手术的主要适应证是与 CSD 或脊髓栓系综合征相关的神经系统症状的新发作或进展。对于严重的新生儿症状,例如肠梗阻,也需要早期神经外科干预。神经外科干预的其他适应证包括脊髓内部暴露,例如骶内脑膜膨出,以降低感染和脑膜炎的风险,以及需要椎体稳定或缓解疼痛的患者。相比之下,与 CSD 相关的静态缺陷的严重残疾患者不太可能从手术中受益。

84. 闭合性脊柱裂手术并发症有哪些?

CSD 手术的潜在并发症包括脑脊液漏、伤口感染、脑膜炎、膀胱和肠道功能障碍以及神经损伤。据报道,某些类型的手术(如终丝横断)的神经损伤率较低(<1%),但因其他原因导致的脊髓栓系,术后神经损伤发生率可能更高。

85. 原发性神经发育异常有哪些?

脊髓空洞症,脊柱裂,脊柱脂肪瘤和畸胎瘤。尾部细胞团异常和继发性神经形成:紧密的终丝,终末椎间盘突出症,骶尾部畸胎瘤,尾部退化或骶骨发育不全。

86. 脊髓空洞症是什么?

脊髓空洞症是脊髓内充满液体、衬有胶质增生的空腔。大多数病变在 C2 和 T9 之间;可进一步下降或向上延伸到脑干(延髓空洞)。空洞可以代表中央管的局灶性扩张,或者单独位于脊髓实质内。

87. 脊髓空洞症发病的常见原因是什么?

脊髓空洞症最常见于 I 型 Chiari 畸形。

88. 三叉神经痛的主要发病机制是什么?

三叉神经痛(Trigeminal neuralgia,TN)主要是三叉神经根受压,但脑干病变占病例的一小部分。三叉神经根受压——大多数 TN 病例是由三叉神经根受压引起的,通常在进入脑桥的几毫米内(根部进入区)。80%~90% 的病例被认为是由动脉或静脉的异常袢造成的压迫。通过神经压迫引起 TN 的其他原因包括前庭神经鞘瘤(听神经瘤)、脑膜瘤、表皮样或其他囊肿,或者很少见的囊状动脉瘤或动静脉畸形。神经受压导致症状的机制似乎与受压周围限定区域的脱髓鞘有关。

89. 三叉神经痛的其他发病机制有哪些?

多发性硬化症和脑干病变:多发性硬化症、位于小脑桥脑角的肿瘤或脑干的其他结构性病变也可能导致一条或多条三叉神经通路脱髓鞘。在多发性硬化症中,脱髓鞘斑块通常发生在三叉神经的根入口区,这些患者也存在一定程度的血管受压。中枢敏化:中枢疼痛机制作用的证据包括触发发作后出现不应期、单次刺激后出现一系列疼痛感觉,以及从刺激到疼痛发作的潜伏期。此外,在伴有慢性面部疼痛的非典型 TN 患者中观察到三叉神经痛觉处理中枢敏化的电生理学证据。

90. 三叉神经痛常累积的神经有哪些?

三叉神经分布——TN 的疼痛仅限于三叉神经的分布,疼痛最常涉及三叉神经的 V2 和(或) V3 分支。

91. 三叉神经痛后根切断术是什么?

药物治疗(如卡马西平和奥卡西平)无效或产生不可耐受并发症时,考虑尽早行手术治疗。后根切断术包括许多经皮手术技术,包括经皮球囊压迫术、甘油注射神经根切断术、经皮射频热凝术等。这些技术通过在透视或计算机断层扫描(CT)引导下,将套管穿过卵圆孔,然后使用几种方法中的一种损害三叉神经节或神经根。

92. 三叉神经痛后根切断术的并发症有哪些?

神经根切除术后的主要围手术期并发症是脑膜炎,主要是无菌性的。其次是三叉神经感觉迟钝,被描述为烧灼感、沉重感或疼痛感。长期后遗症包括三叉神经分布感觉丧失、伴有角膜炎风险的角膜麻木。较少见的并发症还包括颅内神经麻痹和脑脊液鼻漏等。

93. 三叉神经痛的触发因素有哪些?

TN 发作的其他触发因素包括咀嚼、说话、刷牙、冷空气、微笑和(或)做鬼脸。自主神经症状:通常为轻度或中度,可能与三叉神经 V1 分布的 TN 发作相关,包括流泪、结膜充血和流鼻涕。持续性疼痛:许多 TN 患者在发作时存在持续性疼痛,但比阵发性发作更温和,通常表现为沉闷或刺痛,强度和质量可能会波动。

94. 三叉神经痛的疼痛有哪些特点？

阵发性疼痛的特点是阵发性发作，并且在或接近发作时最大。面部肌肉痉挛可见剧烈疼痛，疼痛通常为电击样刺痛，持续几秒钟，可能重复发生，每天 0～50 次。

95. 周围神经肿瘤的定义是什么？

周围神经肿瘤是一组多为良性的异质性肿瘤，在一般人群中很少见。包括神经纤维瘤和神经鞘瘤在内的特定类型可孤立发生，也可能伴发于神经纤维瘤病（neurofibromatosis，NF）。

96. 何谓良性非肿瘤性神经肿瘤？

良性非肿瘤性神经肿瘤的类别包括神经瘤、神经节囊肿、神经内异位骨化、肉瘤样肉芽肿、神经炎性假瘤、麻风病、肥厚性神经病、脂肪纤维瘤错构瘤和神经肌肉迷离瘤。

97. 何谓良性神经鞘瘤？

良性神经鞘瘤的肿瘤类型包括神经纤维瘤、神经鞘瘤、神经鞘瘤、细胞型和混合型神经鞘瘤、真皮神经鞘黏液瘤、神经节神经瘤和血管网状细胞瘤。

98. 脑积水的形成原因是什么？

正常脑脊液是不断循环的。任何引起脑脊液分泌过多、循环通路受阻或吸收障碍的病变都可以引起脑积水。

99. 脊髓空洞症的其他原因包括哪些？

其他先天性畸形（如 Klippel-Feil 综合征和脊髓栓系）；感染后（如横贯性脊髓炎和多发性硬化）；脊髓肿瘤（尤其是室管膜瘤和血管网状细胞瘤）；创伤后。

100. 什么是硬膜内髓外肿瘤？

出现在硬膜内但在脊髓外，称为"硬膜内髓外肿瘤"。最常见的肿瘤是脑膜瘤和神经鞘瘤。

（孙　杰）

第十章

参考文献

［1］ Kleindorfer DO，Towfighi A，Chaturvedi S，et al. 2021 Guideline for the Prevention of Stroke in Patients With Stroke and Transient Ischemic Attack：A Guideline From the American Heart Association/American Stroke Association. Stroke 2021；52：e364.

［2］ Marcucci G，Accrocca F，Antonelli R，et al. High-risk patients for carotid endarterectomy：turned down cases are rare. J Cardiovasc Surg (Torino) 2012；53：333.

［3］ Moore WS，Barnett HJ，Beebe HG，et al. Guidelines for carotid endarterectomy. A multidisciplinary consensus statement from the Ad Hoc Committee，American Heart Association. Circulation 1995；91：566.

［4］ Lichtman JH，Jones MR，Leifheit EC，et al. Carotid Endarterectomy and Carotid Artery Stenting in the US Medicare Population，1999－2014. JAMA 2017；318：1035.

［5］ Yastrebov K. Intraoperative management：carotid endarterectomies. Anesthesiol Clin North America 2004；22：265.

［6］ Toleikis JR，American Society of Neurophysiological Monitoring. Intraoperative monitoring using somatosensory evoked potentials. A position statement by the American Society of Neurophysiological Monitoring. J Clin Monit Comput 2005；19：241.

［7］ Sloan TB，Vasquez J，Burger E. Methohexital in total intravenous anesthesia during intraoperative neurophysiological monitoring. J Clin Monit Comput 2013；27：697.

［8］ Seyal M，Mull B. Mechanisms of signal change during intraoperative somatosensory evoked potential monitoring of the spinal cord. J Clin Neurophysiol 2002；19：409.

［9］ Practice Advisory for Perioperative Visual Loss Associated with Spine Surgery 2019：An Updated Report by the American Society of Anesthesiologists Task Force on Perioperative Visual Loss，the North American Neuro-Ophthalmology Society，and the Society for Neuroscience in Anesthesiology and Critical Care. Anesthesiology 2019；130：12.

［10］ Kwan KYH，Koh HY，Blanke KM，et al. Complications following surgery for adolescent idiopathic scoliosis over a 13-year period. Bone Joint J 2020；102－B：519.

［11］ American Spinal Injury Association. International Standards for Neurological Classification of Spinal Cord Injury. American Spinal Injury Association，Chicago 2002.

［12］ Ball PA. Critical care of spinal cord injury. Spine (Phila Pa 1976) 2001；26：S27.

［13］ Aminoff MJ. Spinal vascular disease. In：Spinal Cord Disease：Basic Science，Diagnosis and Management，Critchley E，Eisen A (Eds)，Springer，London 1992. p.423.

［14］ Yamada S，Won DJ，Siddiqi J，Yamada SM. Tethered cord syndrome：overview of diagnosis and treatment. Neurol Res 2004；26：719.

［15］ Sarnat HB. Disorders of segmentation of the neural tube：Chiari malformations. Handb Clin Neurol 2008；87：89.

［16］ Stewart DR，Korf BR，Nathanson KL，et al. Care of adults with neurofibromatosis type

1: a clinical practice resource of the American College of Medical Genetics and Genomics (ACMG). Genet Med 2018; 20: 671.

[17] Levi L, Wolf A, Belzberg H. Hemodynamic parameters in patients with acute cervical cord trauma: description, intervention, and prediction of outcome. Neurosurgery 1993; 33: 1007.

[18] Lenoir B, Merckx P, Paugam-Burtz C, et al. Individual probability of allogeneic erythrocyte transfusion in elective spine surgery: the predictive model of transfusion in spine surgery. Anesthesiology 2009; 110: 1050.

[19] Hill RS, Koltai PJ, Parnes SM. Airway complications from laryngoscopy and panendoscopy. Ann Otol Rhinol Laryngol 1987; 96: 691.

[20] American Society of Anesthesiologists Task Force on Acute Pain Management. Practice guidelines for acute pain management in the perioperative setting: an updated report by the American Society of Anesthesiologists Task Force on Acute Pain Management. Anesthesiology 2012; 116: 248.

[21] Himes BT, Mallory GW, Abcejo AS, et al. Contemporary analysis of the intraoperative and perioperative complications of neurosurgical procedures performed in the sitting position. J Neurosurg 2017; 127: 182.

[22] Jadik S, Wissing H, Friedrich K, et al. A standardized protocol for the prevention of clinically relevant venous air embolism during neurosurgical interventions in the semisitting position. Neurosurgery 2009; 64: 533.

[23] Frost EA. Differential diagnosis of delayed awakening from general anesthesia: a review. Middle East J Anaesthesiol 2014; 22: 537.

[24] Blanshard HJ, Chung F, Manninen PH, et al. Awake craniotomy for removal of intracranial tumor: considerations for early discharge. Anesth Analg 2001; 92: 89.

[25] Cruccu G, Di Stefano G, Truini A. Trigeminal Neuralgia. N Engl J Med 2020; 383: 754.

第十一章

神经外科特殊手术及
危重的麻醉问题

1. 术中唤醒开颅手术的定义是什么？

　　术中唤醒开颅手术是指在患者清醒状态下实施的脑部手术，使患者能够在外科医生进行一系列大脑皮层功能测试时进行相应的配合。

2. 术中唤醒开颅手术的适应证有哪些？

　　当肿瘤或癫痫病灶接近语言和运动皮质（术中要求患者讲话或做动作进行配合）或接近颞 正中部短期记忆部位时，需实施术中唤醒。

3. 术中唤醒开颅手术有何优点？

　　可使外科医生能在保留患者器官功能的前提下实现肿瘤的最大切除，有效缩短患者住院时间，降低住院费用，同时降低患者对术后护理的依赖性。

4. 术中唤醒开颅手术的禁忌证有哪些？

　　唤醒麻醉的相对禁忌证包括病态肥胖、胃食管返流、患者存在困难气道和富血供肿瘤；唤醒麻醉的绝对禁忌证为患者不能配合。

5. 术中唤醒开颅手术在患者选择上需要考虑哪些问题？

　　选择术中唤醒的患者时，应考虑以下因素：患者的年龄和成熟度；是否存在焦虑、幽闭恐 惧症或其他精神障碍；患者气道的通畅程度以及患者是否有反流、恶心呕吐的病史。

6. 儿童是否可以做术中唤醒开颅手术?

一般建议尽量避免对 14 岁以下儿童实施术中唤醒开颅手术,但也应考虑个体差异,如儿童患者身体发育状况良好且配合度高,在排除其他相关禁忌后,可考虑对其实施术中唤醒开颅术。

7. 有阻塞性睡眠呼吸暂停病史的患者是否可以做术中唤醒开颅手术?

有阻塞性睡眠呼吸暂停(obstructive sleep apnea,OSA)病史的患者,如术前评估有存在困难气道或镇静后有出现呼吸道梗阻的可能,则不建议实施术中唤醒手术。

8. 术中唤醒开颅手术的患者应注意什么体位?

术中唤醒开颅手术的患者在放置体位时,首先应充分考虑患者的舒适度;其次要为麻醉医生与患者交流提供理想的通道和空间。

9. 术中唤醒开颅手术的麻醉管理方法怎么分类?

术中唤醒的麻醉管理方法主要包括轻度镇静、保留自主呼吸开放气道的深度镇静、使用喉罩或气管插管进行气道管理的睡眠-清醒-睡眠技术。但这些技术都是基于成功的头皮神经阻滞的实施。

10. 术中唤醒开颅手术的麻醉管理目标有哪些?

首先,要尽量减轻患者操作部位的疼痛及长时间手术带来的不适;其次,要确保唤醒过程中患者在接受皮层刺激进行语言、记忆或运动/感觉评估时的反应性和依从性;最后,要选择对自发癫痫活动抑制作用最小的麻醉技术。

11. 术中唤醒开颅术麻醉中常见的呼吸系统相关并发症有哪些?

术中唤醒开颅术麻醉中常见的呼吸系统相关并发症有气道梗阻、呼吸抑制、咳嗽。

12. 术中唤醒开颅术麻醉中常见的心血管系统相关并发症有哪些?

术中唤醒开颅术麻醉中常见的心血管系统相关并发症有低血压、高血压。

13. 术中唤醒开颅术麻醉中常见的神经系统相关并发症有哪些?

术中唤醒开颅术麻醉中常见的神经系统相关并发症有癫痫、神经损伤、脑水肿。

14. 术中唤醒开颅术麻醉中其他并发症有哪些?

术中唤醒开颅术麻醉中其他并发症有疼痛、恶心呕吐、局麻药中毒、过度镇静或患者不配合、空气栓塞。

15. 术中唤醒开颅手术的患者术前访视要点?

在对唤醒患者进行术前访视时,首先应充分告知患者手术麻醉的操作过程、手术体位、持续时间及术中可能发生的不适,取得患者的信任和配合,充分的沟通是术前访视的关键;其次要充分了解患者癫痫发作的先兆症状,以便在术中及时预测可能的癫痫发作并作出及时处理。

16. 术中唤醒开颅手术的患者术前需要哪些准备?

唤醒麻醉前要充分了解患者的一般资料;患者目前并存的疾病;进入手术室后给予患者常规生命体征监护;使用温毯来预防寒战发生;相对安静轻松的手术室氛围可减轻患者的焦虑与不适感;如术中需使用甘露醇或手术时间过长,可留置导尿管;所有患者均应常规使用止吐药;负荷剂量的对乙酰氨基酚类药物的应用可给患者提供一定的镇痛作用。

17. 头皮主要有哪些感觉神经分布?

头皮分布的主要神经有:滑车上神经、眶上神经、颧颞神经、耳颞神经、枕小神经和枕大神经。

18. 眶上神经和滑车上神经如何定位?

患者仰卧,头正中位,于眶上缘内 1/3 处至眉中间触及眶上切迹,进针方向朝向顶端,并用一手按住眶缘保护眼球,注射局麻药即可阻滞眶上神经。在眶上切迹旁 1~1.5 cm 处沿鼻根部与眉弓部交点或眶内上缘刺入眶内,沿眶壁上缘紧贴骨壁进针,进针深度 1.5~2 cm 可阻滞滑车上神经。

19. 颧颞神经如何定位？

颧颞神经从位于外眦或外眦下方的眼眶外缘的后孔发出，扪触到颧额缝后，穿刺针在此体表标志下向眶外侧后方进针约 5 mm，到达外眦下方 10 mm 处注射局部麻醉药。

20. 耳颞神经如何定位？

患者仰卧位，头转向对侧。在耳屏前 1.5 cm 处摸到颞浅动脉搏动，避开动脉进针注射。注意进针深度，一般刺入 0.5 cm，若过深，可能引起面神经阻滞。

21. 枕小神经和枕大神经如何定位？

枕小神经和枕大神经的解剖位置通常位于上项线枕外粗隆旁 4 cm 和 7 cm 处。枕大神经常与枕大动脉伴行，在上项线枕外隆突与乳突连线内侧 1/3 和外侧 2/3 交界处，或触摸到枕大动脉在其内侧进行注射。

22. 术中唤醒开颅术的麻醉最常用方案是什么？

目前，睡眠-唤醒-睡眠（asleep-awake-asleep，AAA）技术为唤醒麻醉最常用的策略。

23. 术中唤醒开颅术的麻醉睡眠-唤醒-睡眠（AAA）的方案具体有哪些实施方法？

靶控输注丙泊酚与瑞芬太尼，滴定给药至患者对刺激无反应，同时监测患者血流动力学参数及脑电双频指数；当术中需要做唤醒实验时，停用丙泊酚，并减少瑞芬太尼用量至 $0.005\sim0.01\ \mu g/kg/min$，其后为了减少患者不适感，可再次让患者进入睡眠状态。当然，如果患者无不适主诉，也可让患者保持清醒状态至手术结束。

24. 对采取监护下麻醉方案的患者，如何更好地进行呼吸监测？

对采取监护下麻醉（monitored anesthesia care，MAC）方案的患者，必须监测患者的呼末二氧化碳分压，以显示患者每一次呼吸的波形，以确定患者气道是否通畅以及呼吸驱动力是否正常。

25. 目前，术中唤醒开颅术常用的局麻药方案是什么？

为了提供足够长时间的镇痛，长效局麻药较常用于唤醒麻醉，比如丁哌卡因或罗哌卡因。目前常用于唤醒麻醉的方案为利多卡因＋罗哌卡因(加 1：200 000 肾上腺素)，这个组合的优点为起效迅速，同时能提供长时间的镇痛。

26. 术中唤醒开颅术常用的镇静药物有哪些？

丙泊酚因其提供可控的镇静深度，同时能使患者快速平稳的苏醒，目前为唤醒麻醉最常用的镇静药物；右美托咪定可提供快速可控的镇静深度，同时还有一定的镇痛和抑制交感的作用，也常用于唤醒麻醉的镇静。

27. 在术中唤醒开颅手术中如何安全使用丙泊酚镇静？

对术中唤醒的患者使用丙泊酚镇静已安全应用于临床，一般以 0.5 mg/kg 开始，并以 75～250 µg/kg/min 的速度维持镇静深度。

28. 使用瑞芬太尼和丙泊酚靶控输注，停药多久患者可被唤醒？

瑞芬太尼的使用可显著减少使患者入睡的丙泊酚剂量，使得平均唤醒时间为9 分钟。

29. 丙泊酚对术中神经功能测试有何影响？

丙泊酚对术中脑电图(electroencephalogram，EEG)有一定影响，具体表现为高频、高波幅的 β 波，可干扰皮层表面的 EEG。

30. 睡眠-唤醒-睡眠(AAA)技术中比较常用的气道管理方式是什么？

喉罩容易置入及拔除，且在较浅的麻醉下患者也比较容易耐受，使其成为AAA 技术中比较常用的气道控制方式。

31. 术中唤醒开颅术麻醉中常用哪些通气模式？

无创正压通气(双气道正压通气和比例辅助通气)已成功用于清醒开颅手术，以及用于阻塞性睡眠呼吸暂停患者的压力支持通气。

32. 什么是改良 OAA/S 评分？

改良 OAA/S 评分标准为：1 级：完全清醒，对正常呼名应答反应正常；2 级：对正常呼名的应答反应迟钝；3 级：对正常呼名无应答方应，对反复大声呼名有应答反应；4 级：对反复大声呼名无应答反应，对轻拍身体有应答反应；5 级：对轻拍身体无应答反应,但对伤害性刺激有反应。

33. 什么是 Ramsay 评分?

Ramsay 镇静评分的标准为:1 级清醒:患者焦虑、不安或烦躁;2 级清醒:患者合作、定向力良好或安静;3 级清醒:患者仅对命令有反应;4 级睡眠:患者对轻叩眉间或强声刺激反应敏捷;5 级睡眠:患者对轻叩眉间或者强声刺激反应迟钝;6 级睡眠:患者对轻叩眉间或者强声刺激无任何反应。

34. 术中唤醒开颅手术的非唤醒阶段应维持患者在什么镇静深度?

术中唤醒开颅手术非唤醒阶段,应维持患者处于中深度镇静水平。使用脑电双频指数(bispectral-index,BIS)监测能很好地反应镇静深度。

35. 阿片类药物对术中神经功能测试有何影响?

阿芬太尼会诱发海马区癫痫样放电,对于复杂部分性癫痫患者应谨慎使用。瑞芬太尼、舒芬太尼、芬太尼则均可安全应用于术中唤醒手术。

36. 右美托咪定对术中神经功能测试有何影响?

右美托咪定不会干扰神经电生理测试。

37. 右美托咪定在术中唤醒开颅术中有哪些推荐用法?

在 $10 \sim 15$ 分钟内输注 $1 \mu g/kg$ 负荷剂量的右美托咪定,其后保持 $0.1 \sim 0.66 \mu g/kg/h$ 的输注速率维持镇静。

38. 术中唤醒麻醉中躁动的患者(尤其是头部固定时)会给患者本身及手术室医护人员带来风险,那么导致患者躁动的原因有哪些?

焦虑、过度镇静、因体位引起的疼痛或不适感、留置导尿管、低氧和高碳酸血症、癫痫发作和神经功能恶化均可引起患者躁动不安。

39. 行术中唤醒麻醉的患者发生躁动时,应如何评估?

首先,要评估患者是否安全,患者镇静及镇痛深度是否满足手术操作;其次,要检查患者气道,排除低氧和高碳酸血症;最后,检查患者心率和血压,评估是否有癫痫活动或新的神经功能缺损的证据。

40. 行术中唤醒麻醉的患者发生躁动时，应如何处理？

　　减轻患者的恐惧和焦虑、吸氧、治疗可补救的原因（疼痛、调整头部/身体位置、尿潴留、癫痫发作）、减少或增加镇静深度（评估手术在什么阶段）、单次给予小剂量右美托咪定和瑞芬太尼也可有效减少患者躁动。

41. 术中唤醒麻醉中患者发生恶心呕吐的原因有哪些？

　　有恶心呕吐病史、存在后颅窝病变、手术操作、疼痛、低血压、麻醉技术（相比于丙泊酚，安定药物更容易引起患者恶心呕吐）及颅内压升高均可引起患者恶心呕吐的发生。

42. 术中唤醒麻醉中患者发生恶心呕吐时，应如何评估？

　　首先，检查患者气道、脉搏和血压；其次，是否为手术操作引起（如牵拉硬膜）；再次，查看是否有颅内压升高的迹象；最后，是否预防性使用止吐药。

43. 术中唤醒麻醉中患者发生恶心呕吐时，应如何治疗和干预？

　　主要的措施有：安抚患者、停止手术刺激、纠正低血压（静脉补液或使用血管活性药物）、给予足够的镇痛、联合应用不同类别的止吐药物、考虑是否更换麻醉药物。

44. 术中唤醒麻醉中缺氧的表现是什么？有什么危害？

　　缺氧表现为发绀或动脉血氧饱和度（arterial oxygen saturation，SaO_2）降低，可能导致心动过缓、高血压或嗜睡。缺氧和机械性气道阻塞还会引起颅内压（Intracranial pressure，ICP）增高影响手术操作和患者安全。

45. 行术中唤醒麻醉时，患者发生缺氧的原因有哪些？

　　供氧减少、呼吸抑制（过度镇静或阿片类药物）、气道阻塞、误吸、喉痉挛、支气管痉挛、患者有相关危险因素包括肥胖、胃食管反流或既往肺病，均可导致围术期缺氧的发生。

46. 在术中唤醒麻醉中，当怀疑患者发生缺氧时，应如何评估？

　　首先，检查患者气道、呼吸频率、潮气量、呼末二氧化碳浓度及吸入氧浓度，是否正常，并检查患者是否有发绀，同时除外测量误差（血氧饱和度探头位置是否正确）；其次，检查氧气输送管路或呼吸回路是否有断开，并听诊患者肺部有无呼吸音、喘息或捻发音；最后，评估患者镇静深度，同时行血气分析测量血氧分压及二氧化碳分压。

47. 在术中唤醒麻醉中，当患者发生缺氧时，应如何治疗和干预？

首先，立即提高吸入氧浓度到 100%；其次，使用喉罩或气管插管（视情况而定）解除气道阻塞，如患者发生呼吸抑制，则减少或停止使用镇静或阿片类药物，如患者发生喉痉挛则需增加镇静深度，并采用持续气道正压通气（continous positive airway pressure，CPAP）持续给氧；最后，根据患者情况治疗误吸或支气管痉挛。

48. 术中唤醒麻醉中患者突发癫痫的表现是什么？

患者可能会突然失去意识、局部或全身性强直和（或）阵挛活动或出现新的神经功能缺损。处于麻醉状态的患者可能发生不明原因的心动过速、高血压或呼末二氧化碳（end-tidal carbon dioxide tension，$EtCO_2$）突然升高。

49. 术中唤醒麻醉中引起术中癫痫发作的原因有哪些？

唤醒麻醉中引起术中癫痫的原因主要有：皮层电刺激、使用亚治疗水平的抗惊厥药、局麻药毒性、安定药物的使用与癫痫发作也有一定关系。

50. 术中唤醒开颅术的麻醉过程中，如果患者癫痫发作，应如何处理？

首先，要保持气道通畅并增加吸入氧浓度，其次，立即停止皮层刺激（在皮层表面使用冷盐水）；如仍有癫痫发作，则给予丙泊酚 0.675～1.25 mg/kg、硫喷妥钠 1～1.5 mg/kg 或低剂量苯二氮䓬类药物；对于持续的癫痫发作，则给予苯妥英钠 10～15 mg/kg，左乙拉西坦 1 g 或苯巴比妥 200 mg（重复至最大 15 mg/kg）。

51. 术中唤醒麻醉中引起脑水肿的原因有哪些？

皮质类固醇不足、气道阻塞、高碳酸血症、缺氧、高血压及静脉压升高均可导致脑水肿的发生。

52. 哪些措施可以缓解唤醒麻醉患者的脑水肿程度？

缓解患者脑水肿程度的方法有：建立气道，通过辅助通气来提高吸入氧浓度

（FiO_2），降低动脉血二氧化碳分压（$PaCO_2$）；控制患者血压；调整患者体位至头高30°，同时可考虑拔除颈静脉导管；药物治疗包括给予地塞米松 8～12 mg、甘露醇0.25～0.5 g/kg 或呋塞米 0.25～0.5 mg/kg。

53. 唤醒麻醉中发生静脉空气栓塞的表现是什么？

患者出现呼吸急促、难治性咳嗽或胸痛，或者在麻醉患者中 $EtCO_2$ 突然降低，即应怀疑是否发生静脉空气栓塞。

54. 唤醒麻醉发生静脉空气栓塞时，有哪些处理措施？

首先，及时通知外科医生并嘱其用盐水冲洗术野，停止吸入 N_2O（若有）；其次，将手术部位降至心脏水平以下，同时保护气道，提高 FiO_2 维持氧合；最后，如患者出现低血压，则用液体或血管活性药物维持血压，同时根据患者情况给予相应的支持治疗。

55. 患者抱怨导尿管刺激，如何处理？

在行导尿管置入前，可使用利多卡因或丁卡因凝胶润滑导尿管后再行导尿管置入。

56. 应该在何时减浅麻醉并唤醒患者？

因丙泊酚可干扰皮层表面的脑电图（electroencephalogram，EEG），故在 EEG记录前应停止丙泊酚输注至少 15 分钟。

57. 什么是术中唤醒开颅手术的术中神经功能测试？

术中神经电生理监测是指应用各种神经电生理技术，监测术中处于危险状态的神经系统功能完整性的技术。

58. 什么是术中脑功能定位的直接电刺激原理？

术中唤醒下皮质及皮质下直接电刺激技术被认为是目前大脑功能区定位的"金标准"。通过对皮质和皮质下结构施加适当电流（双相刺激方波），使局部神经元及其传导束的神经组织细胞去极化，引起局部神经组织的兴奋或抑制，表现为患者相应功能的兴奋或抑制。

59. 术中如何定位大脑皮层运动区？

运动区阳性表现为对侧肢体或面部相应部位肌肉出现不自主动作，同时可记录到肌电活动；电刺激运动前区或辅助运动区可能引起复杂运动。

60. 术中如何定位大脑皮层语言区？

推荐的语言任务有：数数和图片命名。电刺激过程中，患者出现的异常表现（包括：语言中断、构音障碍、命名错误、反应迟钝、语言重复等）均提示该区域为物体命名相关语言中枢。

61. 术中如何定位大脑感觉皮层？

感觉区阳性表现为对侧肢体或头部脉冲式的异常感觉，多表现为麻木感；刺激感觉区有时也可引起肢体运动。

62. 什么是癫痫？

癫痫是大脑神经元突发性异常放电，导致短暂的大脑功能障碍。

63. 癫痫怎么分类？

癫痫分为部分性、全身性或心因性非癫痫样发作（Psychogenic nonepileptiform seizures，PNES）。

64. 巴比妥类和苯二氮䓬类药物如何影响皮层脑电图（electrocorticogram，ECoG）？

巴比妥类药物和苯二氮䓬类药物会提高癫痫发作阈值，增加了 ECoG 记录患者癫痫活动的难度。

65. 丙泊酚如何影响皮层脑电图？癫痫手术中使用丙泊酚应如何调整剂量？

丙泊酚可以抑制 ECoG 记录，降低峰电活动的频率。丙泊酚可抑制正在发作的癫痫样活动，尤其是在颞外侧和内侧区。因丙泊酚可干扰 ECoG，故在 EEG 记录前应停止丙泊酚输注至少 15 分钟。

66. 依托咪酯如何影响皮层脑电图？

依托咪酯在诱导剂量下可激活癫痫病史患者的 EEG 癫痫活动，并可产生肌阵挛活动。其具有高激活率,在颅内电极测试期间可成功激活峰电活动。在较高剂量时,依托咪酯可能产生突发抑制并终止癫痫持续状态。

67. 美索比妥如何影响 ECoG?

在癫痫患者中,美索比妥可激活 EEG 癫痫发作活动,并对 ECoG 期间癫痫灶的激活有协同作用。

68. 右美托咪定对 ECoG 有何影响?

右美托咪定不影响背景 ECoG 活动或癫痫样活动(interictal epileptiform activities,IEA),是清醒开颅术静脉用药的最佳选择。

69. 氯胺酮如何影响皮层脑电图?

氯胺酮可激活癫痫患者的 IEA。在术中 ECoG 期间,氯胺酮可协助激活发作病灶。氯胺酮诱发癫痫发作具有剂量依赖性($>4 \, mg/kg$ 时可诱发)。

70. 癫痫手术中如果未能记录到癫痫发作如何进行刺激试验?

使用 $0.3 \, mg/kg$ 的美索比妥,也可使用 $0.605 \sim 0.1 \, mg/kg$ 的依托咪酯行刺激试验。也可在浅全麻下行癫痫灶的定位,静推 $30 \sim 50 \, \mu g/kg$ 阿芬太尼、$0.2 \sim 0.3 \, mg/kg$ 依托咪酯或 $2.5 \, \mu g/kg$ 瑞芬太尼在诱发癫痫灶时均有效。过度通气也有助于激发癫痫灶。

71. 阿片类药物如何影响皮层脑电图?

维持剂量的阿片类药物不会增加围术期癫痫发作的风险或对 ECoG 产生影响。但高剂量的阿片类药物具有致癫痫特性。

72. 吸入麻醉剂如何影响皮层脑电图?

异氟醚和氧化亚氮(N_2O)联合使用时,EEG 上可出现惊厥样棘波;恩氟烷在癫痫患者和非癫痫患者中均可诱发肌阵挛和癫痫样活动,呈剂量依赖性;七氟烷也可诱发惊厥样棘波,且过度通气可增加其电活动,故在 ECoG 期间应谨慎使用。

73. 抗癫痫药物治疗如何影响肌松药的使用?

苯妥英钠、卡马西平或两者联合应用的长期抗惊厥治疗与非去极化神经肌肉阻滞剂(包括潘库溴铵、维库溴铵、美托库铵、顺式阿曲库铵和罗库溴铵)的抗药性有关。

74. 立体定向神经外科手术的优点是什么?

立体定向手术基于三维坐标,可准确定位感兴趣的手术区域。随着放射学的发展,器官内的任何特定区域基本均可使用立体定向设备定位。因立体定位允许外科医生进行微创手术,从而保留大脑中的其他重要结构,使该技术的优点在神经外科手术中更加突出。

75. 在有头架的立体定向手术前,麻醉医生需要评估患者哪些内容?

在术前访视患者过程中,麻醉医生应评估患者是否能耐受局部麻醉以及在行放射成像检查时头架长时间固定于头部。

76. 立体定向神经外科手术患者安装头架后,可能会面临哪些不良反应?

头钉部位疼痛、颈部僵硬、幽闭恐惧症和头痛是安装头架后患者可能会面临的不适。

77. 深部脑刺激适用于哪类患者?

深部脑刺激(deep brain stimulation ,DBS)适用于运动失调症的治疗(如帕金森病、特发性震颤、肌张力障碍),以及其他疾病如抽动病、强迫性抽动症、抑郁等。

78. 为什么要行深部脑刺激?

尽管立体定向坐标可以让神经外科医生能够非常精准的到达目标位置,但该目标位置可能是也可能不是通过刺激可减轻临床症状的最佳位置。因此,在目标位置行试验刺激可使外科医生确认放置探头的最佳位置,从而达到最佳的临床治疗效果。

79. 运动失调症手术最常见的靶核是什么?

运动失调症手术最常见的靶核是丘脑底核、内侧苍白球或者丘脑腹外侧核。

80. 深部脑刺激系统的组成成分有哪些?

DBS 系统由三部分组成:颅内电极、延长线和植入式脉冲发生器。

81. 深部脑刺激手术的大体流程是怎样的?

植入 DBS 的大体流程包括将电极放入大脑深部结构以进行微电极记录 (microelectrode recordings, MER) 和微电流刺激来用于患者的临床测试,然后将 DBS 连接到植入的脉冲发生器。

82. 深部脑刺激手术的麻醉管理目标是什么?

植入 DBS 期间的麻醉管理目标包括在手术过程中提供最佳手术条件和患者 舒适度,方便术中监测和目标定位,以及应对可能发生的并发症的快速诊断和 治疗。

83. 帕金森的深部脑刺激手术中如果需要镇静,通常可以采取哪些镇静、镇痛 药物?

帕金森患者使用右美托咪定镇静可获得满意的电生理效果,其剂量以保持患 者存在正常言语反应为限。瑞芬太尼半衰期短,可用于帕金森患者的镇痛。

84. 术前访视时,行深部脑刺激的患者在术前停药方面与其他手术有何不同?

在术前访视时必须强调停止服用药物(例如抗帕金森药物)。麻醉医生术前用 药时还应充分考虑药物半衰期与何时服药,因为某些抗帕金森病药物可能需要 24 小时以上才能完全清除。

85. 深部脑刺激手术气道管理方面有何特殊要求?

因立体定向手术安装的头架空间较窄,使该类手术患者进行全身麻醉时,使用 成人尺寸的面罩进行通气变得十分困难。故在诱导时可使用小号面罩或对面罩进 行放气以通过狭窄的头架。

86. 哪些设备可用于深部脑刺激患者的气管插管?

在麻醉诱导和气管插管期间可能没有足够的空间来操作标准喉镜,光纤支气 管镜、Glidescope 视频喉镜、视频喉镜和气管插管型喉罩等都可用于对固定在立体 定向头部固定装置中的患者进行气管插管。

87. 立体定向手术和深部脑刺激常用哪些体位?

对于立体定向手术和深部脑刺激手术,通常采用坐位或颈部屈曲的反向特伦德伦伯(reverse-Trendelenburg)卧位。

88. 立体定向手术和深部脑刺激术中发生癫痫,应如何处理?

在行立体定向手术过程中,如怀疑癫痫发作,插管患者可使用诱导药物如丙泊酚或巴比妥类药物(如硫喷妥钠)控制癫痫。其他治疗癫痫的方法包括使用苯二氮䓬类药物或使用冷盐水冲洗大脑。如果清醒或镇静患者怀疑癫痫发作,则需要临床判断以确定癫痫发作是短暂的,只需继续观察还是持续发作,若持续发作,则可给予短效苯二氮䓬类药物并在必要时行气管插管。

89. 右美托咪定能否用于立体定向手术和深部脑刺激手术的抗癫痫治疗?

α_2 受体激动剂右美托咪定可能会引起惊厥,尤其是在静脉推注和使用吸入麻醉的情况下。但正常剂量的右美托咪定也已安全应用于有癫痫病史的患者。目前,还没有可靠的证据证明静脉输注右美托咪定对癫痫有保护作用。

90. 立体定向手术和深部脑刺激手术出血可能在哪些部位?

在该类手术中,探头穿过脑实质路径的任何部位及脑表面(如颅骨切除术部位附近的硬 膜下)均可形成血肿。大多数情况下,出血是术后 CT 检查发现的,并没有临床意义;但有时患者也可能因手术相关的脑出血出现急性神经功能恶化而需紧急处理。

91. 立体定向和深部脑刺激手术中发生恶心呕吐有哪些危害?

手术过程中的恶心和呕吐可能会使神经外科医生无法正确定位脑部探头。此外,由于患者的头部固定在立体定向支架中,因此可能无法防止吸入反流物质。

92. 在预防恶心呕吐药物的选择上,立体定向和深部脑刺激手术患者有何特殊?

在药物选择方面,要避免使用与抗帕金森治疗产生负面相互作用的药物。例如,甲氧氯普胺可能会由于其对中枢多巴胺能受体的影响而加剧帕金森症状,故不能与吩噻嗪类和丁酰苯类抗精神药物合用。昂丹司琼和地塞米松组合对降低恶心呕吐对发生非常有效。阿瑞匹坦,是一种新型 NK1 拮抗剂,也可术前应用来预防恶心呕吐的发生。

93. 哪些情况下立体定向和深部脑刺激手术患者在诱导期间可能发生严重的低血压？

服用溴隐亭或培高利特的帕金森患者在全身麻醉诱导（中枢多巴胺受体刺激和外周血管舒张）期间可能会出现严重和急剧的低血压，尤其是在合用其他抗高血压药的情况下，例如血管紧张素转换酶抑制剂（angiotensin-converting enzyme inhibitor，ACEI）。

94. 立体定向手术过程中其他需要注意的事项有哪些？

立体定向手术的基础是建立参照系。任何物体或动作如干扰了参考点，立体定向手术都有可能失败。因此手术室人员有效的沟通是防止立体定向参考点意外中断的必要条件。

95. 深部脑刺激过程中其他需要注意的事项有哪些？

在 DBS 过程中，即使是最轻微的电噪声也可能干扰神经生理学的监视。常见电噪声源包括手机使用、荧光灯或任何连接到电源插座的仪器或设备。在需要神经生理学监测的情况下，应考虑使用电池供电的监测器和输液泵，以最大限度地减少交流电源噪声影响监测的风险。

96. 深部脑刺激术后的患者行其他手术有何注意事项？

术前访视时，麻醉医生应充分了解 DBS 设备的标识以及 DBS 系统关闭时患者症状的严重程度，评估是否需口服药物衔接。DBS 系统可能产生伪影并干扰心电图。术中应尽量使用双极电刀并远离 DBS 设备。如患者需进行心脏复律或除颤，应使用最低能量输出，并尽量远离发生器。如刺激器关闭且探头远离发生器，患者可行电休克治疗、射频神经消融和周围神经刺激。只要遵循设备说明并尽量减少扫描时间，患者也可以行 MRI 检查。

97. 癫痫手术麻醉管理的目标有哪些？

术前评估患者的神经系统状况以及并发症至关重要。术中目标包括维持适当的脑血流量和脑灌注，控制颅内压，并迅速从麻醉中苏醒以进行术后神经功能评估。如果需要诱导癫痫发作，麻醉医生的目标包括选择有效的诱导剂和避免患者受伤。术后需要仔细监测患者的神经状态并有效控制癫痫发作。

98. 迷走神经刺激器治疗难治性癫痫的原理是什么？

迷走神经刺激器(vagus nerve stimulation，VNS)是一种基于心脏起搏器的装置,它通过植入的电线从发生器向缠绕在左迷走神经周围的电极发射电脉冲,以调节大脑神经元的兴奋性。VNS可降低癫痫发作频率。其作用机制包括激活边缘系统、蓝斑和杏仁核。

99. 迷走神经刺激器通常放置在那一侧？为什么？

迷走神经刺激器通常放置在左侧,因窦房结与右侧迷走神经关系密切,放置在左侧可降低心动过缓发生的可能性。

100. 迷走神经刺激器放置围术期并发症主要有哪些？

围手术期并发症包括癫痫发作、心动过缓、喉返神经或喉上神经损伤引起的声带麻痹或声音嘶哑、血肿。

101. 微侵袭神经外科手术的麻醉管理目标是什么？

麻醉管理的总体目标是保持患者制动;控制颅内压;确保患者安全、快速地从麻醉中苏醒,以便及时进行神经功能评估;尽量减少术后并发症。

102. 神经内镜手术的适应证主要有哪些？

神经内镜手术可用于治疗脑积水和脑室内或脑室周围病变,包括肿瘤、出血、血肿和囊肿。其他用途包括颅缝造口术、三叉神经手术和脑脊液渗漏。

103. 垂体功能亢进与哪些激素分泌过多有关？

最常见的三种在垂体功能亢进患者中分泌过多的激素分别为催乳素(闭经、溢乳和不育)、促肾上腺皮质激素 (adreno cortico tropic hormone，ACTH,如库欣病)或生长激素 (Growth hormone，GH,如肢端肥大症)。

104. 垂体瘤手术的手术入路有哪几种？

经颅、经蝶窦、经鼻(内镜)。

105. 经颅垂体瘤手术常见的并发症有哪些？

尿崩症、脑脊液渗漏、前颅脑缺血、空气栓塞。

106. 经蝶窦垂体瘤手术常见的并发症有哪些？

尿崩症、上唇和牙齿麻木、视力丧失、脑脊液鼻漏、脑膜炎。

107. 经鼻内镜垂体瘤手术常见的并发症有哪些？

尿崩症、内镜引起的皮肤病变、静脉空气栓塞。

108. 肢端肥大症患者有哪些表现？

肢端肥大症是一种罕见的综合征，因腺垂体生长激素（GH）的过度分泌引起。其特征是骨骼、结缔组织、内脏的增大，在手、脚、脸、下颌和头部最为显著。皮下结缔组织的增加会使嘴唇、皮肤皱褶，使舌头变厚，舌体下垂，使患者容易发生气道阻塞。因此，肢端肥大症患者更容易发生通气及气管插管困难。

109. 引起库欣病的原因是什么？

在 40 岁前，引起库欣病的主要病因为促肾上腺皮质激素分泌增多所致的垂体腺瘤；而 60 岁以上则多由肾上腺肿瘤引起。

110. 促肾上腺皮质激素分泌减少对机体有什么影响？

促肾上腺皮质激素（adreno cortico tropic hormone，ACTH）分泌不足会导致肾上腺皮质醇分泌减少。皮质醇是维持血管张力所必需的物质，并影响骨密度、生长发育、肾功能、免疫系统以及行为和认知。由 ACTH 分泌不足引起的继发性肾上腺功能不全甚至可能危及生命。

111. ACTH 分泌减少术后患者有哪些激素治疗方案？

首选治疗方法是氢化可的松；先静脉注射，后口服。在术后急性期，患者每天应至少服用 100 mg 的氢化可的松。其后大多数成年人每日早上服用 20～25 mg 的氢化可的松，以模拟皮质醇释放的正常生理机能。

112. 库欣病可能引起患者机体发生哪些变化？

在库欣病中，通常存在低钾血症、高钠血症、血管内容量增加和骨骼肌无力。

113. 肢端肥大患者应选用何种插管方式？

由于这类患者采取诱导全身插管具有较高的风险（诱导后不能通气或不能插

管的情况），故在患者清醒和保留自主呼吸的情况下行气管插管是最保守的。

114. 垂体瘤患者拔管需要注意什么？

手术创伤引起的组织水肿可能会进一步缩小口咽间隙并可能导致拔管后的上呼吸道阻塞。所以在拔管前，麻醉医生可放松气管套囊后在压力小于 $20\ cmH_2O$ 的情况下确认气管导管周围有一定的气体漏出。或在拔管前在气管导管中放置一根拔管导管或插管型支气管镜，以便在拔管导致急性气道阻塞的情况下快速重新插管。

115. 尿崩症的诊断标准是什么？

尿崩症的诊断标准为：尿比重 <1.005、尿量 $>250\ mL/h$、尿渗透压 $<200\ mOsm/kg$；同时血浆渗透压 $>300\ mOsm/kg$、血钠浓度 $>150\ mg/L$。

116. 经蝶窦垂体腺瘤切除术的患者，其尿崩症的表现是什么？

接受经蝶窦垂体腺瘤切除术的患者神经源性尿崩症（diabetes insipidus，DI）可能发生在术后即刻。这通常是由手术损伤垂体后叶引起的，因抗利尿激素（anti-diuretic hormone，ADH）由垂体后叶分泌。在术后 $24\sim48$ 小时，其尿量表现为先大量增加，然后尿量减少，最后演变成为慢性 ADH 减少状态。

117. 尿崩症的治疗方案是什么？

多尿期的治疗包括补液和静脉输注抗利尿激素（ADH）。当达到慢性 ADH 减少状态时，应每天服用 $1\sim2$ 次醋酸去氨加压素，可以口服或通过鼻腔喷雾制剂给药。醋酸去氨加压素的剂量应在仔细评估患者的体液状态和血清电解质（尤其是钠）浓度测量值后确定。

118. 如何补救术中脑脊液漏？

因脑垂体靠近硬膜，多达 30% 的患者在术中会发生脑脊液漏，当发生脑脊液漏时，外科医师通常会在手术部位放置脂肪移植物以促进破坏的愈合。

119. 术后如何识别脑脊液漏？

多达 6% 的患者被诊断出术后脑脊液漏。由于脑脊液含有葡萄糖而黏液不含葡萄糖，因此应检测鼻漏或耳漏的葡萄糖。实验室检测葡萄糖值 $>30\ mg/mL$ 可识别脑脊液漏。

120. 持续性的脑脊液漏可引起哪些并发症?

持续性脑脊液漏的风险包括脑膜炎、张力性颅腔积气和继发性神经损伤。

121. 脑积水患者的常见症状是哪些?

脑积水患者普遍存在颅内压增高的症状,同时精神状态低落、意识模糊、头痛、恶心和呕吐在脑积水患者中也很常见。

122. 脑积水患者术前可以给镇静剂吗?

因患者术前可能已经存在意识状态改变,故给予患者镇静剂时应慎重。

123. N_2O 能否常规用于神经外科内镜手术? 为什么?

内镜手术使用 N_2O 时,有致扩张性颅内积气的可能,故如非必要应尽量避免使用 N_2O。

124. 内镜下三脑室切开术的常见术中并发症有哪些?

心血管系统不稳定、缓慢型心律失常和心室易激惹是最常见的术中并发症。

125. 三脑室切开手术中为什么容易发生严重心动过缓? 怎么处理?

颅内压的显著升高和高压灌洗对下丘脑的直接刺激或损伤可致严重的心动过缓。通常随着颅内压的降低或暂停冲洗和引流,症状均可缓解。严重心动过缓可致心脏骤停,需立即进行心肺复苏。

126. 三脑室切开术中如果发生下丘脑损伤,临床上会有什么症状?

如发生下丘脑损伤,临床上可导致抗利尿激素分泌综合征或尿崩症。

127. 三脑室切开术中内镜冲洗液对脑脊液的成分有何影响?

温乳酸林格液是最常用的冲洗液,但其会导致高钾血症。目前提倡使用温 0.9%氯化钠溶液冲洗,但当其用量大于 500 mL 时,可能导致脑脊液酸中毒,使其 pH 降低大于 0.2。

128. 内镜辅助下颅缝早闭手术与传统手术相比有哪些优缺点？

与传统手术相比，内窥镜下颅顶重建有无瘢痕和脱发风险、手术时间短、失血量少和住院时间短的优点；内镜手术的缺点为手术时机局限，最好在患儿 4 月龄之前进行，且手术费用相对较高，术后随访时间较传统手术相对较长（一般需 8～15 个月）。

129. 内镜辅助下颅缝早闭手术需要更早期手术的原因是什么？

因婴儿的颅骨足够薄，故可以用内窥镜剪刀对其进行截骨术。此外，由于婴儿颅骨皮质之间的松质骨间隙不发达，故切割骨质时出血较少。

130. 颅缝早闭患儿常可能伴有哪些先天性疾病特别需要麻醉医生注意？

颅面畸形可能与心脏和其他先天性或染色体异常疾病有关，这些疾病包括 Apert 综合征、Crouzon 综合征、Pfeiffer 综合征、Saethre-Chotzen 综合征和 Muenke 综合征。这些患儿可能存在困难气道、颈椎异常、心血管异常、呼吸力学改变、胃食管反流和其他器官受累。

131. 内镜下颅缝早闭手术通常采用什么体位？小儿在摆放该体位时要注意哪些问题？

该手术通常采用颈部过伸的俯卧位。如患儿术前存在颈椎异常，应禁用该体位。

132. 内镜下颅缝早闭手术相对传统手术出血量明显下降但是也可能出现大量失血的情况，原因是什么？

在该手术过程中，硬脑膜窦或导静脉的损伤可能会导致术中大量出血。

133. 颅内压增高严重程度如何分级？

颅内压（intracranial pressure，ICP）正常值为≤15 mmHg，当 ICP 增高≥20 mmHg 时，则定义为颅内压增高（intracranial hypertension，ICH）。轻度 ICH 为 20～29 mmHg，中度 ICH 为 30～39 mmHg，重度 ICH 为≥40 mmHg。

134. 颅内压增高的临床表现是什么？

轻度 ICH 的症状是顽固性头痛，平躺、屏气或做 Valsalva 动作时加重；对于中度 ICH，症状会发展为恶心、呕吐、头晕、视力模糊、注意力不集中、记忆力减退，偶尔还会出现呼吸异常。当脑容量扩张超过大脑的代偿能力时,会发生颅内组织转移到其他脑室或脑疝。这可能会引起库欣反射、去大脑强直状态等。

135. 库欣反射的临床表现是什么?

严重的全身性高血压、心动过缓、颅内压升高。

136. 去大脑强直的临床表现是什么?

去大脑强直的临床表现为手臂、腿僵硬伸展,背部拱起和脚趾向下。常见于高颅内压引起的小脑幕中央疝。

137. 颅内压增高或脑疝的预防和治疗主要取决于什么?

主要取决于脑容量的减少。

138. 颅内压治疗的目标是什么?

治疗目标是维持颅内压<20~25 mmHg,同时维持脑灌注压>60 mmHg。

139. 对于严重的颅内压增高,有哪些紧急的处理方法?

可使用高渗溶液甘露醇或高渗(如 3%)盐水、呋塞米、插管、过度换气或抬高头部(如果血压允许)来降低颅内压。

140. 减少脑血容量最快的方法有哪些?

过度通气是减少脑血容量最快速的方法。

141. 过度通气降低脑容量的原理是什么?

过度通气主要通过引起呼吸性碱中毒从而使血管收缩起作用。然而,因肾代偿和脑脊液 pH 的自动调节使碱中毒在 8 小时内便可得到纠正,故过度通气只能作为一种临时的降颅压的手段。

142. 吸入麻醉药可以用于颅内压增高的患者吗?

吸入麻醉药可增加脑血流量(cerebral blood flow,CBF)和颅内压,故需严格控制药物剂量,若需使用吸入麻醉药,通常将吸入浓度控制在 0.75 MAC(Minimum alveolar concentration,最低肺泡有效浓度)以下。

143. 麻醉药物对颅内压的影响有哪些？

阿片类药物对颅内压影响很小。除氯胺酮可增加脑血流量（CBF）外，静脉麻醉镇静剂均可降低脑代谢率（cerebral metabolic rate，CMR）和 CBF，从而降低 ICP。

144. 动脉传感器放置在哪个部位可准确反映脑灌注压？

为了准确反映脑灌注压（cerebral perfusion pressure，CPP）（CPP＝MAP－ICP），通常将动脉压力传感器放置在头部中部（通常是外耳道的水平）以接近 Wills 环水平的平均动脉压（Mean arterial pressure，MAP）。

145. 哪些因素可增加开颅手术的出血风险？

围手术期高血压和凝血障碍是导致开颅手术患者颅内出血的两个因素。

146. 神经外科手术中哪些情况可导致血压增高？

在麻醉诱导、含肾上腺素的局麻药、上头架、剥离骨膜及进行手术操作时均可引起血压增高。

147. 在诱导期间，通过给予哪些药物，能尽量减少放置喉镜和插管所引起的高血压反应？

静脉给予 β 肾上腺素能拮抗剂（艾司洛尔或拉贝洛尔）或在气管插管前 90 s 静脉给予 1.5 mg/kg 利多卡因均可减少放置喉镜和插管所引起的高血压反应。

148. 哪种情况需启动大量输血方案？

如果术中存在持续的活动性出血且患者血流动力学不稳定，则应考虑启动大量输血方案（massive transfusion protocol，MTP）来改善患者预后。

149. 如何实施大量输血方案？

以血浆与浓缩红细胞（packed red blood cell，PRBC）输注比例 1∶1 或 1∶2 输注血浆和 PRBC；每输注六个单位的红细胞，需输注一个单位单采血小板；仅当纤维蛋白原无法及时测量或低于 80～100 mg/dl 且出血过多时才考虑输注冷沉淀。

（杨夏敏 邓 萌）

参考文献

[1] Potters JW, Klimek M. Awake craniotomy: improving the patient's experience. Curr Opin Anaesthesiol. 2015; 28: 511 – 516.

[2] Serletis D, Bernstein M. Prospective study of awake craniotomy used routinely and nonselectively for supratentorial tumors. J Neurosurg. 2007; 107: 1 – 6.

[3] Skucas AP, Artru AA. Anesthetic complications of awake craniotomies for epilepsy surgery. Anesth Analg. 2006; 102: 882 – 887.

[4] Brown T, Shan AH, Bregy A, et al. Awake craniotomy for brain tumor resection: the rule rather than the exception? J Neurosurg Anesthesiol. 2013; 25(3): 240 – 247.

[5] Rajan S, Cata JP, Nada E, et al. Asleep-awake-asleep craniotomy: A comparison with general anesthesia for resection of supratentorial tumors. J Clin Neurosci. 2013; 20(8): 1068 – 1073.

[6] Dinsmore J. Anaesthesia for elective neurosurgery. Br J Anaesth. 2007; 99(1): 68 – 74.

[7] Fabregas N, Craen RA. Anaesthesia for minimally invasive neurosurgery. Best Pract Res Clin Anaesthesiol. 2002; 16(1): 81 – 93.

[8] Chui J, Manninen P, Valiante T, et al. The anesthetic considerations of intraoperative electrocorticography during epilepsy surgery. Anesth Analg. 2013; 117(2): 479 – 486.

[9] Soriano SG, Bozza P. Anesthesia for epilepsy surgery in children. Childs Nerv Syst. 2006; 22: 834 – 843.

[10] Nichoson G, Pereira AC, Hall GM. Parkinson's disease and anaesthesia. Br J Anaesth. 2002; 89: 904 – 916.

[11] Oda YMP, et al. The effect of dexmedetomidine on electrocorticography in patients with temporal lobe epilepsy under sevoflurane anesthesia. Anesth Analg. 2007; 105: 1272 – 1277.

[12] Venkatraghavan L, et al. Anesthesia for functional neurosurgery. J Neurosurg Anesthesiol. 2006; 18: 64 – 67.

[13] Ammirati M, Wei L, Ciric I. Short-term outcome of endoscopic versus microscopic pituitary adenoma surgery: a systematic review and meta-analysis. J Neurol Neurosurg Psychiatry. 2013; 84: 843 – 849.

[14] American Society of Anesthesiologists Task Force on Perioperative Blood Transfusion and Adjuvant Therapies. Practice guidelines for perioperative blood transfusion and adjuvant therapies: an updated report by the American Society of Anesthesiologists Task Force on Perioperative Blood Transfusion and Adjuvant Therapies. Anesthesiology. 2015; 122: 241 – 275.

[15] Shah RS, Chang SY, Min HK, et al. Deep brain stimulation: technologyat the cutting Edge. J Clin Neurol. 2010; 10: 167 – 182.